U0310324

《冼绍祥学术思想研究》编委名单

主　　审：冼绍祥

主　　编：王陵军　杨忠奇　吴　辉

副主编：陈汉裕　周　政　赵丽娴　贺雅琪

编　　委（按姓氏笔画排序）：

于扬文　王陵军　叶桃春　申啸笑　任培华

孙敬和　李小兵　杨忠奇　吴　辉　汪朝晖

陈汉裕　陈　洁　周小雄　周　政　赵丽娴

段　骄　贺雅琪　袁天慧　凌　燕　黄习文

黄曾艳　梁冰雪

冼绍祥

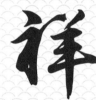

学术思想研究

XIANSHAOXIANG

XUESHU SIXIANG YANJIU

主 审◎冼绍祥

主 编◎王陵军 杨忠奇 吴 辉

广东高等教育出版社

Guangdong Higher Education Press

·广州·

图书在版编目（CIP）数据

冼绍祥学术思想研究/王陵军，杨忠奇，吴辉主编. —广州：广东高等教育
出版社，2018.9

ISBN 978 – 7 – 5361 – 6263 – 1

Ⅰ.①冼…　Ⅱ.①王…②杨…③吴　Ⅲ.①中国医学 – 研究　Ⅳ.①R2

中国版本图书馆 CIP 数据核字（2018）第 199128 号

出版发行	广东高等教育出版社
	地址：广州市天河区林和西横路
	邮政编码：510500　电话：（020）87553335
	http://www.gdgjs.com.cn
印　　刷	广东信源彩色印务有限公司
开　　本	787 毫米 ×1 092 毫米　1/16
印　　张	15.75
插　　页	4
字　　数	395 千
版　　次	2018 年 9 月第 1 版
印　　次	2018 年 9 月第 1 次印刷
定　　价	45.00 元

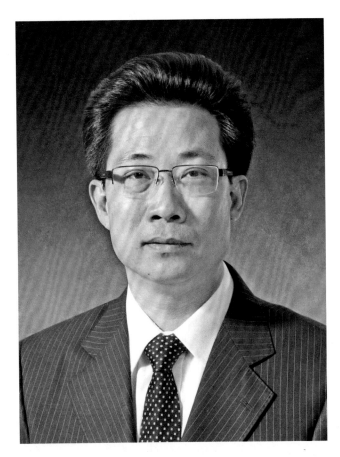

冼绍祥教授

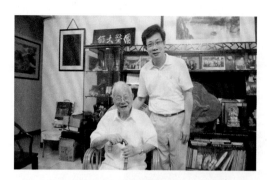

2013 年慰问国医大师邓铁涛（左）教授

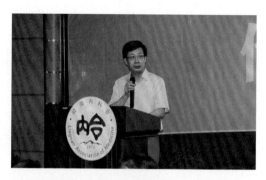

2013 年主持首届岭南内科大会

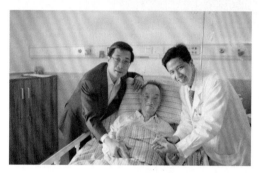

2016 年慰问著名中西医结合心血管病学
专家欧明（中）教授

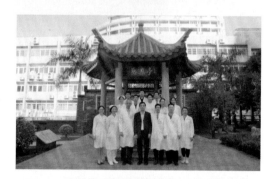

2016 年冼绍祥名医工作室成员合影

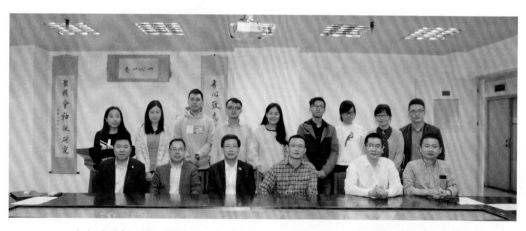

2016 年与密歇根大学王忠教授（前排右三），中国科学院广州生物医药与健康研究院
赖良学教授（前排右二）开展干细胞与心肌再生研究合作交流

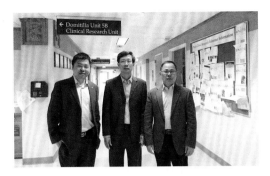

2016 年访问美国梅奥诊所

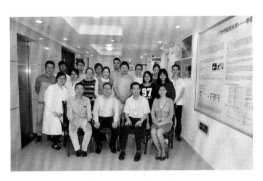

2016 年与王师菡教授（前排右一）到岭南
医学研究中心指导工作

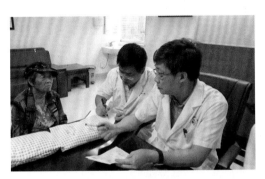

2017 年在门诊指导学术继承人

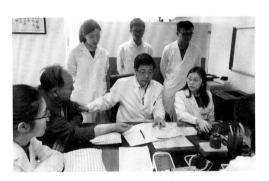

2017 年在门诊指导研究生

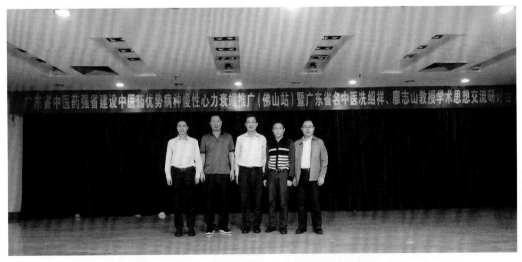

2017 年参加广东省中医药强省建设中医药优势病种慢性心力衰竭
推广（佛山站）暨广东省名中医学术思想交流研讨会

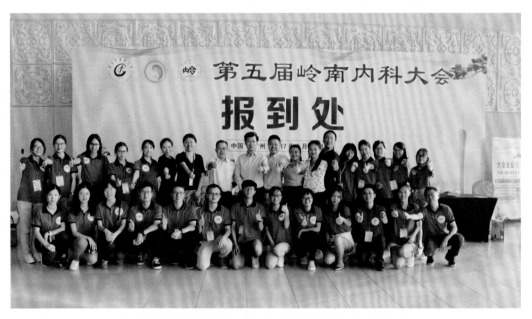

2017 年与第五届岭南内科大会工作人员合影（二排左九）

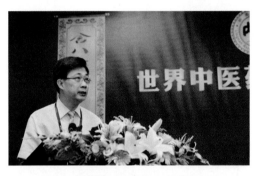

2017 年主持第三届世界中医药联合会
名医传承学术年会

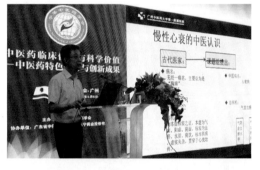

2018 年参加中医药临床价值与科学价值
系列活动启动会

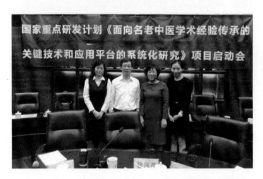

2018 年参加国家重点研发计划项目启动会

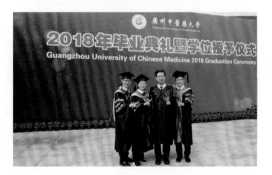

2018 年与毕业研究生合影

前　言

　　冼绍祥（1962 年—），广东广州人，师从著名中西医结合心血管病专家欧明教授。现为广州中医药大学第一附属医院院长，教授，主任医师，博士生导师，广东省名中医，珠江学者特聘教授，享受国务院政府特殊津贴，广东省丁颖科技奖获得者，国家卫生计生委有突出贡献中青年专家，全国五一劳动奖章获得者。同时也是国家重点学科中医内科学学科带头人，国家中医药管理局重点专科心血管内科负责人，国务院、广东省学位委员会评议组成员，国家中医药管理局中医药重点学科建设专家委员会委员，国家中医临床研究基地重点研究病种"心衰病"研究负责人，国家自然科学基金评审专家，中华中医药学会心血管分会副主任委员，世界中医药学会联合会名医传承工作委员会会长，广东省中医药学会副会长等。目前已培养硕士 30 余名，博士 20 余名，博士后 3 名，学术继承人 6 名。他从事医疗、教学、科研、管理工作 30 余年，在传承和弘扬中医经典理念、创新临床医学院教学管理、研发中药新药等方面做了大量工作。

　　冼绍祥教授深爱中医，熟读经典，博览医籍，发皇古义，融会新知，师古而不泥古，提倡中西医结合，西为中用。临证时他善察颜观色，始终将整体观念、辨证论治、三因制宜等中医经典理论及方法贯穿心血管等疾病防治全过程，且擅用经方化裁和自制新方，妙用岭南道地药材，处方药味很少超过 12 味，虽用药简洁，却配伍精当，施之临床，屡获奇效。他常告诫学生临证如临阵，用药如用兵，抓主要矛盾，驳斥用药大包围，需留有余地。除医术精湛外，他医德高尚，一直强调医德和医术对一名医生的重要性。认为有医德无医术，则为医有心无力，而有医术无医德，则如刀剑无向，救人亦伤人。他待患者如至亲，嘘寒问暖，体贴入微，想患者之所想，急患者之所急。从煎药、服药方法到血压血糖的监测，再到饮食宜忌都一一详细嘱咐。

　　在注重临床实践的同时，冼绍祥教授强调科学研究的重要性，倡导临床与科研齐飞，长期致力于中医药防治慢性心力衰竭、高血压、冠心病、高脂血症等领域的研究，具有很高的学术研究造诣。先后主持和参与了国家"七五"攻关项目、国家自然科学基金等省部级以上课题 20 余项，公开发表学

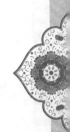

术论文 200 余篇，主编、参编《心力衰竭中西医结合研究基础与临床》等 16 部专著。获得中华中医药学会科学技术进步一等奖 1 项，国家教育部科学技术进步一等奖 1 项，广东省科技进步二等奖 1 项，其余厅、局级以上科技成果多项。在多年研究基础上研发专治心力衰竭的有效中成药心阳片（原名保心康）和心阴片（原名养心康）及具有良好抗焦虑作用的温胆片等，产生良好的社会和经济效益。

此外，冼绍祥教授无私奉献于教育和管理事业。他提倡创新中医教育技术，全面开展教学质量监控。创新提出"学院型"医院建设目标，始终围绕"铸造一流师资、建设一流专业和课程、培养一流中医临床人才"的教改目标，树立"重经典，重实践，重特色"的教改思路，着力强化学生中医临床辨证施治能力、创新和实践能力，为中医临床教学体系改革和创新做了有益探索。在医院建设管理方面，坚持整合资源提升效能，努力打造专科拳头产品，开拓岭南中医膏方业务，推广岭南中医膏方文化，始终坚持"科技兴院"理念，注重岭南医学的传承创新研究，以及各级学科、名老中医学术传承、学术流派传承，强调中医临床研究的重要性，重视科研实验室等平台建设，在他的带领和推动下取得了显著成果。

本书重温冼绍祥教授的名医之路，全面深入总结冼绍祥教授的临床经验、科学研究、教学管理等工作及丰硕成果。希望通过该书的出版将冼绍祥教授宝贵的学术思想传承下去，使广大读者能从中获益！由于我们的水平有限及资料收集欠缺，书中内容编辑若有不当之处，敬希读者不吝批评指正。

2018 年 6 月 28 日

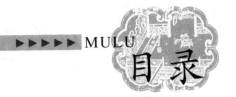

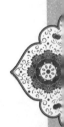

临床经验与理论探讨篇

中药新药临床研究篇

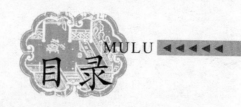

目录

临床经验与理论探讨篇

冼绍祥教授学术经验点滴

顾颖敏　冼绍祥

由冼绍祥教授主编的《心力衰竭中西医结合研究基础与临床》一书的出版，标示着该团队近 25 年在心衰临床实践、基础理论研究、方药研究及药物开发等方面取得了可喜的成果，达到了国内医学界的先进水平，在国际上产生了一定的影响。国医大师邓铁涛为此题词："廿年磨一剑，可以试锋芒。"

1　重视学习名老中医临床经验

冼绍祥教授在中医和中西医结合防治心血管疾病的领域取得卓越的成绩，得益于国医大师邓铁涛，岭南名医欧明、刘亦选和赵立诚的教诲和帮助。冼绍祥担任广州中医药大学邓铁涛研究所执行所长，主持开展总结国医大师邓铁涛的学术成就，继承其学术思想的多方面工作。担任广州中医药大学第一附属医院岭南医学流派研究所副所长，主持开展总结传承岭南中医学术经验的全面工作。在系统总结岭南医学流派对胸痹心痛、心悸的证治思想研究方面，对岭南心血管中医学术流派研究做了有益的探索。

冼绍祥长期侍诊于欧明、刘亦选和赵立诚教授，得到名师的言传身教，悉心培育，竭诚帮助，经过自身的发奋图强，刻苦钻研，旁通博采，终得领悟，自成一家。

欧明教授是我国中西医结合奠基人、著名中西医结合心血管病专家、广州中医药大学终身教授，其在中西医结合防治心血管疾病领域具有丰富的经验，特别是对中医治疗慢性心力衰竭方面更是经验独到。他善于把中医辨证与现代科学方法两者有机地结合起来，化裁活用古方，参照现代药理研究治疗疾病每获良效，令人受益匪浅。刘亦选教授曾任广州中医药大学第一附属医院大内科主任、心内科主任，为广东省名中医，其父刘赤选是民国时期岭南名医，中华人民共和国成立后参与创办广州中医学院。刘亦选教授幼承家学，中医功底深厚，临床专长于中医治疗心血管疾病，擅用岭南特色药物，处方以"精打细算"而闻名广东，乃因为他用药十分精细，处方从来都不超过 10 味，疗效显著。冼绍祥在担任大内科秘书、科室主任期间，在刘老手下工作多年，受到刘老亲自指点、提携和熏陶，临床处方用药必精心推敲。赵立诚教授是广州中医药大学第一附属医院主任导师、广东省名中医、国务院特殊津贴专家。他早年师从国医大师邓铁涛教授，熟读经典，深得其传，专长于中医治疗心血管疾病。赵立诚教授崇尚治病必求其本，他认为岭南地区患者因气候潮湿，易困湿生痰，防治心血管疾病须从"痰"论治，疗效显著。

冼绍祥在医学界取得的成绩和形成的学术思想，可以从他的成才经历中寻芳觅踪，为中医后学者提供借鉴经验。

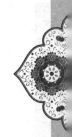

2 提倡将"心衰病"作为心力衰竭中医病名

心力衰竭是一个综合征，在中医经典文献中无此相应的病名，一般把它归纳于"心悸""痰饮""水肿""喘证""胸痹"等疾病范畴，为了方便临床、教学、科研，统一中医诊断病名是至关重要的。中医病名"心衰病"能体现病位病机，符合中医既往的命名习惯，且与现代医学病名相对应，有利于中西医学互相学习、共同交流。

3 辨证论治上提倡执简驭繁，利于临床实践、教学和新药研发

中医治疗慢性心力衰竭，难点在于辨证，而各家学说纷纭，使得临床应用难以掌握和推广。冼绍祥结合岭南地区患者的体质状况和发病情况，综合专家多年经验，认为"心衰病"的总病机是本虚标实，以气虚为基础，认为凡是"心衰病"必有气虚之本虚，气虚心脉鼓动无力，血流不畅，瘀阻心脉，同时"血不利则为水"，发生水停，所以"心衰病"必有血瘀水停之标实。随着病情的发展和不同的体质因素，可出现伴见阳虚和阴虚两大类别。因此，冼绍祥提出"心衰病"的治疗原则是以益气活血利水为基础，配合补阳或养阴法。

冼绍祥带领的研究团队根据"心衰病"病机和证型研究成果，提炼出基本治法为"益气活血利水"，具体为"益气养阴活血利水"和"益气温阳活血利水"，形成了中医治疗"心衰病"的一套简便可行的综合方案。

4 研发新药，实现科研成果直接转化为生产力，促进了经济发展

冼绍祥根据理论研究成果，结合长期临床经验，经过反复论证形成协定处方"养心康"和"保心康"。养心康由人参、益母草、毛冬青等药物组成，体现了益气养阴、活血利水之治法；保心康由人参、北黄芪、益母草、毛冬青、葶苈子等药物组成，体现了益气温阳、活血利水之治法。

研究证明"养心康"和"保心康"能显著改善心功能和相关指标，于1998年以"心阴保"和"心阳宝"名字被广东省食品药品监督局批准作为医院制剂，在临床广泛使用，疗效和安全性良好。"养心康片"于2003年取得国家食品药品监督管理局新药临床批文，已完成中药新药Ⅱ、Ⅲ期临床试验并申报新药证书。

2011年"益气活血利水法治疗慢性心力衰竭的应用研究"通过广东省科技厅成果鉴定，获得教育部科技成果一等奖。

5 整合资源，构建合作平台，建设优秀的科研团队

冼绍祥担任广州中医药大学第一附属医院院长、广州中医药大学国家重点学科中医内科学学科带头人、广州中医药大学第一附属医院国家中医药管理局重点专科中医心血

管专科项目负责人。

　　冼绍祥积极推进心血管疾病中医院防治研究，国内外协同创新，整合资源，创建国内、国际的合作平台，推进基础与临床结合，中西医结合，产学研结合，让"心衰病"的研究实现现代化和国际化，并转化为生产力，实现培养人才、学科、专科的协调发展。

　　本文原载《中国中医药现代远程教育》，2014，12（21）：24－25，有删改.

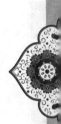

冼绍祥教授应用祛风药治眩晕经验介绍

黄习文　孙敬和　冼绍祥

冼绍祥擅长治疗心脑血管疾病，在治疗眩晕时常辨证应用祛风药，多有良效。现将其经验总结介绍如下。

1　病机重视"风"

眩晕是因清窍失养，以头晕、眼花为主症的病证。临床上常见于高血压病、颈椎病、脑动脉硬化症等患者。中医学认为，"风为百病之长"，眩晕病位在清窍，居高于上，而"伤于风者，上先受之"，"巅高之上，唯风可到"。冼绍祥教授十分重视"风"导致眩晕的病因病机，尽管历代医家对眩晕证的病因病机各有论述："风为百病之长"，外感多为风邪上扰；内伤无论阴虚、血虚，阴不制阳，或素体阳盛，肝阳上亢都是无制化风上扰清窍；痰浊阻络，痰随风涌，或瘀血伤络，气血流通失常，生风入络，均可导致清窍受扰，脑失所养而致眩晕。

2　临证用药经验

2.1　天麻为祛风良药

天麻具有平肝潜阳、熄风止痉、祛风止痛之效。《本草纲目》认为，天麻乃肝经气分之药，眼黑头眩、虚风内作，非天麻不能治。冼绍祥教授极推崇天麻治疗眩晕的效果，认为是治疗眩晕的良药、要药，每用天麻 10～15 g，配伍其他药治疗各种眩晕，疗效良好。

2.2　新病、外感病，治风宜轻扬外透

眩晕患者多以久病内伤为主，但偶有外感因眩晕诊治者，亦有内伤新起的眩晕患者，一般无器质性病变。冼绍祥教授认为，外感病在肌表，眩晕病位在上焦，"治上焦如羽，非轻不举"，新病正气较旺，用药引经疏导即可，而治病在肌表，宜轻宜透泄，"因其轻而扬之"。故除根据患者之风寒、风热或内伤辨证遣方外，冼绍祥教授喜用轻扬外透之祛风药，常选用菊花、桑叶、蝉蜕、薄荷等。

2.3　久病入络，重用祛瘀药，配合虫类搜风

临床上眩晕患者以老年人多见，病程较长，久病入络，兼证也较多。冼绍祥教授认为，"经主气，络主血"，"久病入络"，赞同叶天士所言："初为气结在经，久则血伤入络，辄仗蠕动之物松透病根"，喜用虫类药搜络祛风，故临证每选用全蝎、僵蚕、地

龙、蛤蚧等品。叶氏用虫蚁类药物，搜剔络邪，皆因其为血肉有情之品，性善蠕动，可松透病根。冼绍祥教授遣方时常说：对久病入络的治疗，因其多为病久而病结，应记取叶氏之言：一是"缓图为宜，勿事速达"，"治宜细水流长缓灌溉，切忌暴风骤雨急猛攻"，故虫类药用量宜轻不宜重；二是"入络必瘀"，常伍以川芎、丹参、赤芍、当归、桃仁、红花、川牛膝等活血化瘀之品，用量可稍重。

2.4 肝阳上亢，擅用天麻钩藤饮

冼绍祥教授认为，"诸风掉眩，皆属于肝"。肝为风木之脏，体阴用阳，其性刚，主动主升，患者或素体阳盛，伤阴劫液，或肝气郁结，郁而化火伤阴，或肾阴亏虚，水不涵木，肝阳上亢，引发眩晕。如《类证治裁》所曰："风依于木，木郁则化风，为眩、为晕、为舌麻、为耳鸣、为痉、为痹、为类中，皆肝风震动也。"故治宜平肝潜阳，和络熄风，选用天麻钩藤饮加减。本方出自《杂病证治新义》，由天麻、钩藤、石决明、栀子、黄芩、川牛膝、杜仲、益母草、桑寄生、夜交藤、茯神组成，具有平肝潜阳、补益肝肾、清热活血之效，用于治疗肝肾不足、风阳上亢之眩晕诸疾。冼绍祥教授遵"木郁达之"，"肝为刚藏，非柔不克"之古训，常配伍白芍、郁金、柴胡、麦冬、川楝子、旱莲草、枸杞子等，疗效显著；对郁而化火生热较重者，则加龙胆草、夏枯草、栀子、决明子、青黛等清肝泻火之品。

2.5 岭南常见湿聚生痰，随风上扰证

冼绍祥教授据《素问·宝命全形论》所曰："人以天地之气生，四时之法成"，认为一方水土，一方病证，一方用药，临证要因时、因地、因人制宜。广东地处岭南，湿气较重，如岭南医家何梦瑶所述："岭南地卑土薄，上薄则阳气易泄……地卑则潮湿特盛，晨夕昏雾，春夏淫雨，人多中湿……"所以临床常见患者表现为舌淡或暗胖，边有齿印、苔厚或腻。冼绍祥教授认为，湿聚生痰是其病因，但也因风为使夹痰上扰而致眩，故常选用温胆汤、半夏白术天麻汤等为基础方化裁，加石菖蒲、藁本、佛手、蔓荆子、蒺藜、僵蚕、全蝎等祛风胜湿化痰之品。

2.6 虚风者补益祛风两相宜

眩晕病机复杂，病因多变，冼绍祥教授认为无风不起眩，但强调"风"只是说明治风应贯穿治疗眩晕全过程，但与风并存之痰、湿、火、瘀、虚等病因或病理因素，也必须审证兼顾。冼绍祥教授根据临床观察认为，虚实夹杂是眩晕的主要特点，而对以"虚"为主的患者，提出祛补结合的治则，治以调理阴阳，补虚则拟滋养肝肾，填精生髓，补益气血，培土扶木为治本之法，但亦注重祛风通络治标。强调非补虚求本无以为继，非祛风治标难以速效；本虚标实证，宜标本同治，补益祛风两相宜，数法一方则疗效显著。

本文原载《新中医》，2008，40（12）：16－17，有删改.

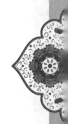

冼绍祥教授治疗头痛经验介绍

申啸笑

冼绍祥教授在广州中医药大学第一附属医院从事临床工作 30 余年，经验丰富，治疗头痛病屡获良效，现将冼绍祥教授治疗头痛的经验总结介绍如下。

1 善用通络药

头痛患者常反复发作，病程迁延，名医叶天士指出"久病入络"。因此冼绍祥教授在辨证用药基础上加用适量的通络药物，比如虫类药物僵蚕、全蝎、地龙等祛风通络，每每能收良效。吴鞠通也曾指出："以食血之虫，飞者走络中气分，走者走络中血分，可谓无微不入，无坚不破。"

病例：李某，女，58 岁，头痛反复发作 12 年，以胀痛为主，午后痛甚，伴眩晕耳鸣，心烦易怒，大便偏干，舌暗红有瘀斑，苔黄，脉弦。治以平肝熄风，清热活血通络，方用天麻钩藤饮加减。处方：天麻、钩藤、牛膝、益母草各 15 g，石决明 30 g（先煎），茯苓 20 g，黄芩、栀子、僵蚕各 10 g，全蝎 6 g。每天 1 剂，水煎，分 2 次服。服药 7 剂后诸症减轻，上方去栀子，加蔓荆子 10 g，再服 10 剂后头痛明显减轻，甚少发作。

2 善用引经药

头痛的原因很多，疼痛的性质和部位亦各有不同。根据六经的经脉循行路线和药物归经特点，选用相应的引经药，则疗效彰显。头前部为阳明经，可选用葛根、白芷；后部为太阳经，宜用羌活；两侧为少阳经，常配以柴胡、川芎；巅顶痛者，病在厥阴经脉，可加用吴茱萸、藁本。

病例：罗某，女，35 岁，头痛 2 年，头重昏蒙，以前额为主，胸中烦闷，舌胖大有齿痕，苔白厚，脉滑。方用半夏白术天麻汤加减。处方：法半夏、白术各 10 g，茯苓 20 g，陈皮 6 g，天麻、石菖蒲、白芷各 15 g，葛根 30 g。每日 1 剂，水煎，分 2 次服。服药 7 剂后诸症悉减，效不更方，再服 5 剂诸症悉平。

3 善用安神药

现代人生活节奏快，思想压力大，加之患者性情急躁，易情志郁结，郁久化热。头痛会影响睡眠质量，而睡眠不够同时又会加重头痛，二者相互影响，是以久治不愈。若适当加用安神药，可安神定志，改善睡眠质量，也能有效减轻头痛。如实证可选用磁石、龙骨等药重镇安神，而阴血不足、心肾不交导致的虚证则可用酸枣仁、远志、合欢皮、夜交藤等养心安神药。

病例：钟某，男，41 岁，反复头痛 4 年，加重 2 周，伴失眠梦多，口苦咽干，便秘溲黄，舌红苔黄腻，脉滑。治以理气化痰、清热安神，方以温胆汤加减。处方：法半夏、枳实、虎杖各 10 g，茯苓、竹茹各 15 g，黄连 3 g，薏苡仁 30 g，磁石、珍珠母各 30 g（先煎）。每日 1 剂，连服 5 天后头痛大减。上方去黄连，加柴胡 10 g，再服 7 剂后诸症皆除。

4　善用祛风药

"伤于风者，上先受之"，"巅高之上，唯风可到"。在处方中加入祛风散邪之药，有助于治疗头痛。可选药物如荆芥、防风、藁本、蔓荆子、白芷、川芎等。其中川芎"上行头目，下调经水。中开郁结……虽入血分，又能去一切风，调一切气"。可见川芎除了活血化瘀外，更可祛血中之风，直达头目，治诸经头痛。

病例：陈某，女，31 岁，左侧头痛反复发作 3 年余。头痛时有针刺、胀感，乳房胀痛，视物昏花，舌淡红有瘀点、苔薄白，脉弦。治以行气活血，通络止痛。方用桃红四物汤加减。处方：当归、桃仁、红花、防风、甘草各 10 g，生地黄、枳壳、川芎、柴胡、赤芍、荆芥、藁本各 15 g。

5　善于疏解情志

除了用药物治疗外，冼绍祥教授还很注重与患者交流，帮助患者疏解压力。长期精神过度紧张、焦虑、抑郁等都是导致或加重头痛的主要因素。因此，治疗时应同时帮助病人调节情志，疏导其心理，使情绪稳定，心情放松。让患者知道持续紧张的精神状态会加重头痛，不利于病情的治疗和缓解，这样患者可以通过自身调节来配合治疗，效果才会更好。

本文原载《内蒙古中医药》，2009，28（12）：14，有删改.

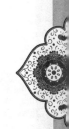

冼绍祥教授治疗高血压病三法

任培华

高血压病是冠心病、脑卒中等心脑血管疾病的独立危险因素。[1]中老年高血压人群中、年龄、血脂、超敏 C 反应蛋白等与发生心血管事件密切相关，阴虚证、痰浊证患者更易发生心脑血管事件。[2]冼绍祥教授系广州中医药大学教授、博士生导师，从事临床、科研、教学工作 30 余载，学验具丰。冼绍祥教授辨治高血压病有独到的见解和经验，善用潜降法、和降法、滋降法 3 法，应用于临床效果显著，现总结于下。

1 潜 降 法

高血压最常见的证型是肝阳上亢证、肝火上炎证，临床表现为头痛，头胀，或疼痛剧烈，以头两侧和前额部为甚，头晕，可伴有天旋地转感，烦躁易怒，心烦失眠，口干、口苦，大便干，小便赤，舌质红，苔黄，脉弦数，血压多以收缩压升高为主。此类患者或肝肾素亏，阴不涵阳，致肝阳上亢。或平素情志不遂，忧思恼怒，郁而化火，致肝火上炎。病位重点在上焦，治疗应以潜降之法，以清肝泻火、平肝潜阳。方用天麻钩藤饮加减（天麻、钩藤、石决明、杜仲、牛膝、桑寄生、栀子、黄芩、益母草、茯神、夜交藤）。本方中天麻、钩藤、石决明均有平肝熄风之效，用以为君药；栀子、黄芩清热泻火，使肝经之热不致偏亢，是为臣药；益母草活血利水，牛膝引血下行，配合杜仲、桑寄生能补益肝肾，夜交藤、茯神安神定志，俱为佐药。若血压过高者可加珍珠母、龙骨、牡蛎等以增平肝潜阳之力；肝火偏亢者加龙胆草、夏枯草以增清肝泻火之功；若肝肾亏虚不甚者可减杜仲、牛膝；前额痛加白芷；头胀明显者加杭菊；大便不通者加瓜蒌仁、大黄；小便短赤者可加竹叶、木通。李明星[3]研究发现天麻钩藤饮加味有降低血压、血脂、血糖和血黏度的作用，对治疗原发性高血压病风阳上扰证疗效满意。

2 和 降 法

脾虚湿困、痰浊上扰亦是高血压病的常见证型之一，临床多表现为头晕，头重，头痛多轻微，体倦乏力，胸闷纳呆，胃脘胀满，大便溏，舌质淡，苔厚腻或白或黄，脉滑，血压多舒张压、收缩压均升高，但程度不甚。此类患者或由脾胃素虚或饮食不节，过食肥甘厚味，脾胃运化失常，湿蕴中焦，酿而为痰，痰浊胶阻，脾胃升降之枢不利，故致此证。病位重点在中焦，治疗应以和降之法，以健脾化痰，祛湿泄浊。方用半夏白术天麻汤加减（法半夏、天麻、茯苓、陈皮、白术、炙甘草、生姜、大枣），方中以法半夏燥湿化痰降逆，天麻化痰熄风止头眩。李杲在《脾胃论》中说："足太阴痰厥头痛，非半夏不能疗，眼黑头眩，风虚内作，非天麻不能除"，故用两药为君。白术健脾燥湿为臣。茯苓健脾化湿，陈皮理气化痰为佐。甘草和中，姜枣调和脾胃为使。刘迎辉[4]用本方加减治疗痰湿壅盛型原发性高血压病患者临床症状改善明显。

3 滋 降 法

肝肾不足、气阴两虚证是高血压病的另一常见临床证型，临床表现为头晕，头痛隐隐，程度不甚，头重脚轻，记忆力减退，耳鸣，腰膝酸软，疲倦乏力，夜尿频多，舌质暗红，少苔或无苔，脉沉细，血压多以舒张压升高为主。此类患者或由禀赋不足或攻伐太过，致使肝肾不足，髓海空虚，气阴两伤，下元阴津亏损，虚火上扰而致本证。病位重点在下焦，治疗应以滋降之法，以滋补肝肾，益气养阴。方用六味地黄汤合生脉散加减（熟地黄、山药、山茱萸、茯苓、泽泻、牡丹皮、党参、麦冬、五味子）。方中熟地黄滋阴补肾、填精益髓，党参健脾益气共为君药；山茱萸补养肝肾，山药补益脾阴，麦冬润肺生津共为臣药；泽泻利湿泻浊，牡丹皮清泻相火，茯苓健脾渗湿，五味子敛阴生津共为佐使。若耳鸣，加磁石；若腰痛，加杜仲、狗脊；若夜尿频多，加益智仁。

4 病 案 举 例

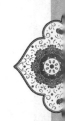

王某，男，67 岁，2009 年 3 月 25 日初诊，患者有高血压病史 10 年余，一直服用尼群地平 10 mg bid，复方卡托普利 12.5 mg bid 治疗，血压控制尚平稳。近 1 月来因劳累出现血压偏高，头晕，乏力，腰背酸软，下肢乏力，眠差，耳鸣，舌质暗，少苔，脉沉细无力，测血压（BP）150/110 mmHg，心率（HR）71 次/分，律齐。四诊合参本证属肝肾不足，气阴两虚之证，当用滋降之法，方用六味地黄汤合生脉散加减。处方如下：熟地黄 25 g，淮山药 30 g，山茱萸 15 g，党参 25 g，麦冬 10 g，五味子 10 g，桑寄生 30 g，杜仲 15 g，磁石 30 g（先煎），茯苓 20 g，枸杞子 15 g，夜交藤 30 g。水煎服，日 1 剂。服用上方 7 剂后，患者头晕、乏力等证明显减轻，BP 140/100 mmHg。续守上方 10 剂，病情稳定，诸症缓解，BP 130/85 mmHg。

我国高血压患病率为 11.36%。患者已超过 1 亿多人[5]，居世界之首[6]。高血压患病人数众多，临床证候复杂，应用此三法可以起到提纲挈领的作用，对病机实质和病位进行初步判定，再根据病人的病情特点加减进退，可以做到有的放矢。此外中药降压药力缓和，遇血压偏高的患者，西药降压药物亦当合理选用。中西结合治疗高血压病亦是良途。

本文原载《吉林中医药》，2011，31（12）：1 160 - 1 161，有删改.

[参考文献]

[1] 乔卫卫, 张奎星, 刘同宝, 等. 血管紧张素Ⅱ2 型受体基因多态性与男性高血压病的相关研究 [J]. 中华心血管病杂志, 2005, 33 (7): 592 – 594.

[2] 索红亮, 王硕仁, 吴爱明, 等. 中老年高血压人群中多重危险因素临床特征及其中医证候分析 [J]. 吉林中医药, 2009, 29 (5): 389 – 391.

[3] 李明星. 天麻钩藤饮加味治疗原发性高血压病风阳上扰证 48 例疗效观察 [J]. 吉林中医药, 2006, 26 (5): 15 – 16.

[4] 刘迎辉. 加味半夏白术天麻汤治疗原发性高血压病痰湿壅盛证 36 例 [J]. 吉林中医药, 2007, 27 (6): 20.

[5] 林曙光, 陈鲁原. 治疗高血压的药物经济学评价 [J]. 中华心血管病杂志, 2003, 31 (3): 236 – 237.

[6] 朱鼎良. 我国高血压基因研究十年回顾和几点建议 [J]. 中华心血管病杂志, 2005, 33 (7): 585 – 597.

冼绍祥教授从痰热论治焦虑症经验介绍

刘小河　李明霞　冼绍祥

冼绍祥教授从事医、教、研、管理工作 30 余年。温胆片是冼绍祥教授自经典名方《三因极一病证方论》之温胆汤化裁而来，由温胆汤去生姜、大枣加郁金组成。1998 年被批准为广州中医药大学第一附属医院的院内制剂。冼绍祥教授运用温胆片治疗焦虑症有良好疗效。笔者跟随学习 3 年，现将其从痰热论治焦虑症的经验介绍如下。

1　焦虑症病因病机

1.1　焦虑症的中医病名

冼绍祥教授认为，从中医古代文献来看，本病应归属于惊、恐、惊悸（心悸）、不寐、火郁、百合病、脏躁、奔豚病等范畴。如《内经》中有"心中憺憺大动，恐人将捕之"和"心怵惕思虑"的描述。《伤寒论》有"发汗、吐下后，虚烦不得眠，若剧者，必反复颠倒，心中懊恼，栀子豉汤主之"，由此可见，焦虑症可能涉及郁病中的"火郁"。《金匮要略》有"百合病……意欲食，复不能食，常默然，欲卧不能卧，欲行不能行，饮食或有美时，或有不用闻食臭时，如寒无寒，如热无热，口苦，小便赤，诸药不能治，得药则剧吐利，如有神灵者，而身形如和"和"妇人脏躁，喜悲伤欲哭，象如神灵所作"，百合病和脏躁可能与焦虑有关。此外，《金匮要略》的"奔豚病，从少腹起，上冲咽喉，发作欲死，复还止，皆从惊恐得之"和《诸病源候论》的"夫奔豚气者，肾之积气……其气乘心，若心中踊踊，如事所惊，如人所恐"，"奔豚病"也具急性焦虑的特点。

1.2　焦虑症的病因

冼绍祥教授认为，焦虑症的病因不外乎七情失度、饮食、劳逸等方面。现代社会竞争激烈、工作压力大、高度紧张、节奏快而性情急躁、多思郁虑，长期忧思不解，心气郁结，化火生痰，痰火扰心，心神不宁而心悸、焦虑。《素问·上古天真论》曰："恬淡虚无，真气从之，精神内守，病安从来。""气血冲和，则百病不生。"喜、怒、忧、思、悲、恐、惊七情的功能活动进行得过分激烈、持久，或不能人为地进行控制约束时，必然影响脏腑气血的功能，或内脏先发病变，进而影响精神活动。由于岭南民众多喜食海鲜、禽类，故脾胃容易聚湿生痰，同时，由于天气炎热，阳气消耗较大，百姓每日多餐，好上午茶、下午茶、夜宵等，容易扰乱脾胃正常运化，导致脾胃损伤。加上现代生活，厚衣温食，锻炼身体减少，膏粱美食、油腻厚味之物摄入过剩。脾胃升降失司，运化功能失常，痰本水谷所化。若水谷所上奉者，量得其适，用得其正，则为精、为营；量若过剩，用生乖变，则为痰、为饮。痰饮阻滞气机，气机失调，经络不畅，郁

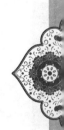

而化热，痰热内蕴，引起胆胃不和，痰火扰心，导致心悸、失眠等焦虑症状。

1.3 焦虑症的病机

冼绍祥教授认为，焦虑症的病位在心脑，涉及肝、胆、胃。焦虑症的发病与痰热密切相关。《素问·灵兰秘典论》曰："心者，君主之官也，神明出焉。"《灵枢·邪客》曰："心者，五脏六腑之大主也，精神之所舍也。"因此，心主神明的生理功能正常，则精神振奋，神志清晰，思考敏捷，对外界信息的反应灵敏正常；如果心主神明的生理功能异常，则出现失眠、多梦、神志不宁等。如《素问·举痛论》所载："惊则心无所依，神无所归，虑无所定"，长期的忧思不解，心气郁结，化火生痰，痰火扰心，心神不宁而心悸。可见焦虑的病位在心，由于心神失养或不宁，引起心神动摇、悸动不安。《素问·灵兰秘典论》曰："胆者，中正之官，决断出焉。"《素问·六节脏象论》曰："凡十一藏，取决于胆也。"胆为中正之官，心虚则胆怯，胆气受损，决断无权，故触事易惊，惕惕然，心下怵怵，如人将捕之。经曰："胃为恐是也。"可见焦虑与肝、胆、胃关系密切。

冼绍祥教授认为，焦虑症的发病与痰热密切相关。如朱丹溪特别强调痰邪致悸的作用。李中梓则认为，脾阳不振，肾阳不足，开阖失司，膀胱气化不利，或脾失健运，转输失权，而聚饮停痰，水邪上逆，郁扼心阳，或火热内郁，煎熬津液而成痰，痰浊蒙心，皆可致悸。如《医宗必读》曰："症状不齐，总不外于心伤而火动，火郁而生涎也。"李用粹认为，心血不足，心神离散，痰浊饮邪内舍心空，也是导致心悸的重要因素。如《证治汇补》曰："心血一虚，神气失守，神去则舍空，舍空则郁而停痰，痰居心位，此惊悸之所以肇端也。"清代唐容川对此亦做了言简意赅的概说，如《血证论》提出："心中有痰者，痰入心中，阻其心气，是以心跳动不安。"焦虑情绪也与火热邪关系密切。金代刘完素曰："惊，心卒动而不宁也。火主于动，故心火热甚也。"刘完素认为，惊证是火邪为患。清代张璐《张氏医通》曰："惊是火热躁动其心，心动而神乱也。"总之，其人善惊，惊者乃痰因火动也。

2 从痰热论治焦虑症

冼绍祥教授认为，焦虑症初起可表现为气滞之证，由于病证的发展或由其病因及临床表现的不同，而夹痰、郁热等，多属实证。痰邪胜于里，暴怒伤肝，气郁化火，灼津痰聚，形成痰火之病理，邪气上扰，心脑不宁，其人善惊，惊者乃痰因火动也。如清代张璐直接提出用温胆汤治疗"惊"，《张氏医通》曰："若因内气先虚，故触事易惊，或猝然闻响大声，目击异物，遇险临危，皆使人有惕惕之状也。惊则气乱，郁而生火生涎……宜温胆汤加熟枣仁……"可见古代医家从痰热论治焦虑症，即有用温胆汤治疗"惊"的先例。

3 对温胆片的方药分析

3.1 组方思路

温胆片是由温胆汤去生姜、大枣加郁金组成。温胆汤理气化痰、清胆和胃，对各种痰证都能起治疗作用，但无活血、解郁之功。郁金，行散降泄，性寒清热，既入血分，又入气分。入血能行血凉血，入气可行气解郁。温胆汤加入郁金成为温胆片，既能温胆和胃、理气清热化痰，又能清心解郁，治疗由痰热引起的焦虑症更加全面。

3.2 组方特点

温胆片方中法半夏辛温，燥湿化痰，降逆和中止呕；陈皮辛苦，理气化痰，醒脾开胃，两药合用有燥湿化痰、理气和胃之功。茯苓甘淡，健脾利湿，宁心安神，甘草甘平，和中健脾益气，两药共奏健脾利湿、益气和中之效。竹茹甘凉，清热化痰，止呕除烦；枳实味苦微寒，理气行痰，消积除痞，两药同用有清热化痰、除烦止呕、行气消痞的功效。二温（半夏和陈皮）燥湿化痰、二平（茯苓和甘草）健脾化痰、二凉（竹茹和枳实）清热化痰，均以治痰见长。另外，痰与气血关系密切，"痰因气滞而聚"，"气结则生痰，痰盛则气愈结"；"血得邪而郁，隧道阻隔，积久结痰。"所以温胆片方中，以枳实、陈皮加用郁金行气豁痰。"善治痰者，不治痰而治气，气顺则一身之津液亦随之而散矣"，更用郁金行气活血，使痰随血消，兼清心解郁。全方有理气化痰，清胆和胃，宁心解郁之功。

3.3 药物和组方研究

文献报道，温胆汤有镇静、抗焦虑、中枢性肌松弛作用，协调大脑兴奋和抑制过程，改善情感性精神障碍。[1]温胆片方中，枳实含 d – 柠檬烯（d – limonene）有镇静、中枢抑制作用；法半夏有明显的镇咳祛痰、止吐、镇静、抗焦虑等作用[2]；郁金有降血脂、抗肿瘤、抗辐射、抗过敏、保护心肌、抗焦虑抑郁等广泛药理作用[3]。

4 病案举例

史某，男，30岁。患者2年来，经常失眠、多梦，伴烦躁、害怕、易惊，时有胸闷、胸痛，呃逆，嗳气，腰酸背痛，纳可，夜尿3~4次。舌暗淡、苔白腻，脉弦。在广东省某医院诊断为焦虑症。查体：心率每分钟80次，律齐，血压125/80 mmHg。中医诊断为失眠（痰热扰心）；西医诊断为焦虑症。处方：枳实、竹茹、法半夏各10 g，郁金、茯苓各15 g，陈皮5 g，甘草6 g。共7剂，水煎服，每天1剂，分2次服用。

二诊：失眠改善，其余主症减轻。温胆片，3瓶，每瓶100片，每次4片，每天3次，口服。随后温胆片坚持服用2月，上述诸症痊愈。

按：冼绍祥教授认为，患者的焦虑既无确定对象又无具体内容。有的患者则反复呈

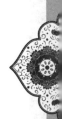

现不祥预感或期待性焦虑，总担心有什么不测的事件发生，终日忐忑不安。有些患者的症状与现实生活似乎有些联系，然而其担忧的内容及严重程度远远超过正常范围。在温胆片治疗的基础上，辅以情志疗法，则有利于患者焦虑病情的缓解或较快康复。焦虑症，特别是广泛性焦虑疗程较长，大多数为青中年人，其工作压力大，空闲时间少，治疗给药的剂型也应该引起重视。首诊时应给予温胆片汤药加强疗效，增强患者减轻焦虑的信心，然后以温胆片维持。汤丸结合，序贯治疗。在焦虑症辨证方面，强调舌象为辨证之关键。临床症状各种各样，无特异性，因此，冼绍祥教授认为最常见，也是最具诊断价值的痰热或痰瘀征象应为舌象，即大多焦虑患者可见舌质暗、暗红、淡暗，或瘀斑点，苔较厚，或黄腻，或白腻苔。

本文原载《新中医》，2014，46（11）：21 – 23，有删改.

[参考文献]

[1] 孙建光，巩昌靖. 温胆汤 [M]. 北京：中国医药科技出版社，2009：35.

[2] 王丽，孙蓉. 与功效、毒性相关的半夏化学成分研究进展 [J]. 中药药理与临床，2009，25（5）：16 – 17.

[3] 方露敏，黄真. 温郁金的研究进展 [J]. 中华中医药学刊，2008，26（9）：1 998 – 2 000.

冼绍祥运用心脑同治理论治疗心血管疾病学术思想及经验介绍

周小雄　刘敏超　叶桃春　陈　洁　陈汉裕　冼绍祥

随着社会经济节奏的加快和物质生活水平的提高，心血管疾病发病率逐年增加，是中老年人的常见病、多发病，严重危害着人们的身心健康。广东省名中医、广州中医药大学第一附属医院院长冼绍祥教授，长期从事心血管疾病的防治和研究，疗效显著。现将冼教授在心血管疾病的诊治中灵活运用心脑同治理论的学术思想及经验整理如下。

1　心脑同治理论

1.1　心脑相通

《素问·宣明五气论》曰："心藏神。"《素问·灵兰秘典论》曰："心者，君主之官，神明出焉。"由此可见，自《内经》以来，人类就认识到心与神的密切关系。同时，《内经》谓："诸髓者，皆属于脑"，"脑为髓之海"；清代汪昂《本草备要》和王清任《医林改错》均指出："人之记性不在心而在脑"；张锡纯《医学衷中参西录》对心、脑亦有精彩论述，他认为："人之神明，原在心与脑两处，神明之功用，原心与脑相辅相成。"由此可见，心主神明，脑为元神之府，神出于心、脑；心主血，上养于脑，血足则脑髓充足，故心脑相通。

1.2　心脑同病

"心脑同治"体现了中医学整体观和异病同治的理念，以心脑相通、心脑同病为主要依据，正所谓"元神在脑，识神在心，心脑息息相通"，脑与心同为神明之府，共主血脉，血脉相通，故传统医家认为"一处神明伤，则两处俱伤"[1]。心脑同病主要表现在心脑血管和神经精神类方面。心脑血管在全身脏器中的血液循环相当丰富，心肌和脑细胞对缺血缺氧的敏感度均很高，而心主血脉，统摄全身血脉的通利，心又生血，心血充盈，心气旺，血行上达于脑，则脑窍轻灵；否则心阳不振，心气衰亏，脑之血供亦异常。心脑共为神明之府，元神藏于脑中，而元神又为生命之枢机，心脑由血脉相连，故心脑同病，神机幻灭。临床上，痰迷心窍、痰火扰心及心血瘀阻会引起胸闷、心悸等心病症状，也可出现眩晕、痴呆、癫、痫、狂、失眠等脑病症状。张锡纯在《医学衷中参西录·痫痓癫狂门》指出："心脑息息相通，其神明自湛然长醒。"由此张锡纯最先提出了"心脑同治"的理论。近年来，发现动脉粥样硬化是心脑疾病共同的主要病理学基础，此外神经、体液调节及代谢紊乱等也可影响心脑功能，比如动脉粥样硬化、高血压病、高脂血症、糖尿病等均可同时波及心脑。

2 心脑同治运用

2.1 高血压

高血压是引起心脑血管疾病的主要危险因素之一，因此，有效地调控血压能够极大地降低心脑血管发病和死亡风险。高血压病机以虚为主，虚实夹杂，机体气血亏虚，使脉络失充失养，鼓动无力，形成脉络瘀阻。有形之邪阻于心脉、脑络时，造成胸痹、心痛和眩晕等症。由于心、脑等脏器的持续病变，造成气血津液的运行、输布不畅，引发神经—内分泌调节的异常，并最终导致血压波动。[2]现代医学诸多解释高血压病理生理机制的假说中，高血压的神经源性机制是重要的假说之一，该理论认为，交感性心血管功能的调控机制障碍可致高血压的发生发展，而交感神经系统的调控与心主神明密切相关，况且心脑共为神明之府，故神经调控失调导致血压波动这一机制有力地说明了高血压与心脑相关。冼绍祥教授临床上把高血压的病机概括为"变动在肝，根治在肾，关键在脾，旁及心肺"[3]，而脑为髓之海，肾主脑髓，故可用"心脑同治"理论指导对高血压的诊治。临床上，对于高血压阳亢肝火型患者，冼绍祥教授认为是肝火易扰心神，心火与肝火即君相二火交织，神躁不安，神志亢奋，交感兴奋，血压升高，常于辨证时加平肝泻火安神之品，如黄连、栀子、灯芯草、朱砂、茯神、夜交藤等；对于阴虚阳亢型，认为是肝肾阴虚，肾水不足，上不济心，心火偏旺，心火下不温肾，心肾不交，心神不宁，血压升高，故在滋阴潜阳基础上，常加镇静安神之品，如珍珠母、磁石、龙骨、牡蛎、琥珀等；对于痰湿中阻型，认为是痰浊扰心，心神被蒙，心阳不振，清阳不升，脑窍失养，血压升高，在化痰祛湿时宜加祛痰宁心之药，如远志、石菖蒲、郁金、茯苓等；对于阴阳两虚型，认为是肝肾阴虚，心阴亏损，肾阳虚衰，心阳不振，心之气血阴阳不足，血不养神，神识飞扬而不安稳，心脑失养，血压升高，在补阴和阳的基础上，善加滋阴安神之药，如酸枣仁、柏子仁、百合、麦冬、生地黄等。如此，在辨证的前提下，合理使用调神、安神之品，使心宁神安，脑神轻灵，血压自降。

2.2 心律失常

临证时，冼绍祥教授认为心律不齐虽然可以由冠心病、病毒性心肌炎、肺心病、风心病等多种疾病引起，病机各异，但病位在心，重在调心安神。临床常见虚实两端，且常相兼为患，心之气血阴阳失调，痰饮、瘀血、火热、寒凝扰乱心神致病。治法常见：①益气健脾以安意志。脾藏意，心主神志，脾胃健则气血生化有源，心气血充，心搏有力，心神得养；脾胃健则水湿痰饮得以运化，脉道通利，心神得安而无悸动。②温胆汤调胆与胃。胆主决断，心主神，胆气温和，通利调达而不偏亢，痰热得清，胆胃相合，寤寐得安，虚烦得除，心律平和无躁扰不齐。③炙甘草汤调阴阳。阴阳双补，心得阳气温煦，阴血濡养，魂魄安静，神无惊怵而自安，脉平和。另外心律不齐与情志关系较大，七情五志均易引起心动，故临证时多加减运用疏肝解郁、宁神悦心之药，如素馨花、月季花、玫瑰花、代代花、佛手、香橼、甘松、柴胡、合欢皮、合欢花、乌药、香附等以顺气宁神。

中医认为心律不齐可从心悸论治。心为五脏六腑之大主，主血脉，心律的整齐植根于心血的充盈、心气的充沛、脉络的滑利，从而气血运行通畅、心脉鼓动有力、节律平稳，故说律根于心。从现代医学角度来看，心脑血管疾病是全身性的疾病，脑动脉硬化和冠状动脉粥样硬化往往同时发生，动脉硬化是冠心病的病理基础，冠心病常并发各种心律失常，即中医所讲的"脉道受阻，血流失畅，心脉失调"，进而形成心律失常。[4]因此，根据"心脑同治"治疗心律失常是切实可行的。临证时，冼绍祥教授认为心律失常虽然病位在心，但与脑密切相关。因此在治疗心悸时，对于兼见眩晕或头痛而证属痰浊中阻者，喜用温胆汤或半夏白术天麻汤加石菖蒲、远志等豁痰开窍药；若证属瘀血阻络者，善用通窍活血汤加龙骨、牡蛎等以活血定悸，通窍醒神；若证属心肾两亏、髓海不足者，常用七福饮加茯神、龙眼肉、杜仲、枸杞等以补心滋肾，生髓养脑。

2.3 心脏神经官能症

心血管系统受神经和内分泌的调节，其中自主神经起重要作用，通过交感神经和迷走神经相互拮抗、协调来调节心血管系统的正常活动。当精神上受外界环境的刺激，使交感神经功能亢进，交感神经和迷走神经功能失调，可导致心血管神经官能症发生。[5]主要表现为心悸、心前区疼痛、气短乏力、短暂血压升高、心率增快、偶有期前收缩，多伴有疲倦、头晕、多汗、失眠、多梦、焦虑等症状。本病多兼有焦虑、情绪抑郁、过度悲伤等七情因素，常伴有焦虑症或抑郁症。中医学认为情志失调是心脏神经官能症的主要致病因素。情志失调，首先影响心，心神不宁，同时影响脑，脑主神明功能失常，进而诸症涌现。血脉是神志的基础，只有心正常发挥主血脉之功能，心气充沛，心血充盈，血运通畅，心窍和脑窍得到濡养，则心与脑得以共主神志，故神志功能失常可通过心脑同治来治疗。[6]冼绍祥教授认为"心脑同治"是治疗心脏神经官能症的重要原则，对待此类患者，并不是用什么药最管用，最关键的是在于调心与脑。五志七情，无不由心而发，五神所伤无不因心而感，脑为清阳之府，凡五脏之精血，六腑之清阳，皆上注于脑，滋养脑窍，则神明得安，神志得主。[7]故调心与脑，落到实处是调畅情志。方剂配伍，常选用逍遥散、越鞠丸疏肝解郁，甘麦大枣汤、酸枣仁汤滋阴安神，栀子豉汤、交泰丸交通心肾，桂枝加龙骨牡蛎汤、磁朱丸镇静安神，温胆汤、半夏白术天麻汤健脾化痰等；药对配伍，常用百合配麦冬、太子参配五味子、生地黄配灯芯草、香附配川芎、栀子配淡豆豉、酸枣仁配柏子仁、远志配石菖蒲、黄连配肉桂、夜交藤配合欢皮、龙骨配牡蛎、半夏配夏枯草、浮小麦配大枣等。

2.4 心衰

心力衰竭时交感神经的兴奋性以心脏交感神经为最早和最强烈，因此心脏交感神经在心力衰竭的进展中至关重要，故治疗心衰，先区分引起心衰的基础病，如高血压心脏病、冠心病、糖尿病心脏病、甲状腺功能亢进心脏病、瓣膜病心脏病等，其中改善心脑血管是治疗心衰的一个重要的治疗原则。在补益心的气血阴阳、化痰利水之法的基础上，活血化瘀通络亦是重要的治法。

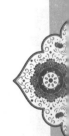

2.5 冠心病

动脉粥样硬化属于中医学的"脉痹"范畴，其根本在于脉壁异常，脉道不利。心主脉是指脉管的充盈和通利，也就是脉的正常功能活动有赖于心脏的搏动。若心主血功能失调，则会造成气滞血瘀，心脉痹阻，脉道不利，而成胸痹胸痛，即西医所言的冠心病，亦可引起脑脉痹阻、脑血管粥样硬化或狭窄或闭阻。据临床观察，冠心病病人大多存在脑血管病变。故治疗冠心病，心脑同治具体表现在：①补气补阳滋阴养血以扶心体，活血化瘀、化痰通络以通利脉道、通利脑络；②补益肝肾，养心填髓，元神得养，情志平稳，而不易产生心脑血管意外。心脑同治，心阳得展，心神得安，心搏有力，脉道通利而无滞涩，心脑血管无痹阻而不狭窄；情绪得控，呼吸平稳，脉静身平，心脑血管衰老延缓，气机通畅，通达十二经络，诸代谢产物得以渐去，心痛得愈。

3 病案举例

许某，男，68 岁，2013 年 9 月 27 日初诊。自诉头部巅顶胀痛 15 年，呈阵发性，中午甚，无头晕，手麻，时感颈痛，胃时胀满，饮食不节加重，夜尿 2～4 次，小便清长有不尽感，纳眠一般。舌暗红、苔黄腻，右脉滑弦，左沉细。既往多次测血压升高，最高约 160/85 mmHg，未治疗。现测血压（BP）155/70 mmHg；查心脏彩超提示主动脉硬化；头颅磁共振血管成像（MRA）提示脑动脉硬化；双侧脑室缺血灶。西医诊断：脑梗死，高血压病；中医诊断：头痛（痰瘀互结）。方用半夏白术天麻汤加减，处方：法半夏、白术、天麻、茯苓、石菖蒲各 15 g，僵蚕、钩藤、藁本、牡丹皮、三七各 10 g，砂仁、陈皮各 6 g，牛膝、葛根各 30 g。2013 年 10 月 12 日复诊：巅顶胀痛症状较前缓解，程度减轻，发作次数减少。舌暗、苔稍黄腻，右脉滑弦，左沉细。自测血压（122～138）/（75～93）mmHg。继续守上方 14 剂。1 月后随访，患者头痛基本消失，血压正常。

按：冼绍祥教授审证求因，认为本病由痰瘀互结、脉络闭阻所致。痰浊有形之邪阻于心脉、脑络，日久成瘀，痰瘀互结，故成本病，病位主要在心脉及脑。首诊时患者痰浊明显，因此方选半夏白术天麻汤加减，辅以石菖蒲豁痰开窍，佐以僵蚕祛风解痉、化痰散结，钩藤熄风止痛，藁本祛风止巅顶头痛，葛根止头项痛，重用牛膝引痰浊之邪从小便出，三七、牡丹皮活血化瘀、通络止痛，砂仁行气，寓有气行则血行之意。诸药配伍，心脑同治，共奏豁痰开窍、活血通络止痛之效，由于选药精妙，切中病机，获得良效。

本文原载《新中医》，2017，49（17）：206－208，有删改.

[参考文献]

[1] 庄欣. 论心脑同治 [J]. 中医药学刊, 2005, 23 (10): 1 895 - 1 896.

[2] 李连景. 高血压的中医认识 [J]. 天津中医药, 2009, 26 (6): 509 - 510.

[3] 刘亦选, 冼绍祥, 刘小虹. 1 239 例原发性高血压证治规律分析 [J]. 新中医, 1993, 25 (10): 20 - 23.

[4] 杨晖, 陈四清. 略论"脑心同治" [J]. 光明中医, 2015, 30 (8): 1 603 - 1 604.

[5] 黄贤胜, 宫春明, 赵红莲, 等. 心血管神经症诊治进展 [J]. 中西医结合心脑血管病杂志, 2010, 8 (1): 93 - 95.

[6] 赵涛, 赵步长, 贾力夫, 等. "脑心同治"理论研究进展 [J]. 中医临床研究, 2015, 7 (27): 8 - 10, 13.

[7] 修春红, 刘凤岐, 王怀泉, 等. 心区交感神经阻滞对严重心力衰竭左心室舒张功能的影响 [J]. 中华医学杂志, 2006, 86 (17): 1 170 - 1 173.

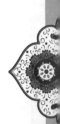

基于数据挖掘的冼绍祥教授治疗慢性心力衰竭用药规律分析

贺雅琪　孙定乾　陈汉裕　张　璐　凌　燕　袁天慧　王陵军　冼绍祥

冼绍祥教授系广东省名中医，致力于中医内科临床、教学、科研工作 30 余年，善治中医内科心血管系统疾病，尤其对于慢性心力衰竭的治疗有着独到的认识。冼绍祥教授认为本病的病机为本虚标实，本虚主要包括气虚、阴虚、阳虚；标实有血瘀、水停和痰湿。气虚血瘀贯穿始终，阴阳亏损是病理演变基础，痰湿水停是最终产物。本研究应用中国中医科学院中药新药设计课题组开发的"中医传承辅助系统（V2.5）"软件，分析冼绍祥教授处方中药物使用频次及药物之间的关联规则、处方规律，探讨其治疗慢性心力衰竭的用药规律，以更好地传承冼绍祥教授治疗慢性心力衰竭用药经验和学术思想。

1　资料与方法

1.1　处方来源与筛选

本研究处方来源于冼绍祥教授于广州中医药大学第一附属医院在 2013 年 1 月至 2017 年 4 月期间门诊治疗慢性心力衰竭医案。所筛选病例符合修改的中国心力衰竭诊断和治疗指南 2014[1]，共纳入处方 98 首。

1.2　分析软件

"中医传承辅助平台（V2.5）"软件，由中国中医科学院中药新药设计课题组开发。

1.3　数据预处理

提取纳入处方药物，依据 2010 年版《中华人民共和国药典》[2]对药名进行规范化处理。

1.4　处方录入与核对

将上述筛选出的处方录入中医传承辅助平台（V2.5），由双人负责数据核对，以确保数据的准确性和完整性。

1.5　数据分析

通过软件"数据分析"模块，通过使用"频次统计""组方规律""新方分析"功能，即采用关联规则分析、改进互信息法、复杂系统熵聚类等算法，挖掘用药规律，得出冼绍祥教授治疗慢性心力衰竭处方中各药物的使用频次、药物之间的关联规则，以及挖掘潜在新方组合。[3,4]

2 结 果

2.1 用药频次分析

对纳入的 98 首处方进行统计，使用药物共计 147 味，其中使用率在 20% 以上的有 26 味药，见表 1。

表 1 处方用药频次分析（使用率≥20%）

序号	药物	频次	序号	药物	频次
1	茯苓	74	14	淫羊藿	20
2	黄芪	61	15	枳实	20
3	毛冬青	61	16	柴胡	18
4	白术	45	17	太子参	17
5	桂枝	42	18	杏仁	16
6	党参	39	19	杜仲	15
7	瓜蒌皮	37	20	大腹皮	14
8	陈皮	37	21	炙甘草	13
9	法半夏	29	22	泽泻	13
10	附子	23	23	黄芩	12
11	桔梗	22	24	猪苓	12
12	益母草	22	25	甘草	12
13	防己	21	26	补骨脂	12

2.2 基于关联规则分析的组方规律分析

设置支持度个数为 16（支持度≥30%），置信度为 1，按照药物组合频次由高到低排序，得到常用药对及组合 20 个，见表 2。对处方药物进行关联规则分析，见表 3。关联规则网络图见图 1。

表 2　高频核心组合分析（支持度 ≥30%）

药物组合	频次	药物组合	频次
黄芪，毛冬青	52	党参，黄芪	33
茯苓，毛冬青	48	黄芪，白术，茯苓	31
黄芪，茯苓	47	瓜蒌皮，茯苓	30
黄芪，桂枝	40	党参，毛冬青	30
黄芪，茯苓，毛冬青	40	瓜蒌皮，毛冬青	29
白术，茯苓	39	桂枝，茯苓	29
桂枝，毛冬青	37	陈皮，黄芪	29
黄芪，白术	37	白术，茯苓，毛冬青	29
黄芪，桂枝，毛冬青	36	黄芪，白术，毛冬青	29
白术，毛冬青	33	党参，黄芪，毛冬青	29

表 3　关联规则分析（置信度 = 1）

序号	规则	序号	规则
1	党参，桂枝→黄芪，毛冬青	11	法半夏，毛冬青→黄芪
2	党参，黄芪，桂枝→毛冬青	12	陈皮，毛冬青→黄芪
3	党参，桂枝，毛冬青→黄芪	13	防己→黄芪，茯苓
4	党参，茯苓，毛冬青→黄芪	14	黄芪，防己→茯苓
5	陈皮，茯苓，毛冬青→黄芪	15	防己，茯苓→黄芪
6	党参，桂枝→黄芪	16	淫羊藿→白术
7	淫羊藿→黄芪，白术	17	淫羊藿→黄芪
8	黄芪，淫羊藿→白术	18	防己→黄芪
9	白术，淫羊藿→黄芪	19	防己→茯苓
10	党参，桂枝→毛冬青		

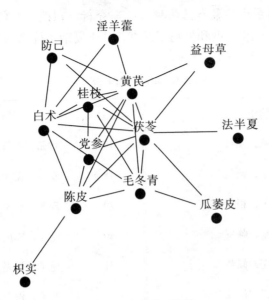

图1 关联规则网络图

2.3 基于熵聚类的方剂组合规律研究

2.3.1 基于改进互信息法的药物间关联度分析 设置相关度为10，惩罚度为2，进行聚类分析，得到方剂中两药物间的关联度，将关联系数≥0.05的药对列表，得出22味药核心组合，见表4。

表4 药物间关联度分析结果（关联系数≥0.05）

项目1	项目2	关联系数	项目1	项目2	关联系数
黄芪	海蛤壳	0.097 306	桔梗	陈皮	0.059 341
黄芪	附子	0.091 021	桔梗	淫羊藿	0.059 056
黄芪	益母草	0.084 875	党参	枇杷叶	0.055 568
黄芪	白术	0.075 496	党参	人参	0.055 568
黄芪	炙甘草	0.068 937	附子	赤芍	0.053 933
黄芪	浙贝母	0.068 015	党参	天麻	0.053 106
桔梗	益母草	0.065 923	黄芪	薏苡仁	0.051 986
黄芪	葛根	0.062 979	黄芪	苇根	0.051 986
附子	枳实	0.062 196	黄芪	麻黄	0.051 986
桂枝	人参	0.061 418	毛冬青	苇根	0.051 986
附子	猪苓	0.060 794	党参	附子	0.051 442

2.3.2 基于复杂系统熵聚类药物核心组合分析 以改进互信息法的药物间关联度分析结果为基础，按照相关度和惩罚度约束，基于复杂系统熵聚类，演化出 3 ~ 4 味药核心组合 32 个，见表 5。

表 5 核心药物组合

序号	药物组合	序号	药物组合
1	竹茹，牛膝，知母	17	竹茹，牛膝，鸡血藤
2	麦冬，栀子，佩兰	18	麦冬，栀子，五指毛桃
3	麦冬，栀子，稻芽	19	麦冬，栀子，麦芽
4	党参，猪苓，陈皮	20	党参，陈皮，太子参
5	栀子，枳壳，佩兰	21	栀子，枳壳，五味子
6	栀子，枳壳，稻芽	22	栀子，枳壳，麦芽
7	当归，山药，枸杞子	23	当归，山药，吴茱萸，蕤仁
8	当归，柴胡，茯苓	24	柴胡，茯苓，大腹皮
9	白扁豆，甘草，青天葵	25	薏苡仁，甘草，苍术
10	生地黄，菟丝子，地肤子	26	生地黄，菟丝子，枸杞子
11	瓜蒌皮，橘红，泽泻	27	瓜蒌皮，淫羊藿，天麻，僵蚕
12	山药，菟丝子，蕤仁	28	山药，菟丝子，枸杞子
13	海蛤壳，苇根，海浮石	29	海蛤壳，苇根，大黄
14	黄芪，毛冬青，桔梗，桂枝	30	黄芪，毛冬青，桔梗，人参
15	附子，防己，陈皮，太子参	31	附子，防己，太子参，干姜
16	酸枣仁，郁金，丹参，薤白	32	酸枣仁，丹参，茯苓，薤白

2.3.3 基于无监督熵层次聚类新方分析 在以上核心组合提取的基础上，运用无监督熵层次聚类算法，得到 16 个新方，见表 6。

表6 基于无监督熵层次聚类新方组合

序号	新方组合
1	竹茹，牛膝，知母，鸡血藤
2	麦冬，栀子，佩兰，五指毛桃
3	麦冬，栀子，稻芽，麦芽
4	党参，猪苓，陈皮，太子参
5	栀子，枳壳，佩兰，五味子
6	栀子，枳壳，稻芽，麦芽
7	当归，山药，枸杞子，吴茱萸，蕤仁
8	当归，柴胡，茯苓，大腹皮
9	白扁豆，甘草，青天葵，薏苡仁，苍术
10	生地黄，菟丝子，地肤子，枸杞子
11	瓜蒌皮，橘红，泽泻，淫羊藿，天麻，僵蚕
12	山药，菟丝子，蕤仁，枸杞子
13	海蛤壳，苇根，海浮石，大黄
14	黄芪，毛冬青，桔梗，桂枝，人参
15	附子，防己，陈皮，太子参，干姜
16	酸枣仁，郁金，丹参，薤白，茯苓

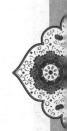

3 讨 论

从98首处方用药频次分析可看出，冼绍祥教授治疗慢性心力衰竭用药频次最高的10味药是：茯苓、黄芪、毛冬青、白术、桂枝、党参、瓜蒌皮、陈皮、法半夏、附子。26味常用药物按功效可分为6类：①益气和（或）养阴药：黄芪、白术、党参、太子参、炙甘草；②活血药：毛冬青、益母草；③利水和（或）养阴药：茯苓、防己、大腹皮、泽泻、猪苓；④温阳药：桂枝、附子；⑤理气化痰药：陈皮、法半夏、瓜蒌、枳实；⑥补肾助阳药：淫羊藿、杜仲、补骨脂。高频核心药物组合分析（支持度≥30%）结果基本为以黄芪、党参、白术、茯苓为主的益气健脾药加上毛冬青、桂枝活血温阳组合。在组方规律分析方面，当置信度设为1时，结果显示以下列4种药物组合为主：党参—黄芪—桂枝—毛冬青—茯苓，防己—黄芪—茯苓，黄芪—白术—淫羊藿，黄芪—毛冬青—半夏或陈皮，显现出苓桂术甘汤、防己茯苓汤和防己黄芪汤的方底，关联规则网络图亦为佐证。说明冼绍祥教授以益气为基本治法，以温阳、活血、利水、健脾理气化痰法为主要治法，并辅以次要辨证加减用药。

党参、黄芪益气健脾，常常相伍为用，研究证实其可保护心酶的稳态而保证能量物质转运体系的正常运行，改善心功能。[5]作为黄芪主要成分的黄芪多糖，可抑制缺血再灌注损伤中心肌微血管内皮细胞的凋亡。[6]白术苦温燥湿，健运中焦以制水；茯苓甘平，《药性赋》明言其可利窍除湿，定心惊悸。心为阳中之太阳，在心系诸病中，心阳气虚情况最为多见，而桂枝性温味辛，功擅散寒宣通阳气，《神龙本草经》载其能补能通，有平冲降逆、通阳开结之效。桂枝甘草配伍能改善大鼠心肌组织能量代谢，提高心阳虚大鼠心肌 SOD、$Ca^{2+}-Mg^{2+}$ ATP 酶和 Na^+-K^+ ATP 酶活力[7]，可广泛用于治疗胸痹心痛、奔豚、心悸、痰饮等。[8]毛冬青性微寒，其有效成分为毛冬青甲素，毛冬青"清热解毒，活血化瘀"之功可产生抗炎、抗血小板凝集、减轻血栓形成、增强心肌收缩力、改善心室重构及心功能之效。[9-11]陈皮是治疗胸痹的常用药，其中含有丰富的黄酮类成分，具有调血脂、抗血栓、抗动脉粥样硬化、心脑保护等作用。[12]现代药理研究表明，淫羊藿具有抗 AS、抗高血压、改善血流动力学及血液流变学影响、抗心肌缺血、抗心力衰竭等作用。[13]防己擅利水消肿，其主要成分在抗炎、降压、抗心律失常、抗心肌缺血、抗纤维化等方面均具有广泛的药理活性。[14]

冼绍祥教授认为本病病机复杂，虚实兼见，标本俱病，其中本虚为气虚、阳虚、阴虚，标实为血瘀、水停、痰饮。气虚为慢性心衰的发病过程的基础，气虚无力行血则血瘀，血瘀则水停，水停聚而成饮成痰。《金匮要略·水气病脉证并治第十四》："血不利则为水。"《血证论》："水与血相互倚伏"，"水病累血，血病累气"，"血积日久，其水乃成"，"治水以治血，治血以治水"，气、水、血三者又相互转化，互为因果。气虚血瘀作为慢性心衰的基本病机，贯穿于病程始终，痰湿水停是最终产物。其后病情发展，分别出现阴虚和阳虚之情况，故临证多辨为两大证型：气阳虚血瘀水停证，气阴虚血瘀水停证。故治疗慢性心力衰竭应以益气活血利水为基本大法；在此基础上以阴阳为纲，阳虚者适当予以淫羊藿、附子等温阳之药，阴虚者则配伍猪苓、山药等养阴之品。[15]

基于复杂系统熵聚类方法分析得到 32 个核心组合，进一步提取出 16 个新方，为我们提供了新的用药思路。如组方 2 "麦冬、栀子、佩兰、五指毛桃"中，麦冬养阴清心除烦，栀子凉血清心热，佩兰化湿醒脾，《神龙本草经》云其"主利水道，杀蛊毒"。五指毛桃为岭南常用草药，有健脾化湿、行气除痰之效。诸药相伍，清心余热而不伤阴，健脾化湿而不燥烈。可用于治疗心经有热，脾虚生湿之心悸、胸痹、失眠。组方 11 "瓜蒌皮、橘红、泽泻、淫羊藿、天麻、僵蚕"中，瓜蒌皮行气除胀满、化痰开痹，橘红理气化痰，泽泻利水渗湿泄热，僵蚕祛风定惊、化痰散结，天麻善平肝息风而治眩晕，淫羊藿补肾壮阳、祛风除湿，《神龙本草经》云其有"利小便"作用。组成化痰祛风利水专方，可用于治疗风痰所致眩晕、心悸。组方 14 "黄芪、毛冬青、桔梗、桂枝、人参"中，黄芪甘温益气，补在表之卫气，桂枝温通经脉，助阳化气，桂枝黄芪配伍，益气温阳，和血通经。毛冬青活血通脉，凉血解毒，人参助元气，补一身之气，桔梗宣肺祛痰，利咽排脓，并可载药上行。《本草经疏》云其可治伤寒邪结胸胁，则痛如刀刺；并指出桔梗主惊恐悸气者，属心脾气血不足，诸补心药中，借其升上之力，以为舟楫胜载之用。全方共奏益气温阳、活血通脉之效，可用于治疗气虚血瘀所致胸痹心痛、痰饮、水肿等。所得新方多配伍精练，对临床用药有一定启发，但其具体用量及临床疗效还有待进一步探究。

[参考文献]

[1] 中华医学会心血管病学分会. 中国心力衰竭诊断和治疗指南 2014 [J]. 中华心血管病杂志，2014，42（2）：3-10.

[2] 国家药典委员会. 中华人民共和国药典：第 3 部 [M]. 北京：中国医药科技出版社，2010.

[3] 唐仕欢，申丹，卢朋，等. 中医传承辅助平台应用评述 [J]. 中华中医药杂志，2015（2）：329-331.

[4] 邹莉，柴可群，陈嘉斌，等. 基于数据挖掘的柴可群治疗肺癌用药规律研究 [J]. 中华中医药杂志，2017（1）：123-126.

[5] 李岩，农一兵，林谦. 益气药对慢性心力衰竭心气虚证模型大鼠总肌酸激酶活性、肌酸激酶同工酶及腺苷酸转位酶 mRNA 表达的影响 [J]. 中华中医药杂志，2011（5）：1 216-1 221.

[6] 范宗静，唐杰，谢连娣，等. 人心脏微血管内皮细胞缺血再灌注损伤 Fas/FasL 系统的表达及黄芪多糖的干预研究 [J]. 中华中医药杂志，2016（11）：4 672-4 674.

[7] 姚凤云，刘成，刘春花，等.《伤寒论》桂枝、甘草配伍对心阳虚证大鼠心肌能量代谢酶活性的影响 [J]. 中医研究，2015，28（1）：59-62.

[8] 张丽萍，刘萍. 论通阳在桂枝治疗心血管疾病中的意义 [J]. 中华中医药学刊，2012（12）：2 638-2 639.

[9] 郑惠萍，张双伟，陈洁，等. 毛冬青对慢性心力衰竭大鼠模型炎症相关因子的影响 [J]. 中药新药与临床药理，2014（2）：183-185.

[10] 陈元元，熊天琴，赵玉民，等. 毛冬青总提取物的抗血栓作用及基于 ADP 的机制研究 [J]. 中华中医药学刊，2015（5）：1 092-1 096，1 286.

[11] 孟磊，陈洁，孙敬和，等. 毛冬青对慢性心衰大鼠心室重构及心功能的影响 [J]. 中药新药与临床药理，2012（4）：435-437.

[12] 俞静静，苏洁，吕圭源. 陈皮抗心脑血管疾病相关药理研究进展 [J]. 中草药，2016，47（17）：3 127-3 132.

[13] 胡彦武，刘凯，闫梦彤，等. 淫羊藿总黄酮及淫羊藿苷的心血管保护作用及机制研究进展 [J]. 中国实验方剂学杂志，2015（13）：227-230.

[14] 王蓉，马腾茂，刘飞，等. 防己的药理作用及临床应用研究进展 [J]. 中国中药杂志，2017（4）：634-639.

[15] 冼绍祥. 心力衰竭中西医结合研究基础与临床 [M]. 上海：上海科学技术出版社，2011：83-84.

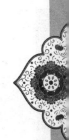

冼绍祥教授治疗高血压眩晕用药规律研究

陈汉裕　袁天慧　凌　燕　陈　洁　冼绍祥　吴　辉　王陵军

高血压是临床上常见的心血管疾病之一，是以动脉血压持续升高为特征的"心血管综合征"，是导致人类死亡的常见疾病，也是心脑血管病最主要的危险因素。[1]据估算，我国大约有2.66亿高血压患者，且目前仍呈增长趋势。持续的血压升高可造成心、脑、肾、全身血管等器官损害，严重时可发生心肌梗死、心力衰竭、脑卒中、肾功能衰竭等危及生命的临床并发症。有效地控制血压是心脑血管疾病预防的切入点和关键措施。[2]约有80%的高血压患者伴随眩晕症状，经药物治疗血压控制平稳后症状可减轻或消失，也有部分患者可持续存在。[3]

冼绍祥教授系广东省名中医、珠江学者特聘教授，从事临床、教学、科研工作30余年，长期致力于中医心血管疾病的研究，精通中医理论，勤勉实践，博采众方。在运用中医药防治高血压疾病方面有独到的见解和丰富的临床经验。本文拟通过数据挖掘的方法分析冼绍祥教授治疗高血压病伴有眩晕症状的门诊资料，以期总结出用药规律，促进名老中医学术思想的继承和发扬。

1　资料与方法

1.1　一般资料

收集2017年1—4月来自广州中医药大学第一附属医院由冼绍祥教授诊治的门诊高血压病眩晕患者300例，共计829诊次，其中男性129人，女性171人，年龄18~86岁，平均（58.34±13.88）岁。

1.2　纳入病例标准

①高血压诊断标准参照《中国高血压基层管理指南》（2014年修订版）[1]；②眩晕中医诊断标准参照全国中医药行业高等教育"十二五"规划教材《中医内科学》[4]；③年龄在18~90岁。

1.3　排除病例标准

①年龄在18岁以下或90岁以上，准备妊娠、妊娠期或哺乳期妇女；②继发性高血压患者；③高血压急症和亚急症患者；④合并有心、肝、脑、肾、肺和血液系统等严重原发疾病及精神病患者；⑤过敏体质或对多种药物过敏者；⑥正在参加其他药品临床试验的患者。

1.4　数据库建立及规范化处理

运用Excel 2013表格整理和储存患者数据，包括就诊时间、性别、年龄、方药、剂量等基本信息，并参照《中药大辞典》[5]将中药名规范化处理，比如北柴胡、干益母草、苇根等改为柴胡、益母草、芦根。而对于炮制不同且功效不同的中药，如生地黄和熟地黄，则分为两种中药。药物功效分类采用《中药学》[6]进行统一标准，若某味中药不在其收录内，则参照《中药大辞典》。

1.5 统计方法

①描述性分析采用 Excel 2013 表格对每味药进行频数统计。②聚类分析则应用 SPSS 20.0 统计学软件处理，系统聚类法进行 R 型聚类分析方法，变量的距离测量则采用 Pearson 相关系数进行分析。③关联规则分析则运用 SPSS Clementine 12.0 软件，对使用频率前的中药采用 Apriori 算法进行统计分析，设定最小支持度为 10%，最小置信度为 80%。

2 结 果

2.1 冼绍祥教授治疗高血压病眩晕常用中药

300 例患者，处方共 829 首，用药 223 味，应用中药 9 598 次，其中 223 味药按照功效分类可分为 19 类（见表 1）。前 5 类中药依次为补虚药、平肝息风药、活血化瘀药、利水渗湿药、化痰止咳平喘药，累计频率为 67.39%。而频率不小于 10% 中药共 25 味（见表 2），依次为茯苓、天麻、法半夏、陈皮、白术、盐牛膝、炒僵蚕、钩藤、熟党参、红丝线、益母草、石决明、柴胡、石菖蒲、甘草、山药、首乌藤、川芎、生地黄、盐菟丝子、瓜蒌皮、酒萸肉、制远志、夏枯草、盐杜仲。说明益气健脾、平肝息风、活血化瘀、清热化痰等治法是冼绍祥教授治疗高血压病眩晕的最常用治法。

表 1 冼绍祥教授治疗高血压眩晕中药功效分类情况

中药种类	味数	频次	频率/%	累计频率/%
补虚药	38	1 941	20.22	20.22
平肝息风药	9	1 641	17.10	37.32
活血化瘀药	13	1 168	12.17	49.49
利水渗湿药	16	880	9.17	58.66
化痰止咳平喘药	20	838	8.73	67.39
清热药	29	762	7.94	75.33
理气药	16	735	7.66	82.99
解表药	24	515	5.37	88.35
安神药	8	254	2.65	91.00

中药种类	味数	频次	频率/%	累计频率/%
消食药	8	188	1.96	92.96
祛风湿药	16	151	1.57	94.53
收涩药	8	148	1.54	96.07
开窍药	1	134	1.40	97.47
化湿药	7	104	1.08	98.55
止血药	1	60	0.63	99.18
泻下药	3	37	0.39	99.56
驱虫药	1	20	0.21	99.77
温里药	3	20	0.21	99.98
止血药	2	2	0.02	100.00

表2 冼绍祥教授治疗高血压病眩晕常用单味中药（>10%）

序号	中药	频次	频率/%	用量/g	
				中位数	$\bar{x} \pm s$
1	茯苓	692	83.5	15.0	16.0±2.0
2	天麻	593	71.5	15.0	13.8±2.1
3	法半夏	489	59.0	10.0	10.4±1.5
4	陈皮	482	58.1	6.0	6.3±1.2
5	白术	460	55.5	15.0	14.5±1.6
6	盐牛膝	361	43.5	30.0	27.5±5.7
7	炒僵蚕	360	43.4	10.0	10.0
8	钩藤	354	42.7	15.0	13.7±2.3
9	熟党参	276	33.3	25.0	22.7±4.6
10	红丝线	265	32.0	30.0	28.9±4.5
11	益母草	219	26.4	15.0	19.5±6.8
12	石决明	174	21.0	30.0	29.5±2.1
13	柴胡	165	19.9	10.0	10.3±1.5
14	石菖蒲	134	16.2	15.0	14.0±2.0
15	甘草	117	14.1	6.0	6.1±0.5

续上表

序号	中药	频次	频率/%	用量/g	
				中位数	$\bar{x} \pm s$
16	山药	107	12.9	20.0	19.3 ± 2.7
17	首乌藤	100	12.1	30.0	30.0 ± 3.4
18	川芎	94	11.3	10.0	10.5 ± 1.2
19	生地黄	93	11.2	25.0	24.9 ± 2.8
20	盐菟丝子	91	11.0	10.0	12.2 ± 3.7
21	瓜蒌皮	91	11.0	10.0	11.1 ± 3.4
22	酒萸肉	87	10.5	15.0	15.1 ± 2.3
23	制远志	84	10.1	10.0	10.2 ± 1.4
24	夏枯草	83	10.0	30.0	23.1 ± 7.7
25	盐杜仲	83	10.0	30.0	24.2 ± 6.2

2.2 常用中药关联规则分析

采用 Clementine 12.0 软件中 Apriori 算法挖掘处方中的药物关系（A→B），即发现处方中药 A 出现与中药 B 出现的关联关系强弱。其中支持度揭示了中药 A 和中药 B 同时出现的概率；置信度是指在出现中药 A 的处方里中药 B 同时出现的概率，用于衡量关联规则的可信程度。[7]具体见表3。同时构建常用前25味中药网络图，连线粗细代表关联程度，即连接线越粗，代表关联程度越高。具体见图1。

表3　冼绍祥教授治疗高血压病眩晕常用中药关联规则分析

序号	高支持度前 12 名			高置信度前 12 名		
	药物组 A→B	支持度/%	置信度/%	药物组 A→B	支持度/%	置信度/%
1	茯苓→天麻	71.53	91.06	天麻→炒僵蚕、白术	41.01	100
2	茯苓→法半夏	58.99	95.30	法半夏→石菖蒲、陈皮	15.56	100
3	陈皮→法半夏	58.99	93.46	法半夏→钩藤、炒僵蚕	14.96	100
4	天麻→法半夏	58.99	87.32	天麻→钩藤、炒僵蚕	14.96	100
5	白术→法半夏	58.99	80.57	法半夏→盐牛膝、炒僵蚕	14.84	100
6	茯苓→陈皮	58.14	95.23	天麻→盐牛膝、炒僵蚕	14.84	100
7	法半夏→陈皮	58.14	94.81	法半夏→石菖蒲、炒僵蚕	13.99	100

续上表

序号	高支持度前 12 名			高置信度前 12 名		
	药物组 A→B	支持度/%	置信度/%	药物组 A→B	支持度/%	置信度/%
8	天麻→陈皮	58.14	86.93	天麻→石菖蒲、炒僵蚕	13.99	100
9	白术→陈皮	58.14	82.57	天麻→柴胡、炒僵蚕	10.86	100
10	陈皮→法半夏、茯苓	56.21	94.85	茯苓→柴胡、炒僵蚕	10.86	100
11	天麻→法半夏、茯苓	56.21	88.84	法半夏→红丝线、炒僵蚕	10.37	100
12	白术→法半夏、茯苓	56.21	83.26	天麻→红丝线、炒僵蚕	10.37	100

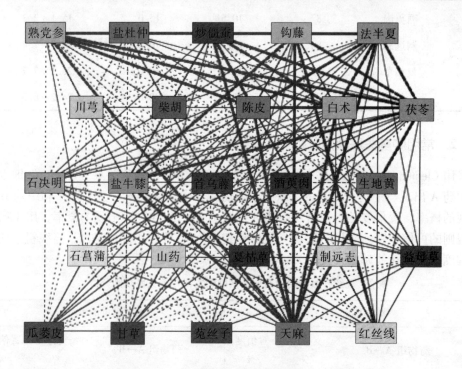

图1　常用前25味中药网络图

2.3　常用中药聚类分析

将25味常用中药进行聚类分析，得到聚类分析树状图，见图2。根据树状图可以直观得到以下5个聚类组：①茯苓、天麻、法半夏、白术、陈皮、炒僵蚕、熟党参、石菖蒲、甘草、川芎、制远志为熄风化痰、益气健脾类药物；②盐牛膝、钩藤、红丝线、石决明、益母草、盐菟丝子、首乌藤、夏枯草为平肝潜阳、活血化瘀类药物；③柴胡、瓜蒌皮属于疏肝理气类药物；④山药、生地黄、酒萸肉属于滋肾阴类药物；⑤盐杜仲为补肾阳类药物。

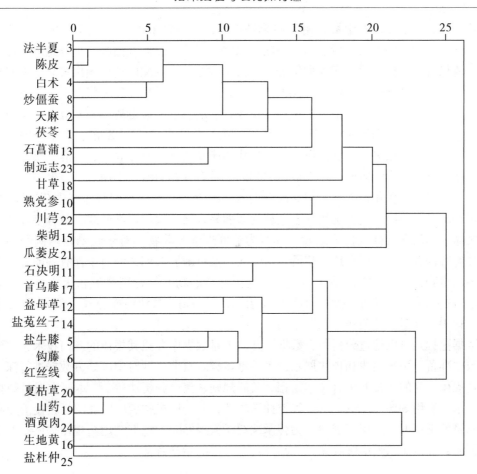

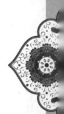

图2　常用前25味中药聚类分析

3　讨　　论

　　冼绍祥教授将整体观念、辨证论治、三因制宜等中医经典理论及方法贯穿高血压眩晕防治全过程，屡获奇效，且善用经方化裁和自制新方。认为高血压眩晕主要由内伤所致，与七情、饮食、体质、房劳等因素密切相关。情志不遂，忧郁恼怒太过，肝失条达，气郁化火，肝阴耗伤，风阳易动，上扰头目；或饮食不节，久病劳倦，脾失健运，痰浊中阻，上蒙清窍；或气血不足，气虚则清阳不生，血虚则清窍失养；或年高肾精亏虚，脑海失养等均可致本病的发生。高血压眩晕病理变化有风、火、痰、虚、瘀五个方面，既可单独出现，亦可相互兼夹或转化。本病的病位在于脑窍，与肝、脾、肾三脏关系最为密切，在治疗上以补虚泻实、调整阴阳为总的治疗原则。虚者当滋养肝肾，填精生髓，补益气血，健脾柔肝；实者当息风潜阳，清肝泻火，理气化痰，化瘀通络等。[4,8-9]

　　中药频率统计结果显示：冼绍祥教授治疗高血压眩晕中药有223味，以补虚药最常见，频率为20.22%，其中补虚药中以白术、熟党参、甘草、山药、首乌藤等益气健脾补肾药为主；而治疗处方中最常用的中药是茯苓，使用频率高达 83.5%，用量中位数为 15.0 g。关联规则方法分析显示：关联性强的药对功效以益气健脾、平肝息风、理气化痰、清热解毒、活血通络相互配伍为主，其中茯苓、天麻配伍使用频次最高。天麻甘平柔润，尤善平肝息风而治标，《本草纲目》记载天麻乃肝经气分之药，眼黑头眩，风虚内作，非天麻不能治，为治风之神药。茯苓甘、淡、平，能健脾渗湿以治本，《用药心法》云："茯苓，淡能利窍，甘以助阳，除湿之圣药也。"二药配伍，标本兼顾，相得益彰，共奏健脾祛湿，平肝息风之效。现代临床及药理研究亦表明，天麻、茯苓有效成分或相关汤剂能降低血压，对高血压引起的眩晕有良好的治疗作用。[10-13]聚类分析结果提示：①组以熄风化痰中药为主，配合白术、熟党参、甘草等健脾益气中药以固本。②组以平肝潜阳药物为主，冼绍祥教授认为久病易入络，故佐以红丝线、益母草等活血通络之品，又寓有血行风自灭之妙。③组为疏肝理气类药物，对于眩晕以两侧颞部为主、伴有肝郁者，冼教授喜用柴胡既可引经入药又可疏肝解郁，而对于伴有胸闷者，善用瓜蒌以宽胸行气，且岭南地区多痰湿，配伍此类药物有气行则痰湿自灭之意，正如《丹溪心法》所云："善治痰者，不治痰而治气，气顺则一身津液亦随气而顺矣。"④⑤组为滋肾阴、补肾阳类药物，以调整阴阳。

数据挖掘是可以通过分析每个数据，并从大量数据中寻找其规律的一门技术，主要包括数据准备、规律寻找和规律展示三个关键步骤。目前，针对中医处方数据进行深层次用药规律研究的挖掘方法有文本挖掘、关联规则、聚类分析法等。[14]本研究通过数据挖掘技术，利用 SPSS、Clementine 等统计学软件，分析广东省名中医冼绍祥教授治疗高血压眩晕的常用方药的用药规律，为传承冼绍祥教授经验和挖掘其用药规律提供参考价值，同时对高血压眩晕中医临床用药治疗具有一定的指导意义。

[参考文献]

[1]《中国高血压基层管理指南》修订委员会. 中国高血压基层管理指南（2014 年修订版）[J]. 中华高血压杂志，2015，23（1）：24-43.

[2] 高血压联盟（中国），国家心血管病中心，中华医学会心血管病学分会，等. 中国高血压患者教育指南 [J]. 中华高血压杂志，2013，21（12）：1 123-1 149.

[3] 黄满花，刘云涛，陈百坚，等. 丁邦晗教授中西医结合治疗高血压眩晕的经验 [J]. 中西医结合心脑血管病杂志，2015，13（8）：1 047-1 048.

[4] 吴勉华，王新月. 中医内科学 [M]. 3 版. 北京：中国中医药出版社，2012：273-275.

[5] 南京中医药大学. 中药大辞典 [M]. 2 版. 上海：上海科学技术出版社，2006.

[6] 黄兆胜. 中药学 [M]. 北京：人民卫生出版社，2002.

[7] 刘嘉辉，韦志辉，吕东勇，等. 基于数据挖掘的名老中医治疗原发性肝癌用药规律研究 [J]. 中华中医药杂志，2016，31（1）：58-61.

[8] 冼绍祥，丁有钦，刘小虹，等. 756 例眩晕证病例分析及证治规律探讨 [J]. 广州中医药大学学报，1996，13（3/4）：9-12，26.

[9] 黄习文，孙敬和，冼绍祥. 冼绍祥教授应用风药治眩晕经验介绍 [J]. 新中医，2008，40（12）：16-17.

冼绍祥学术思想研究

［10］黄晓瑾，刘伟芳，孙雅婷，等. 具有抗高血压作用中药的规律探讨［J］. 上海中医药杂志，2012，46（1）：75－78.

［11］罗琳璇，汪涛，孙兰军. 天麻治疗高血压病的研究进展［J］. 中西医结合心脑血管病杂志，2014，12（11）：1 392－1 393.

［12］穆朝娟，张涛. 天麻素对戊四氮致痫大鼠脑内血管的保护作用［J］. 实用医学杂志，2009，25（14）：2 226－2 229.

［13］王现珍，蒋嘉烨，罗珊珊，等. 半夏白术天麻汤对自发性高血压大鼠血管内皮功能的影响［J］. 中国中西医结合杂志，2011，31（6）：811－815.

［14］唐仕欢，杨洪军. 中医组方用药规律研究进展述评［J］. 中国实验方剂学杂志，2013，19（5）：359－363.

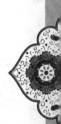

从膏方特点谈其调治高血压病的理论依据

冼绍祥　陈瑞芳　刘炜丽

膏方又称煎膏、膏滋，是中药传统剂型膏剂的一种，由于其药性滋润，扶正补虚之功效彰著，近年来常被应用于预防保健领域及多种慢性疾病的治疗中。本文对膏方特点及其在调治高血压病中的应用进行归纳分析，探讨膏方防治高血压病的理论依据，兹述如下。

1　膏方的特点

1.1　滋润补益，长于冬令进补

膏方进补起源于宋代，历经明朝、清朝之发展，近年来再次受到人们的重视，以其药性滋润、善于补益，常被应用于冬令进补。具体分析膏方之补法，大体可分为平补、调补、清补、温补、峻补五大类，平补即投以药性平和之品以补气养血，调整阴阳，该法适合范围广泛，无论是正常人群的养生保健还是体质虚弱者的长期调养均可应用；调补则以调理脾胃功能为期，用于脾胃虚弱者，与平补不同，要注意药性、药量及疗程的控制，稍有不慎即可引起胃痛腹泻；清补则补中兼清，补虚与清热并用，适用于热性病后期体质虚弱或素体虚弱而有内热者；温补之旨，为补一身之阳气，用于平素阳虚者；峻补又称急补，多用于体质极虚之时，如大病后、大出血及妇女产后等。

1.2　久服无弊，善疗慢性疾患

对于慢性疾患的治疗，《黄帝内经》有"长期治疗，益养益和"的观点，如《素问·五常政大论》曰："经络以通，血气以从，复其不足，与众齐同，养之和之，静以待时，谨守其气，无使顷移……"说明了对于慢性疾患需要长期治疗的重要性。膏方剂型常以糖或蜂蜜调兑，既可缓急、解毒、润肺，又起到了一定的养胃护胃作用，弥补了汤剂等剂型不宜久服的弊端，并在此基础上合理配伍以使机体达到"阴平阳秘"的状态。因此，膏方不仅是滋补强壮的补益之品，更是治疗慢性疾病的最佳剂型。

1.3　以人为本，体现个体差异

膏方药味的选择同样要体现中医辨证论治的特点，根据个人的具体情况选药组方，而不可把膏方看作唯有补益之功的剂型，千篇一律、一概而论。所谓"人食五味而患五病"，"有余不足，当补则补，当泻则泻，毋逆天时，是谓至治"。故气虚者多选用人参、黄芪、茯苓、白术等制成膏方；血虚者多选用熟地、阿胶、当归、白芍等制成膏方；阴虚者多选用麦冬、沙参、龟板、枸杞等制成膏方；阳虚者多选用鹿角胶、杜仲、蛤蚧、核桃仁等制成膏方。

1.4　防治结合，体现治未病思想

中医"治未病"思想最早记载于《黄帝内经》，经历代医家不断的实践探索，现已形成较为完备的理论体系，可归纳概括为[1]"未病先防，调摄养生"（即养生保健，防病于先，避免疾病的发生）；"欲病救萌，防微杜渐"（即采取措施，治病于初，延缓疾病的发展）；"既病防变，辨证论治"（即辨证施治，治病及早，防止疾病的传变）。膏方符合"治未病"理论体现于：一方面，膏方根据个人的体制进行调补，增强体质，延缓衰老，提高机体免疫力，使得"正气存内，邪不可干"，达到未病先防的目的；另一方面，通过辨证论治，标本兼顾，以求"扶正祛邪"，达到既病防变的效果。

2　膏方调治高血压病的理论依据

2.1　本虚标实之证，补虚以治本

高血压病属于祖国医学中"眩晕"范畴。对于本病的发生，《黄帝内经》认为"上虚致眩"，张景岳亦认为"无虚不作眩"，秦景明则认为阳气虚为其主要病因，以上所述均属"因虚致眩"。目前，中医认为高血压的发病多因先天禀赋不足、年老体衰、饮食失节、情志不畅等导致脏腑气机失调、气血阴阳失衡，其病势迁延，为本虚标实之证。因此，中医治疗高血压病，绝不能拘于"降压"二字，应针对病因，切合病机，辨证论治，膏方以滋补为主的治疗原则甚是符合本病的病因病机特点。

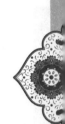

2.2　辨识体质，补有侧重

现代医学认为，高血压病可能是遗传因素和环境因素相互影响的结果，体质因素是其易于发病的一个重要原因，因此，从中医"治未病"理念出发，辨识体质，扶正祛邪，从而达到有效地预防高血压发生、控制高血压情况。高血压病以中老年人多见，中年向老，肝肾亏虚，精血乏源，脏腑功能衰弱。因此，调补肝肾对于此病的治疗尤为重要。

2.3　久病多虚，缓效平调

高血压病病程较长，迁延难愈，病症也以本虚标实居多，故高血压病膏方的治疗虽要做到发病时重在清、泻，如加用清热泻火、利湿、潜阳类药物控制血压以治标，更重要的是，要以缓效平调的药物治疗贯穿始终，常投以益气养血补阴类，如党参、太子参、白术、大枣、熟地黄、何首乌、当归、白芍、生地黄、山茱萸、玉竹、石斛等调补肝肾气血以达到治本的作用。故高血压病膏方的服用一般需要较长时间，这对调理体质、平稳血压以及防止疾病的传变均大有裨益。

3 膏方调治高血压病的现状分析

3.1 责之于肝脾肾，以滋阴潜阳为法

现代医家多数认为，高血压病与肝脾肾功能失常关系密切，其病久迁延，肝肾虚损，肝阴不足，肝郁化火，致肝阳上亢；脾肾亏虚，精血乏源，致髓海失养，故治疗当以调补脾肾、平肝潜阳为法，以加味四物汤为基础方。例如，何立人教授结合高血压病土湿侮木，湿浊内结的病机，设立以健脾补肾为基础，化湿利浊、平肝降压为大法的膏方[2]。周端教授应用膏方治疗高血压病主张以调补肝肾、通利气血、平衡阴阳为主，辅以活血潜阳等法[3]。林钟香教授认为，高血压病以肝肾阴虚，肝阳上亢者较多见，主张膏方治疗应以滋补肝肾、平肝潜阳之法。[4]

3.2 通补兼施，补而不滞

目前，中医医家应用膏方治疗高血压病多主张以通补兼施为原则，以求标本兼治，扶正祛邪。例如，颜德馨教授等应用膏方治疗心血管病尤注意通与补的关系，补益脾肾多配以辛香走窜之药，从而起到固本清源之效。[2,5]程志清教授认为高血压病多夹痰夹瘀，用膏方调补务必要掌握通补兼施的原则，使补而不腻，通而不损。[6]顾国龙等[7]亦认为高血压病膏方在中药选择应"固本清源、攻守适宜"，重视扶正药与祛邪药间的比例。

祖国医学博大精深，丸、散、汤、膏各具千秋。膏方作为中药传统经典剂型之一，其独特优势正逐步被人们所认识。本文所探讨的应用膏方调治高血压病，虽在诸多临床观察中疗效明确，优势显著，并具备理论依据，但目前仍欠缺大规模的临床试验及实验研究的支持。医院体检中心所面对的人群多数保健意识很强，膏方服用方便的特点定会为人们所喜爱，而且膏方又是根据个体的体质和兼顾旧疾的不同而组方，定会有很好的发展前景，并成为我们研究的有利平台。

本文原载于《辽宁中医杂志》，2010，37（10）：1 897 - 1 898，有删改.

[参考文献]

[1] 陈瑞芳，朱娅君．"治未病"说略 [J]．新中医，2008，40（12）：106 - 107.

[2] 辛效毅，尚德师，黄天生．何立人膏方治疗心血管病经验 [J]．时珍国医国药，2008，19（1）：244.

[3] 王佑华，杨建梅，周端．周端应用膏方治疗高血压病经验 [J]．辽宁中医杂志，2007，34（1）：10 - 11.

[4] 陈民，陈鹏．林钟香膏方辨治心血管病举隅 [J]．辽宁中医杂志，2003，30（10）：791.

[5] 颜乾麟，邢斌，许佳年，等．颜德馨教授应用膏方治疗老年病的经验 [J]．上海中医药杂志，2003，37（10）：9 - 10.

[6] 程志清．膏方调补心血管疾病精要 [J]．江苏中医药，2006，27（11）：5.

[7] 顾国龙，张梓岗．中药膏方在调治高血压病中的应用 [J]．中国中医药信息杂志，2007，14（6）：83.

中医"治未病"理论在慢性心衰防治中的价值

杨明晔　冼绍祥

"治未病"思想起源于我国古代的《黄帝内经》。《素问·四气调神大论》中指出："圣人不治已病治未病，不治已乱治未乱，此之谓也。""治未病"的思想价值在于倡导人们珍爱生命，重视养生，防患于未然，是治疗疾病的最高境界。慢性心力衰竭是各种原因和各种类型的心脏病发展到一定阶段导致的临床常见的综合征，其致死率、致残率高，治疗周期长，花费巨大，已成为严重的全球性健康问题。现代医学为改善患者症状和降低病死率等起到了积极作用，但仍不能理想地降低发病率和病死率。因此，积极探讨"治未病"理论在慢性心力衰竭防治中的价值和应用对改善患者个体的生存质量，保证卫生事业发展有着重要意义。

1　中医"治未病"理论充分发挥了整体医学的优势

慢性心力衰竭的治疗模式已经从 20 世纪 70—80 年代以强心、利尿、扩血管为主的心循环调控模式，转变为神经内分泌综合调控模式，体现了慢性心力衰竭治疗从局部向整体治疗过渡的趋势。这也体现了现代医学模式由之前的生物医学模式发展为生物—心理—社会医学模式的转变过程。

而中医"治未病"理论则很早在中医理论的背景下体现了整体医学的原则。中医学还认为，人体本身是一个有机联系的整体，当人体的局部出现变化时都与整体机能失调有关，心衰发生时，不仅心脏功能有问题，而与肺、脾、肾都均有密切关系，在治疗上应依据患者本虚标实之不同诸脏并举，加强各脏腑之间的功能联系，促进心脏和其他各脏腑功能的恢复，从而达到改善症状，减缓心衰进展的目的。

在疾病的预防方面，中医认为人与自然、社会是密不可分的整体，"人以天地之气生，四时之法成"，从心理、生活方面提出应当"法于阴阳，和于术数，饮食有节，起居有常，不妄作劳"，才能够达到"虚邪贼风，避之有时，恬淡虚无，真气从之，精神内守，病安从来"的效果。

2　"治未病"理论可通过体质养生介入慢性心力衰竭的早期干预

近年体质辨病用于"治未病"的实践也越来越多。不同类型的体质决定了不同个体对某些病因、疾病的特殊易感性和病理过程的倾向性，因此，不同体质特征可以为慢性心衰的预防和治疗提供考评依据。心力衰竭发生早期多数有轻微的症状，可对此进行体质辨识，并予干预。如气虚质的人经常自觉疲乏无力，自汗，易感冒，易呼吸短促等，可服用大枣、淮山、田七等益气健脾的食物或药膳；阳虚体质者常手足发凉，畏寒，可食姜、韭、红参、鹿茸等可补阳气之物，中成药可服金匮肾气丸等；痰湿体质多体态偏胖，腹部松软，皮肤出油，汗多，眼睛浮肿，容易困倦，宜多食冬瓜、萝卜、海藻、海带等清淡食物，还可多进行散步、慢跑、游泳、打太极拳等运动。此外，还应注意血脂异常、无症状高血压等患者，在对其原发病治疗的同时，通过体质辨识进行中医药干预，防止其进展为心衰，实现"未病先防"。

3 中医临床实践可有效实现"既病防变"的理念

中医积累大量论著及当代医家积累的大量经验对治疗慢性心力衰竭都有良好的效果，并已经过大量的临床和实验验证，这些经验是实现慢性心衰的"既病防变"的坚实基础。

早在《黄帝内经》中就可见到对慢性心力衰竭的描述，如"夫不得卧，卧则喘者，是水气客也"；"水在心，心下坚筑、短气，是以身重少气也。夫水者，循津液而流也。肾者水脏，主津液，主卧而喘也"等。张仲景在《黄帝内经》的基础上进一步提出了"心水"的病名。在治疗上给出了"心下有痰饮，胸胁支满，目眩，苓桂术甘汤主之"等治法，在《金匮要略》及《伤寒论》中所用真武汤、木防己汤、茯苓甘草汤、苓桂术甘汤等，成为后世治疗心衰的常用方剂。

后世对慢性心力衰竭的症状和相应治疗的描述不断增加，宋代《圣济总录》书中就记录了相关的丹砂茯神丸方、葶苈丸方、黄芪汤方等方剂，其中的很多拟方立法及常用药物至今仍有重要的指导意义。明代王肯堂的《证治准绳·杂病·神志门》提到："若心气不足，肾水凌之，逆上而停心者，必折其逆气，泻其水，补其阳。"[1]其中所提温阳利水的治法更受到后世医家的追捧。清代唐容川、王清任等强调从血证论治疾病的观点，并拟制了血府逐瘀汤等方，其立法常用于心衰的治疗中。

在古代医家的基础上，当代中医界对心衰的认识更加深入。当代多位著名医家对心衰的治疗都有独到经验，如邓铁涛认为慢性心力衰竭病机与五脏相关，且脾与心的关系最为密切，如治疗上重视心脾二脏，其代表方为养心方、暖心方。[2]陈可冀认为慢性心力衰竭的基本病机为"虚""瘀""水"，并强调辨病结合体现中西医互补，治疗上将心衰分为三型：气虚血瘀型以加味保元汤治疗；水饮内停者以苓桂术甘汤治疗；肾阳虚衰，水饮泛滥者以真武汤加味治疗。[3]颜德馨认为心气阳虚、心血瘀阻可以基本把握心力衰竭的辨治规律，并自拟了温运阳气方和行气活血方，并在二者基础上佐用琥珀、益母草、泽泻等活血利水之品。[4]当代医家的中医治疗不仅体现了中医特色，且常有现代医学的印记，对改善心力衰竭的病情有着更明显的效果。

"治未病"是中医养生保健、治病防变的重要组成部分，既是疾病防治中的基本原则，亦是最高目标。结合中医的辨证施治，既可以做到对慢性心衰的治疗，又可以实现对该疾病的预防。在我们临床实践中，自觉将"治未病"思想贯穿于心力衰竭防治全过程，对保障人民健康将有重大的指导意义。

本文原载于《内蒙古中医药》，2012，31（18）：124－125，有删改.

[参考文献]

［1］王肯堂. 证治准绳［M］. 北京：人民卫生出版社，1991：107.

［2］邹旭，潘光明，林晓忠. 以心脾相关理论试论心力衰竭的辨治［J］. 广州中医药大学学报，2007，24（5）：419 – 421.

［3］李立志. 陈可冀治疗充血性心力衰竭经验［J］. 中西医结合心脑血管病杂志，2006，4（2）：136 – 138.

［4］颜乾麟，邢斌. 颜德馨从气血论治心水证的经验［J］. 中华中医药杂志，2008，23（3）：228 – 230.

论毒邪在慢性心力衰竭发病中的作用

冼绍祥　杨忠奇　汪朝晖

随着现代医学的迅猛发展及其与现代中医学的日益融合，中医"毒邪"概念向纵深演变，其内涵也发生了明显变化。毒邪致病相当广泛，不仅与外感病相关，也与许多内伤疾病密切相关。自王永炎院士提出中风"毒损脑络"学说之后，毒邪成为内科疾病尤其是老年性疾病中研究较多的因素和理论热点。由于慢性心力衰竭（相当中医"心衰"）具有复杂多变、病情严重等特点，为了更好地对心衰进行辨证治疗，我们试从论毒邪理论探讨毒邪在心衰发病中的作用。

1　毒邪的内涵

毒的本义指毒草，故《说文解字》载："毒，厚也，害人之草。"在古代，毒被广泛地引申运用，或苦痛，或危害，或毒物等。毒在中医学中主要包括四方面内容：一是泛指药物或药物的毒性、偏性和峻烈之性。如《神农本草经》所言："药有酸咸甘苦辛五味，又有寒热温凉四气及有毒无毒。"二是指病证名，如《伤寒论·伤寒例》："温毒，病之最重者也。"《神农本草经》则有"鬼注蛊毒，以毒药"。还有中医外科常说的"疮毒""丹毒"等。三是指致病因素即病因，即对机体产生毒性作用的各种致病因素，即毒邪。如《素问·生气通天论》中的"虽有大风苛毒，弗之能害……"，《伤寒论·伤寒例》所说的"寒毒藏于肌肤，至春变为温病，至夏变为暑病"等皆为此意。四是指治法，如拔毒、解毒等。古今医家在长期医疗实践的基础上，将病因之毒归纳概括并创立了毒邪致病学说，并且不断地丰富其内涵。

2　毒邪的分类

2.1　外毒

指由外而来，侵袭机体并造成损害的一类病邪，主要指邪化为毒或邪蕴为毒。前者指六淫过甚转化为毒邪。如《素问·五常政大论》王冰注："夫毒者，皆五行标盛暴烈之气所为也"；后者指外邪内侵，而不除，往往蕴积成毒。如湿蕴日久变成湿毒、湿热交蒸而成毒等，此类病邪或因盛而变，或因积而成。除上述外，尚有一些特殊的致病物质亦属外毒的范畴，如气毒、药毒、食毒、虫兽毒等。

2.2　内毒

指由内而生之毒，系由脏腑功能和气血运行紊乱，使机体内生理和病理产物不能及时排出，蕴积于体内而化生。内毒多是在疾病过程中产生的，既是原有疾病的病理产物，又是新的致病因素，既能加重原有病情，又能产生新的病证。具体指五志过极化火成毒（热毒、火毒）、痰浊郁久而成痰毒、瘀血蕴蓄日久而成瘀毒、湿浊蕴积而成湿毒。

外来毒邪和内生毒邪有时在致病过程中互为因果，相互影响，相互促进，同气相招。内外相引，外毒入侵可造成脏腑功能失常、气血运行障碍，由此可产生病理性代谢产物内毒。内毒生成之后，耗伤正气，正气虚衰，卫外失固，又易招致外毒。二者互为依存，共同致病，使病情更加凶险顽恶。

3　毒邪致病的特点

根据毒邪的特性，毒邪致病在临床上主要表现有 7 个特点：①强致病性。毒邪发病急骤，传变迅速，变证多端，病情危重，尤其以风毒、寒毒和火热毒邪这一特性表现得更为明显。②依附性。毒邪往往依附于体内的病理产物如痰饮、瘀血、湿浊、积滞等，形成痰毒、瘀毒、湿毒、粪毒等各种毒邪。③从化性。毒邪致病所产生的病变类型与体质密切相关，体质壮实者，其毒邪致病多表现实证、热证、阳证；体质虚弱者多表现虚证、寒证、阴证。④广泛性。指毒邪致病，可内侵脏腑、经络、脑髓，外达四肢肌腠。既可损气耗血、生风动血，又可损阴伤阳。[1]⑤性重浊胶黏，易交结为患。内毒与痰瘀湿浊之内邪交结之后，表现出重浊胶黏之性。⑥易滞损脏腑阴阳之气。内毒一旦形成，易滞损脏腑，伤阴伤阳，耗伤正气。⑦复杂性。"毒"的性质不同，致病特点有别，其阴阳属性亦呈错综复杂之表现。

4　现代医学对慢性充血性心力衰竭发病机制的认识

现代医学认为，慢性心力衰竭（CHF）是由于多种原因引起心脏结构和功能变化，最后导致心室射血和（或）充盈功能低下，并出现相应的临床表现。近 20 年来随着分子生物学、现代免疫学的发展，人们对心衰的发生、发展机制进行了深入研究，认识到心衰的发生、发展的实质是心室重塑和神经内分泌及细胞因子激活。[2]脑钠素（BNP）也与慢性心衰有关。

除神经内分泌系统激活外，致炎细胞因子的激活与心衰的发生、发展也存在着密切关系。目前的基本共识是 CHF 也是一个炎症反应过程，炎症因子对心衰患者心脏的结构和功能，特别是对心衰病程的具有一定的影响，炎性细胞在体内过度表达不但可引起心衰，还可加重心衰。[3]水通道蛋白（Aquaporin，AQP）是近年来发现的一类可调节水进出细胞膜的水通道同源蛋白质大家族的总称，笔者[4]发现在心衰大鼠模型肾脏 AQP－2 基因 mRNA 和蛋白质表达的上调，证实了 AQP－2 是 CHF 时调节水潴留的关键性蛋白质。

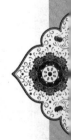

5 中医毒邪与西医心衰病理因素的关系

近 50 年来，外感温热病得到明显的控制，而心脑血管病、代谢性疾病等内伤疾病则严重危害人类健康。为克服单一和多因辨证疗效的不确定性和不可靠性，不少医家对"内生毒邪"进行了探讨，丰富了病因学理论体系。中医之"内毒"泛指原本适应机体生命活动的物质超出需求，引起机体功能破坏、丧失和（或）败坏形质、导致病情恶化加重或呈沉疴状态并难以干预的一类特殊的致病因素。"内毒"既是病因，又是病理产物。肖森茂等[5]认为"内之邪毒指由内透发之热毒。主要由脏腑功能紊乱，阴阳气血失调，造成偏盛或郁结不解而生毒"；姜良铎等[6]认为："凡来源于体内人体不需要的，乃至有害于健康的物质统归于内生之毒的范畴。"更有学者从"内生毒邪"的角度认识内伤病的病因病机，如王永炎[7]强调毒邪在缺血性中风发病中的重要性，提出中风后常有瘀毒、痰毒、热毒互结，破坏形体，损伤脑络；陈苍舒等[8]发现冠心病炎症机理与热毒痰瘀相关，认为热毒痰瘀贯穿于冠心病证候始终，感染、炎症在一定程度上反映了毒邪的病理变化，该研究还发现，运用黄连解毒汤等以清热解毒为主要功效的方药，结合冠心 2 号方，抗炎疗效肯定。李运伦等[9]指出热毒证是原发性高血压的重要病理类型，并运用黄连解毒汤加味治疗原发性高血压 30 例亦取得了较好的疗效。邓泽明等[10]对"内生毒邪"的本质进行了深入的探讨，认为"造成脂质过氧化损伤的氧自由基恰是内源性热毒的一种"；笔者[11]曾用具有清热解毒、活血通脉功效的毛冬青甲素对 CHF 患者进行临床研究，并通过动物实验证实该药可能通过其抗炎症作用改善 CHF 慢性炎症状态，从而改善 CHF 临床症状和预后。

笔者认为在心衰发病过程中，一系列病理生理、生化产物，包括心肌纤维化、心肌重塑、左室重构、左室肥大，心肌细胞凋亡、心肌细胞自噬、神经内分泌、炎症因子、细胞因子、毒性氧自由基、钙离子超载、脑钠肽、水通道蛋白等，其形态结构和功能异常与中医内生之毒特性相关，而各种致病因子如细菌、病毒、支原体、衣原体等病原微生物的内外毒素，生活环境中的各种气候、温度、湿度，以及大气污染、农药、化肥的污染、化学合成药品的毒副作用，这些外毒可诱发内毒，导致心衰发病。

6 从毒邪致病理论把握心衰的辨治思路

中医认为心衰的发生主要是由风寒湿热疫毒之邪，或情志失调，饮食不节，劳逸失度，脏腑损伤所致，其病性属本虚标实。心脏之气血阴阳损伤是心衰之本，这种损伤可能因为外感或内伤直接损及心脏，也可能由于它脏之病变日久累及于心。初期以气虚为主，逐步发展成气阴两虚或心阳亏虚。气血阴阳亏虚，变生水饮、痰、瘀等病理产物渗注脉中，不得输转，变为"毒邪"。心衰之"毒邪"具有顽固难治、易内陷损心的特点，以致心衰迁延难愈，进一步造成气血阴阳亏损，出现亡阴亡阳，阴阳离决等急、危、重证。在心衰的不同阶段，毒邪伴随瘀血、痰浊和水饮，而出现瘀毒、痰毒、热毒、水毒等病理因素，这些内毒可以出现在心衰的各个时期，与气血阴阳虚损互为因果，成为心衰标本病机的重要组成部分。

总之，心衰病机以气血阴阳虚损为本，瘀毒、痰毒、热毒、水毒等病理因素贯穿在心衰的各个时期，由于个体差异，伴随的毒邪可有不同，如高血压心衰多伴热毒、瘀毒；冠心病心衰可见瘀毒、痰毒、热毒；风湿性心脏病心衰兼见热毒、湿毒、瘀毒；心肌病心衰每见瘀毒、痰毒。因此，临证中，针对心衰病机、毒邪致病特点的不同，在笔者既往运用益气养阴活血利水和温阳益气活血利水两大治法的基础上，加用解毒清毒等治法，灵活用药，辨证求本，对心衰进行施治。

7 展　　望

综上所述，将毒邪引入心衰病因学与治疗学，将为心衰病治疗开辟新途径。我们可开展从毒论治心衰病的临床与实验研究，探讨毒邪在心衰中的发病机理，揭示发病本质，为进一步发挥中医药的优势，提高临床疗效奠定理论基础。

本文原载《中国医师协会中西医结合医师大会论文集》，2011：540－542，有删改.

[参考文献]

[1] 常富业，王永炎. 中风病毒邪论 [J]. 北京中医药大学学报，2004，27 (1)：3－6.

[2] BAIG MK, MAHON N, MCKENNA WJ, et al. The pathophysiology of advanced heart failure [J]. Am Heart J, 1998, 135：216－230.

[3] HAEHLING S V, SCHEFOLD J C, JANKOWSKA E, et al. Leukocyte redistribution: effects of beta blockers in patients with chronic heart failure [J]. Plos One, 2009, 4 (7)：6 411.

[4] 冼绍祥，欧明. 肾阳虚型心力衰竭肾脏髓质水通道蛋白的表达的实验研究 [J]. 成都中医药大学学报，2007，30 (2)：39－41.

[5] 肖森茂，彭永开. 试论邪毒 [J]. 陕西中医，1986，7 (6)：145－146.

[6] 姜良铎，张文生. 从毒论治初探 [J]. 北京中医药大学学报，1998，21 (5)：2－3.

[7] 王永炎. 关于提高脑血管疾病疗效难点的思考 [J]. 中国中西医结合杂志，1997，17 (2)：195－196.

[8] 陈苍舒，雷励. 冠心病炎症机理与热毒痰瘀相关性探讨 [J]. 中国中医急症，2007，16 (3)：311－312.

[9] 李运伦，李静. 原发性高血压与热毒证 [J]. 山东中医杂志，2000，19 (4)：195－197.

[10] 邓泽明，叶望云，李鸣真. 热毒清抗内毒素 DIC 家兔肝细胞和线粒体过氧化损伤的实验研究 [J]. 中西医结合杂志，1991，11 (2)：110－111.

[11] 丁有钦，冼绍祥，欧明. 毛冬青甲素治疗慢性充血性心力衰竭的临床观察 [J]. 新中医，1996 (10)：40－42.

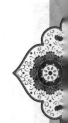

试论毒邪致病与慢性心力衰竭发病的相关性

袁天慧　杨忠奇　李小兵　汪朝晖　于扬文　申啸笑　冼绍祥

心力衰竭（以下简称"心衰"）是由于心脏结构和功能性疾病导致心室充盈和射血能力受损而引起的一组临床综合征。最新数据显示，在美国，20 岁以上人群中有 570 万人患有心衰，2011 年有超过 28 万人死于心衰，预计至 2030 年心衰患者将增加 46% 超过 800 万人。[1]在中国，成年人心衰的患病率约为 0.9%，目前我国有心衰患者 450 万人[2]，5 年死亡率为 60%～70%，患者常因症状恶化而反复住院。

本课题组对慢性心衰进行了长达 30 年的研究，确定了病名为"心衰病"[3]，提出了气虚血瘀水停的总病机，具体分为气阴虚血瘀水停和气阳虚血瘀水停两类。益气活血利水法为心衰病的总治法。在此基础上，研制了分别具有益气养阴、活血利水和益气温阳、活血利水的两种方药，并开展了一系列的实验和临床研究，证实了益气活血利水法能改善慢性心衰患者心功能和临床症状，提高生活质量，且安全性良好。但是，随着对心衰病研究的逐步深入，结合现代医学对慢性心衰发病机制的研究进展，我们还认为心肌纤维化、心肌重塑与一些炎症因子所介导的免疫和炎症反应密切相关。这些理化物质其形态结构和功能异常与中医"毒"邪特性相关，尤其在高血压病、高脂血症、动脉粥样硬化及冠心病、糖尿病和病毒性心肌炎等疾病的发生、发展过程中均可能有"毒"邪的存在。在美国 2013 年美国心脏病学会（ACC）发布的心力衰竭管理指南中，强调了此病本质为非单一疾病，大多数患者病情复杂，除了心衰还存在引起心衰的基础疾病及各种常见的伴发病和（或）并发症，还可伴有其他危险因素等。[4]这清楚表明了该病的多面性，即临床表现的复杂性、病情危重多变和结局的难以预测性。基于以上发病特点，我们认为慢性心衰与"毒"邪具有相关性。

1　"毒"邪致病特点

随着对"毒"邪致病研究的不断深入，其内涵已从古代对外毒的研究，发展到现代对内毒的研究。外毒多指由外侵入的"毒"邪，内毒则指由内透发之热毒，主要由脏腑功能紊乱、阴阳气血失调，造成偏盛或郁结不解而生毒。内生之邪气累积到一定程度后，便会因众邪蕴积，阴阳状态严重失衡，导致众邪的积酿生毒。现代病理机制研究发现，心衰发生时患者体内氧自由基、兴奋性神经毒、过敏介质、钙离子超载、凝血及纤溶产物、微小血栓、新陈代谢毒素、突变细胞、自身衰老及死亡细胞、致癌因子、炎性介质和血管活性物质常有过度释放，这些均被认为是中医"毒"邪的范畴。

基于毒邪理论的发展，"毒"邪除了传统认识上具有火热、秽浊、致病性强、致病特异性等特点外，同时还具有善变性、依附性及兼夹性、趋本性、从化性、广泛性、趋内性、顽固性、选择性等特点。[5,6]同时，毒邪还具有病因上的非孤立性和阈害性[7]，非孤立性是指"毒"的形成或者出现往往基于其他病因，或者依附于其他病因；阈害性是指当"毒"达到一定的量或发生质变时便成为害，成为更猛烈的致病邪气时方能显示于临床的一种致病属性，亦即"小毒不为怪，毒大必成败"，"毒微不成害，逾阈便成害"。冯学功等[8]认为，毒证当指"毒"邪作用于机体所产生的一类证候，"毒"邪致病的共性是毒性猛烈、多属火热、病情善变、易攻脏腑、败坏形体等。谢颖桢等[9]认为，"毒"邪是危害人体的较强烈的致病因素，外感及内生"毒"邪在临床致病方面有起病急骤、病势急重、变化多端的特点；诸邪相结蕴积成毒，毒与邪结壅滞瘀阻络脉，机体气机升降失调、开合失司既是"毒"邪致病危害深重的内在动因，也是"毒"邪致病最核心的临床特征。尽管各医家对"毒"邪致病特点的认识丰富多样，但归结起来，总的特点就是"毒"邪致病具有猛烈性，发病急骤，传变迅速，复杂多变，顽固难治，病症缠绵难愈，且易燥化伤阴，败坏机体形质，损伤脏腑结构功能，可对人体造成严重危害。

2 "毒"邪致病与慢性心衰发病特点的相关性

慢性心衰系指在有适量静脉血回流的情况下，由于心脏收缩和（或）舒张功能障碍，心排血量不足以维持组织代谢需要的一种病理状态[10]，主要表现为以肺循环和（或）体循环静脉系统瘀血为特征的临床病理生理综合征，心衰是各种心脏病的严重阶段。慢性心衰患者发病特点与中医"毒"邪密切相关。

2.1 多邪合并，顽固不化

慢性心衰患者由于长年疾病致使其体质多以气虚为基础，兼有瘀血、痰浊、水停等病机。[11]机体心脏功能受损，致使泵功能衰竭，无力推动血液在脉道中运行，致使血液循环障碍，形成瘀血；瘀血阻滞可影响津液输布，致使水液停留于脏腑组织间隙，凝聚为痰饮，从而形成痰浊及水饮，瘀、痰、水互结为患，蕴久而化毒。瘀血、痰饮和水湿使脏腑功能失调，瘀血、痰饮和水湿均属有形实邪，其长期聚集体内，不断积累，化生无形之毒邪，致使疾病顽固难治，毒又常依附于瘀血、痰饮及水湿等有形之邪，而形成瘀毒、痰毒、水毒等，此过程中，阴损及阳，阳损及阴，致众邪积酿生毒，使疾病虚实夹杂，繁杂难治。单纯应用活血化瘀、祛痰利水、养阴潜阳等药物治疗慢性心衰常不能收到良好的疗效，给治疗带来了很大的难度。"毒"的顽固不化之特征与慢性心衰发病具有相似性。"毒"邪一般不会单独产生，而是依附于各种邪气的进一步发展而产生的，形成多邪合并之状态。另外，"毒"邪致病的从化性与体质相关，致使相同的"毒"邪在不同体质人的身上的转化也不尽相同，这也充分体现了毒邪的难治性。

2.2 病情复杂，牵涉多脏

现代医学研究表明，慢性心衰其本质是由于各种原因导致的心肌重构和心肌纤维化。心主血脉，促进血液运行，濡养脏腑，当其功能受损，血液不能输布到五脏六腑，脏腑失去濡养则功能不能正常运行。心属火，脾属土，心脾乃母子关系，故在慢性心衰的病理演变中，脾与心的关系最为密切。慢性心衰母病及子，致使脾脏功能受损，水谷

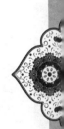

精微运化失常，不能上输于肺而布散周身，即湿邪内生。脾为湿土，同气相求，停于机体内之水湿，易侵犯脾脏而损伤其结构和功能。心属火，具有统血功能，肾属水为藏精之脏，肾脉上络于心，在正常生理状态下，心阳肾阳相温相助，心阴肾阴相滋相润，从而达到心肾相交、水火既济的协调生理状态，并可以通过心火肾水相互制约、肾精心血相互转化、心神肾精相互依存、元气心血相互为用、君火命火相互资生等功能保证心主血脉、主神明，肾主藏精、主生殖、主水及主纳气等生理功能的正常发挥。若心肾水火之间失去协调既济的平衡关系，则可相互影响，从而导致心病及肾、肾病传心，最终导致心肾俱病，出现各种相应的证候，临床常可见有心肾不交、水气凌心、精血两亏、肾虚血瘀、君相火旺、阴虚火旺、心肾阳虚等证。因此，可以认为慢性心衰的患者心衰日久，穷必及肾，肾阳不足，温煦无权，水湿不化，内停于机体内，可损伤脏腑结构。"毒"邪致病多具有趋内和趋本的特点，情志及饮食等因素常会引发慢性心衰各种基础疾病，影响机体生理功能，逐渐形成瘀血、痰浊和水饮等，这些病理因素持续不解，不断蓄积，从量变到质变，化生"毒"邪，直接损害脏腑的本体结构，致使脏腑功能受损。王永炎院士也认为，"毒"的产生与脏腑功能和气血运行失常使机体内的生理产物或病理产物不能及时排出，在体内过多蓄积有关。[6]

2.3　易于变化，危及生命

慢性心衰患者病情常易于变化，反复发作，轻者仅感气短、乏力，严重者可出现夜间阵发性呼吸困难，双下肢水肿，心包积液或者胸水等，甚则危及生命。由于实邪耗伤机体气血津液，可出现高热火盛之征象。久病入络，火热交织，愈演愈烈，灼脉伤血，常可见口干咽燥、舌绛紫、脉细数等临床表现。"毒"邪的善变不仅体现在"毒"邪性质的变化，还表现在病势变化。当"毒"邪在体内蕴积，初期无明显表现，但迁延日久，当"毒"邪积累到一定程度即一定的阈值后，可骤然爆发，病势凶猛难挡，变化莫测，极易内攻脏腑，危及生命。外感"毒"邪也可与体内蓄毒里应外合，致使毒素从量变到质变导致机体发病，病情可急转直下，既急骤危重且隐匿，毁形败体已多，时常不自知，难以救治。"毒"邪在慢性心衰过程中起到诱发与促其加重、转化的作用。[12]"毒"邪致病多具有火热性，易伤阴耗气，与慢性心衰患者发展到后期的阴虚火热所引起一些体征具有相似性。

总之，慢性心衰患者的发病特点主要表现在：多邪合并，顽固不化；病情复杂，牵涉多脏；易于变化，危及生命等。"毒"邪致病则体现出善变性、依附性及兼夹性、趋本性、从化性、广泛性、趋内性、顽固性、选择性等特点。两者在发病特点上具有相似性。

3　慢性心衰治疗新策略

在治疗上，应依据临床中慢性心衰和"毒"邪致病特点及临床表现的相似性，在原有益气温阳、活血利水和益气养阴、活血利水基础上加入具有解毒功效的药物。临床研究证实，采用上述疗法可降低患者中医症状疗效积分、慢性心衰积分[13-15]；改善心功能分级和生活质量评分及缩短住院天数；减少血管活性药物使用时间；未发现严重不良反应。实验研究亦证明，该疗法可有效改善心功能不全动物的血流动力学状况，延缓心衰的进程，改善心功能，纠正心肌肥大型心衰大鼠血管平滑肌环磷酸腺苷（cAMP）、环磷酸鸟苷（cGMP）含量[16]，上调左心室心肌细胞 Bcl-2 的表达、下调 Bax 的表达，从而抑制心肌细胞的凋亡；降低肾阳虚型心衰模型大鼠的心率、血压、左心室舒张末压（LVEDP），同时有升高 + dp/dt_{max} 的趋势[17,18]；降低一氧化氮（NO）、血浆过氧化脂质（LPO）含量，升高超氧化物歧化酶（SOD）含量；降低心肌肥大型心衰模型大鼠的血浆内皮素（ET）含量和升高血浆降钙素基因相关肽（CGRP）的水平，纠正实验性慢性心衰大鼠体内 ET/CGRP 比值的失衡。[19]以上研究为清热解毒药物联合益气活血利水法在临床上防治慢性心衰，改善慢性心衰患者远期预后等方面提供了科学依据。加味四妙勇安汤[20]对气滞血瘀型慢性心衰临床疗效显著，其作用机制与影响血液流变性及血脂各项指标有关。研究证明，益心解毒汤[21-23]在改善心功能、减缓心室重构等方面药效显著，抑制了 Nox2 和 Nox4 型 NADPH 氧化酶的表达，而抑制 NADPH 氧化酶活性，降低心肌活性氧（ROS）水平可能是其发挥药效的重要机制；抑制 AngⅡ引起的交感神经系统、肾素—血管紧张素系统（RAAS）过度激活，降低 AT1 受体的表达水平，抑制 STAT3 的作用而延缓心肌肥厚的过程，发挥其在心肌肥厚过程中的心肌保护作用；同时抑制血浆基质金属蛋白酶（MMPs）的活性，减缓心肌重构。因此，在这里所体现的解毒的方法不局限于单纯的清热解毒法，同时也包括益气解毒、活血解毒等方法的应用。这些实验研究也从反面间接提示在慢性心衰发病过程中有"毒"邪的存在。"毒"邪是慢性心衰常见的心血管疾病，如高血压病、冠心病、糖尿病及病毒性心肌炎等疾病的共同病理基础[24,25]，在治疗中根据"毒"邪形成及所依附实邪的不同所表现出来的证候特征进行辨证论治，能够提前对慢性心衰的发生、发展进行预防，提高慢性心衰患者生存质量，减少其急性再发作的次数，对疾病的转归有重要意义，值得进一步展开更深入的探讨和研究。

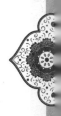

本文原载《中医杂志》，2016，57（16）：1 375-1 378，有删改.

[参考文献]

[1] MOZAFFARIAND, BENJAMIN EJ, GO AS, et al. Heart disease and stroke statistics—2015 update：a report from the American Heart Association [J]. Circulation, 2015, 131 (4)：29-322.

[2] 姜红，葛均波. 心力衰竭流行病学特点 [J]. 中国医学前沿杂志（电子版），2010，2 (1)：1-5.

[3] 冼绍祥. 心力衰竭中西医结合研究基础与临床 [M]. 上海：上海科学技术出版社，2011：2-4.

[4] YANCY C W, JESSUP M, BOZKURT B, et al. 2013 ACCF/AHA guideline for the management of heart failure：a report of the American College of Cardiology Foundation/American Heart Association Task Force on Practice guide lines [J]. Journal of the American College of Gardiology, 2013, 62 (16)：147-239.

[5] 李运伦. 毒邪的源流及其分类诠释 [J]. 中医药学刊，2001，18 (1)：44-45.

[6] 王永炎. 关于提高脑血管疾病疗效难点的思考 [J]. 中国中西医结合杂志，1997，17 (4)：195-196.

[7] 常富业，王永炎. 中风病毒邪论 [J]. 北京中医药大学学报，2004，27 (1)：3-6.

[8] 冯学功，刘茂才. 中风病从毒论治研究概述 [J]. 辽宁中医杂志，2001，28 (6)：383-384.

[9] 谢颖桢，高颖，邹忆怀. 试论毒邪致病及证候特征 [J]. 北京中医药大学学报，2001，24（1）：11－13.

[10] 陈国伟，郑宗锷. 现代心脏内科学 [M]. 2版. 长沙：湖南科学技术出版社，2002：723.

[11] 朱明军，李彬，王永霞. 充血性心力衰竭中医病因病机分析 [J]. 世界中西医结合杂志，2009，4（1）：1－2.

[12] 窦荣海，金华，温鑫洋. 从虚、瘀、毒探析心力衰竭的中医干预策略 [J]. 中医研究，2013，26（6）：10－12.

[13] 黄衍寿，冼绍祥，吴辉. 养心康治疗充血性心力衰竭临床研究 [J]. 中国中西医结合急救杂志，2000，7（2）：71－74.

[14] 黄衍寿，冼绍祥，丁有钦，等. 保心康治疗气阳虚型充血性心力衰竭的临床研究 [J]. 中药新药与临床药理，2000，11（5）：261－265.

[15] 刘华荣，刘少波，阮蓉，等. 养心康和保心康治疗充血性心力衰竭的临床研究 [J]. 中国临床医学，2001，8（3）：253－254.

[16] 黄衍寿，冼绍祥，杨慧，等. 保心康对心肌肥大型心力衰竭大鼠血管平滑肌环核苷酸水平的影响 [J]. 广州中医药大学学报，2002，19（4）：302－304.

[17] 罗承锋，黄衍寿，刘月婵，等. 压力超负荷大鼠左心室肥厚的序列改变及保心康的干预作用 [J]. 内蒙古中医药，2006，25（3）：57－58.

[18] 罗承锋，黄衍寿，刘月婵，等. 压力超负荷大鼠心室肌细胞 Bax、Bcl-2 蛋白表达的规律 [J]. 广州中医药大学学报，2004，21（1）：56－59.

[19] 黄衍寿，冼绍祥，周名璐，等. 养心康对心肌肥大型心力衰竭大鼠血浆 ET、CGRP 含量的影响 [J]. 广州中医药大学学报，2002，19（1）：40－42.

[20] 周凌云，娄金波，胡先觉，等. 加味四妙勇安汤治疗气滞血瘀证慢性心力衰竭患者 30 例 [J]. 中国实验方剂学杂志，2012，18（15）：270－272.

[21] 解华，麻春杰，郭淑贞，等. 益心解毒方对 AngⅡ诱导的 H9c2 细胞 NADPH 氧化酶表达作用机制的研究 [J]. 中华中医药杂志，2015，30（4）：1 027－1 030.

[22] 解华，麻春杰，郭淑贞，等. 益心解毒方对 Nox2 和 Nox4 亚基过表达的心肌细胞 NADPH 氧化酶活性的影响 [J]. 现代中医临床，2015，22（2）：24－28.

[23] 解华，麻春杰，郭淑贞，等. 益心解毒方对大鼠心肌细胞内活性氧水平及信号转导通路的影响 [J]. 医学研究杂志，2015，44（4）：29－32.

[24] 袁天慧，冼绍祥，杨忠奇等. "毒"邪致慢性心力衰竭理论依据初探 [J]. 中华中医药杂志，2014，29（6）：1 785－1 790.

[25] 王小玲，张军平，许颖智. 论毒邪理论在心系疾病中的运用 [J]. 中华中医药杂志，2012，27（8）：2 090－2 093.

组分中药与辨机论治

杨忠奇　杜彦萍　冼绍祥

组分中药是在中医理论指导下，在传统经方和验方基础上，针对中药复方的功效和主治研发而成的，由中药组分组成的中药制剂。组分中药的药效物质清楚，在疗效上与传统中药的疗效一致或更显著，具有标准物质准确、质量可控和使用剂量小，便于大规模生产和推广使用特点，是中医药现代化的科学发展方向。[1-2]

目前组分中药的研究受到一些学者质疑[3]，例如从中药材提取出来的有效组分能完全代表原来的中药材吗？中药材的药性和功能主治能够套用在有效组分上吗？同时，组分中药与目前中药新药审评注册体系不吻合，按照现行有关规定，复方组分中药制剂属于中药6类新药，但作为原料的有效组分又同于中药5类新药，到底是按着6类新药还是按着5类新药的标准进行要求？而且更主要的焦点是基于辨证论治的临床诊疗模式和病证结合的中药新药审评注册技术规范，与组分中药理念存在矛盾，从而影响组分中药开发。目前，虽然组分中药基础研究已经取得重要进展，但还没有相关的新药上市，使科研究成果在临床应用以造福广大患者。[4]

"证"是充分体现中医理论精华内涵之一，应用辨证论治方法，可取得显著疗效，是中医药生生不息的源泉。同时，我们也客观地看到，辨证论治是基于个体化诊疗模式产物，体现个体化和灵活性的特点，适用于一对一的治疗；处方也是以饮片为主，辅助部分经典成药。目前医学诊疗模式已经发生了翻天覆地的改变，医院现代诊疗设备齐全，患者众多，医生分工精细，药物规模化生产，在此背景下，个体化诊疗行为模式已不能完全满足当代临床诊疗的需要。

"证"是反映疾病的某种状态，是动态的、变化的和阶段性的，同时又互相夹杂，要进行量化和客观评价有很大的难度。这些特点决定了在辨证论治实施中，不同患者和同一患者不同阶段应用的治疗处方是不一样的。同时因为临床上往往是多个辨证方法的组合应用，包括八纲辨证、病因辨证、脏腑辨证、六经辨证、卫气营血辨证、经络辨证、三焦辨证等相结合，又由于医生的经验和习惯不同，处方差异非常大。这与组分中药固定配方和成分、规模化生产和推广使用存在矛盾。所以，对于组分中药新药研究，如果按临床汤剂处方思路，辨证论治思想指导新药开发，组分中药就无法自圆其说，无法找到突破口，也难以应用于临床。

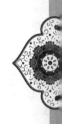

如何在继承中医基础理论上发扬，取得突破？首先我们应认识到长期以来重视"证"的观察研究而一定程度上忽略了对病的观察研究，突出了临床诊疗的个体化而弱化了疾病的共性特点。疾病发生、发展、变化及其结局是有一定规律的，以阴阳五行、气血津液、藏象、经络、病因和发病基础理论为依据，阐述疾病发生、发展、变化和结局的基本规律，继而针对规律性病机采取共性方法进行干预，即"辨机论治"，也应该成为指导临床诊疗行为的重要手段之一。"机"即疾病的"机理"，是结合临床实践和充分应用当代科学研究成果，是对疾病共性规律的认识。"证"是动态和变化的，"机"

是相对恒定的和有规律的，掌握了疾病的机理，开展"辨机论治"，适合当代的医疗模式，适合现代中药包括组分中药、中药注射液特点，也有利于推广应用，满足临床的需要。例如慢性心力衰竭中医机理认为是气虚血瘀水停，应用益气活血利水治疗可以取得良好效果，芪苈强心胶囊的临床研究结果可以作为佐证。[5]

在临床工作中如何进行"辨机论治"呢？建议把"四诊八纲"升级"五诊十纲"。在中医传统的四诊"望、闻、问、切"的基础上，增加"查"诊，"查"为现代医学的一切检验检查方法，与时俱进，做到诊断明确和精细，明确疾病的病机。传统的八纲为"阴阳、表里、寒热、虚实"，宜在此基础上增加"有无"，这是涉及功能性疾病和器质性疾病的重大临床问题，故需增加此条目。例如诊断为"胸痹"者，必须了解其冠状动脉有无狭窄；肾区腰痛者，必须了解有无肾结石；咳嗽咯血者，必须了解肺部有无肿物、有无血栓，从而明确病机，继而提出治疗方法。

病机理论早在《黄帝内经》已奠定了基础，《素问·至真要大论》提出"审查病机，无失气宜"和"谨守病机，各司其属"。结合现代医学的进展，把中医病机学说进一步精细化和客观化，通过"五诊十纲"，探讨"辨机论治"，以丰富临床诊疗手段和方法，为组分中药的开发和临床应用提供理论支撑，从而推动包括组分中药在内的中医药现代化的发展。

本文原载《中药新药与临床药理》，2015，26（4）：570-571，有删改.

[参考文献]

[1] 张伯礼，王永炎. 方剂关键科学问题的基础研究：以组分配伍研制现代中药[J]. 中国天然药物，2005，3（5）：258-260.

[2] 叶祖光. 中药复方与组分中药[J]. 中国新药杂志，2011，20（16）：1 487-1 489.

[3] 刘丹，贾晓斌. "中药组分"相关研究的发展现状分析及探讨[J]. 中国中药杂志，2014，39（2）：171-174.

[4] 国家食品药品监督管理局. 药品注册管理办法（局令第28号）[S]. 2007.

[5] LI X, ZHANG J, HUANG J, et al. A multicenter, randomized, double-blind, parallel-group, placebo-controlled study of the effects of qili qiangxin capsules in patients with chronic heart failure [J]. J Am Coll Cardiol, 2013, 62 (12): 1 065-1 072.

《内经》"结"与"结证"初探

李　艺　冼绍祥　李南夷

　　结，从系从吉，本义指用线、绳等条状物将兵器束或编织起来，也指用线绳绾成的疙瘩。据现代字典，结有系、绾、聚；合、收束、完了等义。"结"是《内经》的常用字，可作名词也可作动词，在不同篇章中含义不同，有言体表结节者，有言经络终端或交结者，有言病邪集聚者，有言气血凝结不通者。在多数情况下，结与疾病有关。笔者温习《内经》感到其中"结"值得挖掘研究，或许它是被忽视的却具有重要临床意义的中医学概念。现将《内经》与"结"相关条文整理如下，并略陈管见，以供讨论。

1　生理性结

1.1　结喉

　　《内经》用结有疙瘩、结节之义来表述人体具结节、结块特性的组织结构，如《灵枢·骨度》所言"结喉以下至缺盆中长四寸"之结喉即喉结，系正常解剖体表标志。[1]

1.2　经"结"

　　结由线、绳等条状物编织而成，又有集结、交结、结束之义，人体经络的结构与功能正与此相似，《内经》经络相关篇章多处用到"结"来表述经络筋脉的循行终止、集结交汇与联络。如《灵枢·根结》曰："太阳根于至阴，结于命门，命门者目也。阳明根于厉兑，结于颡大，颡大者钳耳也。少阳根于窍阴，结于葱笼，葱笼者耳中也。……太阴根于隐白，结于太仓。少阴根于涌泉，结于廉泉。厥阴根于大敦，结于玉英，络于膻中。"《灵枢·经脉》曰："足厥阴之别，名曰蠡沟……其别者，循经上睾，结于茎。"此结是经络终止与经气归结之处。又如《灵枢·经别》曰："足太阴之正，上至髀，合于阳明，与别俱行，上结于咽，贯舌中，此为三合也。"此结则有循行联结之义。经络循行各有其道，又彼此联系，除以首尾相连外，交叉结合也是形式之一，《内经》称之为"结"。如《灵枢·寒热病》曰："三结交者，阳明、太阴也，脐下三寸关元也。"《素问·水热穴论》曰："三阴之所交结于脚也。"[2]

1.3　筋"结"

　　《灵枢·经筋》阐述了十二经筋循行规律，除主干外，还分出众多的支别络以结的形式连缀百骸维络周身，如"足太阳之筋，起于足小指，上结于踝，邪上结于膝，其下循足外侧，结于踵，上循跟，结于腘；其别者，结于腨外，上腘中内廉，与腘中并上结于臀，上挟脊上项；其支者，别入结于舌本；其直者，结于枕骨，上头下颜，结于鼻；其支者，为目上网，下结于頄。其支者，从腋后外廉，结于肩髃；其支者，入腋

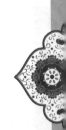

下，上出缺盆，上结于完骨；其支者，出缺盆，邪上出于颃。"此所言之筋"结"含有联结、结聚之义，《类经》注："结，聚也。"[3]这也是筋的结构特点之一，故《素问·皮部论》指出："皮有分部，脉有经纪，筋有结络，骨有度量，其所生病各异，别其分部，左右上下，阴阳所在，病之始终。"因筋会于节，故结络最盛于四肢关节部位。

2 病理性结

从病理角度而言，结是病机，也是病证，具有自身形成规律和临床证候，并与多种疾病的发生发展密切有关。其含义有集结、结聚、凝结、郁结等。《内经》所载"结证"如下。

2.1 邪结

因外感六淫，或内有伏邪，复加新感，两邪相搏，聚结而成。《素问·汤液醪醴论》曰："夫病之始生也，极微极精，必先入结于皮肤。"此言邪结于表，是外感疾病初起阶段的主要病机。《灵枢·岁露论》阐述伏邪新感相转致结的机制，其曰："虚邪入客于骨而不发于外，至其立春，阳气大发，腠理开，因立春之日，风从西方来，万民又皆中于虚风，此两邪相抟，经气结代者矣。"《类经》注："邪留而不去，故曰结。当其令而非其气，故曰代。"观《阴阳应象大论》曰："冬伤于寒，春必温病。即此之谓也。"[3]《灵枢·贼风》中结之形成不仅是新旧邪相袭，还有内外相因，外感与内伤七情饮食合而致病。其曰："尝有所伤于湿气，藏于血脉之中，分肉之间，久留而不去；若有所堕坠，恶血在内而不去。卒然喜怒不节，饮食不适，寒温不时，腠理闭而不通。其开而遇风寒，则血气凝结，与故邪相袭，则为寒痹。"

如果邪结日盛，正不胜邪，则邪将循经相传，由表及里，结于不同部位，致使病证丛生。《灵枢·刺节真邪》曰："虚邪之入于身也深……有所结，气归之，卫气留之，不得复反，津液久留，合而为肠瘤，久者数岁乃成，以手按之柔。已有所结，气归之，津液留之，邪气中之，凝结日以易甚，连以聚居，为昔瘤，以手按之坚。有所结，深中骨，气因于骨，骨与气并，日以益大，则为骨疽。有所结，中于肉，宗气归之，邪留而不去，有热则化而为脓，无热则为肉疽。凡此数气者，其发无常处，而有常名也。"由此可以看出，邪结具有以下共同特点：邪留而不去，气血津液凝结，缓慢发展，日以易甚，由无形变有形，由柔变坚，发无常处。

2.2 气结

由于七情内伤，尤以忧思过度，气郁不行，日久成结。《素问·举痛论》指出："百病生于气也……思则气结……思则心有所存，神有所归，正气留而不行，故气结矣。"七情失调，气结于里，是内伤发病的主要病机之一。《素问·疏五过论》亦曰："离绝菀结，忧恐喜怒，五脏空虚，血气离守……故伤败结，留薄归阳，脓积寒炅。"《类经》注："故，旧也。言旧之所伤，有所败结，血气留薄不散，则郁而成热，归于阳分，故脓血蓄积，令人寒炅交作也。"[3]七情失调，五志过极，必内伤五脏，扰乱气血，以致气血结滞，郁而化热，血败成脓。

2.3　脉结

又称络结，由于外感六淫，内伤七情饮食，或加跌仆堕坠，致气血不行，脉络凝涩，结而不通而成。结在脉络，故称脉结。《灵枢·禁服》"陷下者，脉血结于中，中有著血，血寒"即此之谓。行气血者，经脉也。故结之好发部位多在经络筋脉，并与痹证关系密切。痹证以肢体疼痛为主症，经络结而不通，不通则痛为基本病机，如《灵枢·阴阳二十五人》曰："切循其经络之凝涩，结而不通者，此于身皆为痛痹。"除痹证外，经络阻滞，气血凝结，甚者脉络闭塞，失于温润濡养，还会导致相应脏腑、肢体的种种病症，甚至危及生命，如《灵枢·逆顺肥瘦》曰："夫冲脉者……伏行出跗属，下循跗，入大指间，渗诸络而温肌肉。故别络结则跗上不动，不动则厥，厥则寒矣。"此动脉搏动消失，提示脉络结滞闭塞；气血不通，失于温煦，则肢端厥冷成寒厥证，甚则坏疽。又《灵枢·九宫八风》曰："脉闭则结不通，善暴死。"目前高居榜首的两大致死疾病中风与真心痛正是由于脉闭结不通所致，只是前者是脑脉闭阻，后者是心脉闭阻。脉结是心脑血管疾病的共同病机。

2.4　结络

结络是脉结之特殊类型。《内经》中有六处提到"结络"一词，除上述筋之结络属于生理性之外，其余五处均属病理性。《灵枢·阴阳二十五人》中"其结络者，脉结血不和"道出了结络的病理实质。结络具有几个特点：其一，行于表。"经脉者常不可见也，其虚实也以气口知之，脉之见者皆络脉也。……诸络脉皆不能经大节之间，必行绝道而出，入复合于皮中，其会皆见于外"（《灵枢·经脉》）。其二，有结节。如《素问·刺腰痛》曰："在郄中结络如黍米。"其三，是解结治疗的靶点。《灵枢·官针》曰："经刺者，刺大经之结络经分也。"《灵枢·官能》曰："结络坚紧，火之所治。"

2.5　腑结

《灵枢·本脏》中首次提到腑结，此"结"与"直"相对，有迂曲、结滞、不通之义。"六腑者，所以化水谷而行津液者也"[1]，传化物而不藏，以通为顺。如果腑气壅滞不通，失于传化之功，则成腑结。腑结易因壅滞日久，郁而化热，血败肉腐，化脓成痈，正如《灵枢·脉度》所言："六腑不和则留结为痈。"六腑内合五脏，外应于皮肉筋骨，六腑之结在相应体表都会有所反映，可为诊查腑结的方法之一。如《灵枢·本脏》所记载，皮肉不相离者，大肠结；诸阳经脉皆多纡屈者，小肠结；肉䐃小里累者，胃结，胃结者，上管约不利也；爪恶色黑多纹者，胆结也；稀毫毛者，三焦、膀胱结也。《灵枢·卫气》指出："六腑者，所以受水谷而行化物者也……知六腑之气街者，能知解结契绍于门户。"《类经》注："街，犹道也。契，合也。绍，继也。门户，出入要地也。六腑主表，皆属阳经，知六腑往来之气街者，可以解其结聚，凡脉络之相合相继，自表自内，皆得其要，故曰契绍于门户。"[3] 腑结治疗的关键在于把握六腑的功能特点，通利腑气，解其结聚。

2.6　阴、阳结

《素问·阴阳别论》曰："结阳者，肿四肢。结阴者，便血一升，再结二升，三结三升。阴阳结斜，多阴少阳曰石水，少腹肿。"此阴阳指部位而言。四肢为诸阳之本，故属阳，四肢经脉郁结，则成结阳证，表现为四肢肿胀。此证可与上述脉结而结在四肢者相参。结阴者，结在肝胆胃肠，因腹腔内脏属阴，故称结阴。结滞于里，阴络伤则血内溢，而致便血，且结越甚便血越多。结在内脏，尚有脏腑部位高下之不同，临证还需区别对待。"阴阳结斜多阴少阳"谓邪结于阴阳之间而偏于阴，即盆腔也，既不在腹腔又不在四肢，但偏向腹，故言"多阴少阳"。盆腔之结见于癥闭与妇科肌瘤与囊肿，临床表现为少腹肿，因质硬，故称石水。《素问·阴阳别论》又曰："二阳结谓之消，三阳结谓之隔，三阴结谓之水，一阴一阳结，谓之喉痹。"此阴阳言经络，也指脏腑。因邪聚诸经，经气结滞，脏腑受损，气血不和，郁结成疾。二阳结，指阳明胃郁结化火，导致中消之病，多食易饥，肌肉消瘦。三阳结，指太阳小肠膀胱邪气郁结，阻隔于内，以致小便不利。三阴结，指邪结于太阴肺脾，通调运化失司，水饮内停而致水肿病。一阴一阳结者，指厥阴与少阳同病，木郁化火，上灼于喉，而成喉痹。

2.7 其他结

《内经》认为，宦者无须的原因也在于脉伤血结不荣，如《灵枢·五音五味》提到："宦者去其宗筋，伤其冲脉，血泻不复，皮肤内结，唇口不荣，故须不生。"《素问·骨空论》曰："任脉为病，男子内结七疝，女子带下瘕聚。"此结指经气内结，气血凝涩，在任脉则患疝瘕之病。"结"也指结脉，脉来迟，时一止者。《灵枢·终始》所谓平人"六经之脉不结动也"与《素问·平人气象论》中"胃之大络，名曰虚里……结而横，有积矣"均做结脉解。

3　结的治疗方法

《内经》关于结的治疗方法包括散结与解结。前者见于《素问·至真要大论》，"结者散之"已成为结证的基本治则之一，但是对于散结的具体方法《内经》少有陈述。与此不同，《内经》介绍解结的条文相对较多，如《灵枢·刺节真邪》曰："脉淖泽者，刺而平之，坚紧者，破而散之，气下乃止，此所谓以解结者也。"又"用针之类，在于调气……一经上实下虚而不通者，此必有横络盛加于大经，令之不通，视而泻之，此所谓解结也。"相对于散结而言，解结多用于治疗脉结证。解结须先查找结之所在，明确结的部位，才能施以精准治疗。前述"结络如黍米"与此"上实下虚而不通"均是脉结之表现，可作为辨证依据。《灵枢·根结》曰："脉有所结而不通……视有余不足，有结者皆取之"与《灵枢·经脉》"诸刺络脉者，必刺其结上"，指出了解结的基本原则。具体治法有针、刺、灸、熨等，临床根据虚实辨证施治。如《灵枢·周痹》指出："刺痹者，必先切循其下之六经，视其虚实，及大络之血结而不通，及虚而脉陷空者而调之，熨而通之。"又如《灵枢·禁服》所述："陷下者，脉血结于中，中有著血，血寒，故宜灸之。"灸法、熨法主要用于虚证与寒证，辨证依据在于脉络虚陷，搏动无力。相反，如果脉络盛张，坚紧瘀黑，则属实证，当用针刺放血法，或针灸结合。如《素问·三部九候论》曰："上实下虚，切而从之，索其结络脉，刺出其血，以见通之。"《素问·刺腰痛》也记载："刺解脉，在郄中结络如黍米，刺之血射以黑，见赤血而已。"

在结证治疗中，解结与散结应相互配合，协同施治。解结通过针灸等物理外治法直接作用于结之局部，达到疏通脉络气血之目的。对于结在脏腑，部位较深者，解结的作用有限。当然可以借用现代新的技术手段来扩展解结的适用范围。散结是通过药物内治法调理脏腑，平衡阴阳，疏通气血，活络散结，适用于各类结证。散结注重整体，注重辨证，注重长期疗效与预后。

不论解结与散结，结证治疗应注意几点：其一，结证多病程较长，证候复杂，变证丛生，治疗要注重整体，多方法多途径多靶点结合。如《灵枢·四时气》曰："邪在小肠者，连睾系，属于脊，贯肝肺，络心系。气盛则厥逆，上冲肠胃，熏肝，散于肓，结于脐。故取之肓原以散之，刺太阴以予之，取厥阴以下之，取巨虚下廉以去之，按其所过之经以调……小腹痛肿，不得小便，邪在三焦，约取之太阳大络，视其络脉与厥阴小络结而血者。"其二，结属慢性病证，治疗难以速效，应有长期治疗的计划。正如《灵枢·刺节真邪》所说："血脉凝结，坚搏不往来者，亦未可即柔。"其三，坚定信念，乐观积极，要知道"结虽久，犹可解也"（《灵枢·九针十二原》）。[1]

4 结　语

《内经》首次提出"结"与"结证"之概念，尽管内容较为分散，但仍可见其理论架构之端倪。结系因伤于虚邪贼风，七情失调，饮食不节，或跌仆堕坠，导致脏腑损伤，经络阻滞，气血凝结，津液留著，纠结不散而成。结无常处，可发生在身体任何部位，同时结又相对固定，留著不移。结为有形，可呈结斑、结节、结块或结瘤之状，初期柔软，逐渐变得坚实。由结导致的临床病证称为结证。其临床表现与病因、病位、病程等因素有关，结不同，表现也有所不同。主要表现为局部的麻木、闷胀、疼痛、痿废。或可见到或触到有形之结状物，质地可柔可坚。脉结有"上实下虚"的特点。结证起病缓慢，病程较长，逐渐加重。与结证相关的病症有痹证、肿瘤、中风、胸痹心痛、消渴、便血、癃闭、水肿等。治疗采用解结与散结相结合，注重多方法多途径多靶点结合，长期综合治疗。遗憾的是，《内经》结证理论没有得到应有的传承与发扬，结只是以肝气郁结、痰瘀互结、散结等形式零星出现在医籍中，其价值没有引起足够重视。深入开展结与结证研究，构建结证理论体系，探索结证治疗方法，不仅对上述慢性疾病的防治，而且对中医理论的发展都具有重要的意义。

本文原载于《新中医》，2016，48（8）：6-8，有删改.

[参考文献]

[1] 灵枢经 [M]. 北京：人民卫生出版社，1979：4，47，90.

[2] 黄帝内经素问 [M]. 北京：人民卫生出版社，1978：327.

[3] 张景岳. 类经 [M]. 北京：人民卫生出版社，1980：212，987，362.

"引治法"理论及应用探讨

陈汉裕　黄丹烁　关卓骥　陈凤丽　王陵军　杨忠奇　冼绍祥

　　"引治法"是指通过中药、针灸、推拿等手段，导引邪气外出，或领引药力、经气等达其病所，或引导气血阴阳转换、归位，使机体气血阴阳平衡，脏腑生理功能得以恢复的一种治疗方法。它作为祖国医学治疗疾病的方法之一，是在中医整体观念和辨证论治理论指导下，以脏腑气血阴阳相关理论和经络学说为立法依据而被提出的一种精准治疗的方法。其理论形成可追溯至《黄帝内经》时代，随着历代医家不断地临床实践，发皇古义，融会新知，使引治法内涵得以拓展和完善。目前引治法已被广泛用于临床治疗各科疾病，颇有疗效。下面将从理论考源、内涵、理论基础、临床应用方面加以整理归纳和探讨。

1　理论考源

　　"引治"一词，最早见于清代陈士铎所编《石室秘录》，书中设有专篇《引治法》论述，作者云"引治者，病在下而上引之，病在上而下引之也"。然而若追溯至《内经》时代，《内经》虽无"引治"一词，但却有多处关于引而治之的详细论述。《素问·阴阳应象大论》曰："故善用针者，从阴引阳，从阳引阴，以左治右，以右治左。"《素问·五常政大论》亦云："气反者，病在上，取之下；病在下，取之上；病在中，傍取之。"在《灵枢·终始》又云："病在上者下取之，病在下者高取之，病在头者取之足，病在腰者取之腘。"可见，引治之用早已有之。《内经》中记载的阴阳相引、左右互治、上下反取等逆其疾病的病变、临床表现部位而治疗的方法，标志着引治法理论开始形成，这为后世医家对引治法的拓展和发挥奠定了理论基础。东汉张仲景遵《内经》之旨，承《本经》之意，其著《伤寒杂病论》一书，创造性地将理、法、方、药融于一体，书中多处记载引治法相关经典方剂，使引治法理论得以具体化和进一步发挥。如《金匮要略》中的肾气丸，从阴引阳以治疗肾阳虚之腰痛，《伤寒论》记载的真武汤上病下治以治疗水饮凌心之心悸，皆尊崇引治法理论。至金元时期，许多医家在传承古义的基础上，融会新知，结合自身临床实践经验，勇于创新，使引治法理论有了新的突破和发展。易水学派创始人张元素将引治思想融入遣方用药中，创造"引经报使"理论，并确立十二经引经报使药，对后世临床用药产生深远影响。李杲在继承张元素学术思想基础上，对引治法进一步发扬。在《脾胃论》中详细记载采用针刺、药物以引经气、药力入病位或导邪外出等引治方法治疗各种疾病，如治心火，可"脾土穴中以引导去之。如用药，于太阳引经药中，少加苦寒、甘寒以导去之，清凉为之辅佐及使"；治疗痿、厥病，则"皆不补不泻，从阴深取，引而上之"，使邪气从上而去；而对于阴火有余，阳气不足，伏匿于土中者，则"当从阴引阳，先于地中升举阳气，次泻阴火，乃导气同精之法"。随着不断地临床实践探讨，自明清以后，引治法理论又有进一步扩充和完善。如张介宾在《景岳全书》中论及的"引火归原"法，赵献可独辟蹊径倡导的"引水归元"法，以及近现代医家提出的"滋水涵木"法等皆为引治法范畴。这些论述极大地丰富了引治法理论的内涵。

2 内涵及理论基础

引治法内容丰富，凡能引邪外出，使药力，经气等达其病所，或引导气血阴阳转换、归位的治疗方法皆可归于此。但究其本质不外两大方面：一是因势利导，驱邪外出以治病；二是调整脏腑气血阴阳平衡以治病。前者主要针对有邪实致病，如提壶揭盖法，通过宣通肺气，从而使小便通利或大便通畅的方法。后者则针对气血阴阳亏虚而致病，如"滋水涵木"法和"引火归原"法，可通过补阴、温阳方法，引其归位，进而使脏腑阴阳气血平衡，各司其职，则病自除，正如《内经》云"阴平阳秘，精神乃治"。

引治法具有较强的灵活性和可变性，它虽不属于清代程钟龄所归纳的治病"八法"，但却蕴于"八法"之中。引治法能运用于临床施治疾病，且疗效显著，其理论有赖于中医整体观念及辨证论治的指导。人是一个有机整体，以五脏为中心，配合六腑、官窍、形体，通过经络、血脉系统的联络作用，构成心、脾、肺、肾、肝五个生理系统，各个生理系统之间，具有结构的完整性和机能的统一性，因此体内脏腑功能变化可反映于外，即《孟子·告子下》中所谓"有诸内，必形诸外"，而通过观察体外的生理病理征象，则可推知体内的脏腑变化，即《灵枢·本藏》云"视其外应，以知其内脏"。各脏腑系统在生理功能上协调统一、密切配合，在病理上相互影响。[1]如肾阴亏虚，虚火内生，不仅可见腰膝酸痛、潮热盗汗等肾脏病变，若虚火上炎，灼伤肺络则可见咳嗽、痰中带血，亦可上扰心神而出现心悸、烦躁不安等不适，此时可通过引火归原法治疗。而如何用引治法精准地治疗，不犯"虚虚实实"之戒，则需要以辨证论治为基础。只有通过对四诊所得的资料综合分析，明确病位本质，确定最佳引治法，才能达到立竿见影的效果。

当然，引治法理论基础亦离不开经络学说和气血阴阳相关理论。由于经络是运行全身气血、联络脏腑形体官窍、沟通上下内外、感应和传导信息的通路，具有一定的循行分布规律、络属表里脏腑器官关系，因而上病可下治，左病可右取，如腰痛可取委中穴治疗，中风偏瘫可选健侧穴位调治。此外，气、血、阴、阳可互相转换、互根互用，正如《内经》所言的"重阴必阳，重阳必阴"，"阴在内，阳之守也；阳在外，阴之使也"，以及《医论》中论述的"血不独生，赖气以生之；气无所附，赖血以附之"。故可通过引导阴阳气血互相转换，重新调整气血阴阳平衡而起到治病作用，如从阴引阳、从阳引阴、补气生血法等。

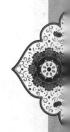

3　临床应用及研究

引治法具有较强的灵活性、可变性和普遍适应性，无论是古代还是当今，均被广泛用于临床上治疗内、外、妇、儿科疾病，疗效显著。常用的引治法有滋水涵木法、引火归原法、提壶揭盖法和阴阳互引法。

3.1　滋水涵木法

滋水涵木法，又称"滋肾养肝法""滋养肝肾法"，其理论渊源深远，有着悠久的历史。最早可以追溯到《内经》《难经》时代。[2]明代李中梓确定滋肾阴以养肝阴的方法，在《医宗必读·乙癸同源》中云："又言补肝者，肝气不可犯……壮水之主，则木赖以荣。"清代名医陆定圃对肝阳上亢证治疗颇有心得，认为此证初起，即"宜用高鼓峰滋水清肝饮（地黄、山茱萸、山药、泽泻、茯苓、当归、牡丹皮、白芍、柴胡、栀子、酸枣仁）、魏玉璜一贯煎（北沙参、麦冬、地黄、当归、枸杞子、川楝子）之类稍加疏肝之味，如鳖血炒柴胡、四制香附，俾肾水涵濡肝木，肝气得舒，肝火渐熄而痛自平。若专用疏泄，肝阴愈耗，病安得痊"[3]。恩师洗绍祥教授巧用六味地黄丸加钩藤、牛膝等治疗高血压病证属肾阴亏虚，肝阳上亢证，症见头痛或头晕、腰膝酸痛、潮热盗汗、舌红少苔、脉弦细数。方中以六味地黄丸为基础以补肾填精、壮水涵木，加钩藤、盐牛膝折其阳亢，并有引阳入阴之功。章伟光[4]采用滋水涵木法治疗50例心律失常患者，方选一贯煎合生脉散，治疗10天后评价疗效，总有效率高达90%。

3.2　引火归原法

引火归原（元）法治疗主要适用于阴寒里盛、格阳于上，或虚阳上越，表现为真寒假热的病证。《伤寒杂病论》少阴病章节中记载许多运用引火归原法的方剂，如"少阴病，下利清谷，里寒外热，手足厥冷，脉微欲绝……或干呕，或咽痛，或利止，脉不出者，通脉四逆汤主之"；"少阴病，下利脉微者……干呕烦者，白通汤加猪胆汁汤主之"。《石室密录》记载用米醋调和附子末，贴敷于涌泉穴上以引火归位，治疗虚火上炎之咽喉发热之症。对于厥逆之症，不敢内服药物治疗的，可用"吴茱萸一两，为末，以面半两，用水调成浓糊一般，以布如钟大摊成膏，纸浓半分，贴在涌泉穴内，则手足不逆矣。况上热下寒之症，皆可用此法而引之，亦引火归元之法也"。林庆[5]观察引火归原法对复发性口腔溃疡疗效，发现该治法能有效地控制口腔溃疡的反复发作。魏铮等[6]则采用引火归原配穴针法治疗复发性口疮，研究结论提示引火归元配穴针法是治疗复发性口疮的有效方法，并且在止痛及促进溃疡愈合等方面具有明显优势。

3.3　提壶揭盖法

提壶揭盖法是指通过宣畅上焦气机、引邪外出，而下焦水道自行通利的一种治疗方法。临床上常用于治疗癃闭、淋证、水肿、便秘等疾病。[7]如《金匮要略》中记载的越婢加术汤治疗水肿病，方中麻黄宣肺发汗，开畅气机，寓有"揭盖"之意。清代李用粹亦意识到"肺浊则气壅，故小便不通，由肺气不能宣布者居多，宜清金降气为主"，并用清肺饮治疗"肺气受热"的癃闭。任宏兵[8]采用提壶揭盖法从肺分型论治慢性功能性便秘 330 例，总有效率达 87.0%。石清兰等[9]将 57 例原发性肝癌腹水患者随机分为治疗组和对照组，治疗组采用提壶揭盖治疗方法，即加用宣肺利水之苏叶、桔梗、杏仁入常规中药方剂中。经 2 个月治疗后，治疗组在症状改善、减低腹水复发率、提高 24 h 尿量、改善生活质量等方面均优于对照组（$P < 0.05$）。有研究[10]将肛肠术后患者随机分为对照组和治疗组，治疗组予吴茱萸加粗盐制成中药热奄包，并运用提壶揭盖法指导取穴，热敷于相应穴位及腹部，对照组采用常规术后促进排便方法。结果显示，与对照组比较，治疗组平均排便时间明显缩短，排便疼痛程度及排便费力程度明显减轻（$P < 0.05$）。

3.4 阴阳互引法

阴阳互引法是引治法中常用的治则之一，即病在阴治其阳，病在阳而治其阴，或从阴引阳分之邪，从阳而引阴分之气[11]，或从阴中求阳、从阳中求阴。本治则意在调整阴阳，使机体阴阳动态平衡得以恢复，回到"阴平阳秘"的状态，从而达到防治疾病的目的。《难经·六十七难》云："阴病行阳，阳病行阴。故令募在阴，俞在阳。"因此在临床上，对于阴经病变可通过在阳经上取相应的俞穴引邪气外出或引经气至，比如足少阴病变，症见腰膝酸痛、耳鸣、脉沉等，可取足太阳膀胱经上的肾俞穴位治疗。张景岳在《内经》的"从阴引阳，从阳引阴，以左治右，以右治左"的基础上提出"故善补阳者，必于阴中求阳，则阳得阴助，而生化无穷；善补阴者，必于阳中求阴，则阴得阳升，而源泉不竭"，并创左归丸、右归丸两首经典方剂。李萌等[12]采用从阴引阳针刺手法治疗中风后痉挛性瘫痪，有效率达 80.0%，疗效优于常规针刺组（$P < 0.05$）。

4 讨论与小结

引治法理论形成于《黄帝内经》时期，成熟于明清时期，其内容丰富多彩，不仅可引气等达其病所，导邪外出，同时亦可引气血阴阳转换、归位以维持和稳定机体脏腑气血阴阳平衡，进而起到防治疾病的作用。引治法作为中医学治疗疾病治法之一，是以中医整体观念和辨证论治理论为基础，以脏腑气血阴阳相关理论和经络学说为立法依据，因此可以说引治法是一种能更好地体现脏腑经气循环往复，周而复始的一体性和气血阴阳转归的可变性的精准治疗方法。由于它具有较强的灵活性、可变性、普遍适应性，目前已被广泛用于临床上治疗内、外、妇、儿科疾病。对于病变部位逆其临床表现者，可采用提壶揭盖、引火归原等方法治疗，使其病所气机条达、气血阴阳平衡；对于药物未能达到病变部位者，可通过炮制或用引经药物引其气达之而治其病所。然而，由于临床上疾病病变表象错综复杂，似是而非，因此采用引治法治疗疾病时应四诊合参，分析病因病机，把握病变本质后并选用最佳引治方法，施之临床，往往可效若桴鼓。

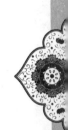

[参考文献]

[1] 孙广仁，郑洪新. 中医基础理论［M］. 3 版. 北京：中国中医药出版社，2012：4，10－12.

[2] 张铁峰，孟建宇，马红梅，等. "滋水涵木" 治法源流考［J］. 辽宁中医药大学学报，2013，15（8）：148－149.

[3] 冯磊，吴晓峰，李哲，等. 余瀛鳌滋水涵木法治疗肝病经验［J］. 中医杂志，2015，56（20）：1 728－1 730.

[4] 章伟光. 滋水涵木法治疗心律失常 50 例［J］. 辽宁中医杂志，2000，27（8）：352－353.

[5] 林庆. 引火归元法治疗复发性口腔溃疡疗效观察［J］. 湖北中医药大学学报，2013，15（1）：53－54.

[6] 魏铮，陈云慧，梁丽珠，等. 引火归元配穴针法治疗复发性口疮 60 例疗效观察［J］. 四川中医，2017，35（2）：196－197.

[7] 翟春涛，杨鹏斐. "提壶揭盖法" 理论依据与临床应用［J］. 山西中医学院学报，2010，11（4）：5－7.

[8] 任宏兵. "提壶揭盖" 法治疗慢性功能性便秘［J］. 辽宁中医杂志，2009，36（6）：960－961.

[9] 石清兰，毛德文，龙富立，等. 提壶揭盖法治疗原发性肝癌腹水的临床观察［J］. 中华中医药学刊，2013，31（6）：1 421－1 422.

[10] 马兆哲. 运用 "提壶揭盖" 法中药热奄包预防肛肠术后粪便嵌塞的临床疗效评价［J］. 辽宁中医杂志，2017，44（2）：289－290.

[11] 杨志新. "从阴引阳，从阳引阴" 理论及临床应用［J］. 中国针灸，2003，23（10）：613－614.

[12] 李萌，秦鹏. 从阴引阳针刺法治疗中风后痉挛性瘫痪临床疗效观察［J］. 四川中医，2015，33（12）：161－163.

中药新药临床研究篇

毛冬青甲素治疗慢性充血性心力衰竭的临床观察

丁有钦　冼绍祥　欧　明

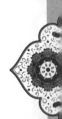

毛冬青甲素是从植物毛冬青中提取并加工而成的五环三萜类化合物。笔者等首次将其应用于治疗慢性充血性心力衰竭的临床和实验研究，表明该药治疗心力衰竭具有良好的临床疗效，并具有多种良好的抗心衰血流动力学效应和保护心肌等作用。本文目的在于进一步验证毛冬青甲素治疗慢性充血性心力衰竭的临床疗效。

1　资料与方法

1.1　临床资料

治疗组 32 例中，男 15 例，女 17 例；年龄最小 24 岁，最大 68 岁，平均 52.3 岁；其中风心病 15 例、冠心病 6 例、高心病 8 例、心肌病 2 例、先心病 1 例。对照组 20 例中，男 8 例，女 12 例；年龄最小 27 岁，最大 62 岁，平均 51.4 岁；其中风心病 11 例、冠心病 5 例、高心病 3 例、心肌病 1 例。

按辨证分型，治疗组中属心气虚型 14 例，心（肾）阳虚型 10 例，心气阴虚型 8 例，兼水阻 8 例，兼痰浊 12 例，兼血瘀 32 例。对照组中属心气虚型 10 例，心（肾）阳虚型 6 例，心气阴虚型 4 例，兼水阻 4 例，兼痰浊 9 例，兼血瘀 20 例。

1.2　病例选择

研究病例的纳入标准：①按纽约心脏病协会心功能分级标准，心功能在 II～IV 级的心衰患者。②心衰病史在 3 个月以上。③若已接受适量洋地黄、利尿剂或血管扩张剂做基础治疗者，其临床表现至少稳定 1 周以上。④X 线胸片或超声心动图显示有心脏扩大的证据。排除标准：①不稳定型心绞痛。②新近的急性心肌梗死（3 个月内）。③未控制的严重心律失常（如室速等）。④非心衰引起的严重肝肾功能损害。⑤伴有活动性风湿热、感染性心膜炎，或明显感染者。⑥妊娠或哺乳期妇女。⑦有精神异常或不愿意合作者。

2　中医辨证分型标准

2.1　心气虚型

心悸，乏力，气短，动则尤甚，自汗，舌质淡，脉细弱。

2.2 心（肾）阳虚型

心悸，乏力，气短，动则尤甚，畏寒肢冷，精神怠倦，水肿，喘促，夜尿多，舌淡或黯淡，脉沉细。

2.3 心气阴虚型

心悸，乏力，气短，动则尤甚，健忘失眠，多梦盗汗，五心烦热，口干咽燥，舌红少津，脉细数。

2.4 兼血瘀

胸闷胸痛，舌紫黑或有瘀斑，颈部青筋显露，右肋下痞块，脉涩或结代。

2.5 兼水阻

下肢或全身浮肿，心悸，气喘，舌淡，脉细弱。

2.6 兼痰浊

胸脘痞满，恶心呕吐，舌质淡、苔腻，脉滑。

3 研究方法

采用随机、单盲、安慰剂对照平行设计。毛冬青甲素与安慰剂均采用外观一致的胶囊。治疗组用毛冬青甲素胶囊，每日3次，每次3粒，每粒40 mg。对照组用安慰剂胶囊，每日3次，每次3粒。2周为1疗程。两组病人均为住院病人，均加服安慰剂中药煎剂（神曲、麦芽、谷芽、布渣叶、甘草），每日1剂。

观察指标：①中医证候有关的体征症状。②心衰计分。采用临床—X线积分系统评价心衰的严重程度，积分越高显示心衰程度越严重，反之则心衰程度较轻（见表1）。

表1 心衰计分标准

分值	呼吸困难	肺部啰音	浮肿	肝大	颈静脉	X线胸片异常
1	轻或中等的劳力性呼吸困难	一侧肺底啰音	下肢浮肿（＋）	右肋下 ≤1.5 cm	颈静脉充盈肝颈征（＋）	肺瘀血征
2	阵发性夜间呼吸困难或重的劳力性呼吸困难	双侧肺底啰音	下肢浮肿（＋＋～＋＋＋）	右肋下1.5～3 cm	颈静脉零度水平3 cm以上	间质水肿征
3	端坐位呼吸或夜间咳嗽	啰音范围不限于双肺底	全身性浮肿	右肋下>3 cm	—	肺水肿并胸腔积液
4	休息时的呼吸困难并上述表现	—	—	—	—	—

68

4 治 疗 结 果

4.1 统计方法

治疗前后各项指标应用配对 t 检验；所有数值均采用均值 ± 标准差表示，组间有效率比较应用 χ^2 检验，$P \leqslant 0.05$ 考虑有显著性意义。

4.2 结果

4.2.1 主要症状及疗效（见表2）

表2 主要症状及疗效

症状	治疗组		对照组	
	治前	治后	治前	治后
乏力	26	4	17	8
气促	24	5	16	9
心悸	27	5	18	6
夜咳	12	2	10	6
不得卧	4	2	2	2
尿少	12	2	9	4
水肿	8	2	4	2
腹胀	14	4	10	5
纳呆	18	5	12	5

其中心气虚的主要症状：乏力，气促，心悸，治疗组的改善率为 79.5% ~ 84.6%，对照组为 43.9% ~ 67.0%，前者明显高于后者。其他症状治疗组的改善率也均高于对照组。

4.2.2 心功能疗效 治疗组治疗前心功能Ⅱ级8例，Ⅲ级20例，Ⅳ级4例；治疗后心功能Ⅰ级10例，Ⅱ级13例，Ⅲ级7例，Ⅳ级2例。心功能显效（改善2级以上）2例，有效（改善1级以上）23例，无效（改善不足1级）7例，总有效率为78.1%。对照组治疗前心功能Ⅱ级8例，Ⅲ级10例，Ⅳ级2例；治疗后Ⅰ级5例，Ⅱ级7例，Ⅲ级6例，Ⅳ级2例。心功能显效2例，有效7例，无效11例，总有效率为45%。两组有效率比较经 χ^2 处理，$P < 0.05$，有显著性差异。

4.2.3 心衰计分疗效 (见表3)

表3 心衰计分疗效

心衰记分	治疗前	治疗后	P
治疗组	5.875±1.890	3.813±1.022	<0.05
对照组	5.100±2.013	4.540±0.984	>0.05
t/P	1.4/>0.05	2.5/<0.05	

注：应用两样本均数比较的 t 检验心衰计分的疗效，治疗组优于对照组（$t=2.5$，$P<0.05$）。

4.2.4 副反应 治疗过程中，未发现与毛冬青甲素有关的不良反应。

5 讨 论

慢性充血性心力衰竭多属中医的心悸、喘证、水肿等范畴。心衰的病位在心，但多涉及肺、脾、肾。由于气（阳）虚衰，导致血瘀水阻是出现心衰诸症的主要病机。心衰病者心悸，乏力，气短等心气虚亏的症状表现于病程的自始至终。心气虚则血行不畅而致血瘀，气虚及阳，阳虚水泛，因而出现了不同程度（1~3度心衰）和不同类型（左、右及全心衰）的心力衰竭。可见，心气虚亏是心衰的共同病机，且贯穿于心衰的全过程，血瘀则是伴随心气虚亏而存在于整个心衰病程的重要病机。[1]本文资料分析也表明，心衰辨证中有心气虚者占100%，伴有血瘀者占100%，说明心气虚和血瘀是反映心衰本虚标实的两个主要病机。

本文应用毛冬青甲素口服治疗慢性充血性心力衰竭，从心衰的主要症状、心功能分级、心衰计分等方面评价其临床疗效，并与安慰剂组做对照，结果表明经毛冬青甲素治疗后心衰计分明显下降，心功能改善率为78.1%，心衰的主要症状，尤其是心气虚、水阻及血瘀等表现均明显改善，且优于对照组。与以前的研究结果相似[2-5]，显示毛冬青甲素对慢性心衰的治疗有明显的临床疗效。

毛冬青甲素抗心力衰竭的实验研究表明，该药能保护缺血心肌[6]，提高心缩力及心泵功能[7-8]，能降低患者血液的高凝状态，降低后负荷，改善微循环[9]。正是由于毛冬青甲素具有这些治疗心力衰竭的良好血流动力学效应，因而能改善心衰患者心气虚亏和血瘀等临床证候。据《中药大辞典》记载，毛冬青味微苦甘，性平，无毒，功能清热解毒，活血通脉。毛冬青作为活血祛瘀药在临床上已广泛应用，本文作者的临床与实验研究也已证实毛冬青甲素具有活血化瘀的作用。而经毛冬青甲素治疗后心衰病患者心气虚证（心悸，乏力，气促等）明显改善，其作用机理，可能是毛冬青甲素通过活血化瘀，寓通于补，而使心气得复。或是毛冬青甲素本身对心衰病患者就有补益心气的作用，因前尚无此论，不敢妄断，有待进一步研究来证实。

本文原载《新中医》，1996（10）：40-42，有删改.

[参考文献]

[1] 丁有钦. 818 例慢性心衰辨证论治分析 [C] //广东省中西医结合心血管病委员会第二届学术研讨会论文集, 1992: 6.

[2] 邱卓巍, 欧明, 丁有钦, 等. 毛冬青甲素与安慰剂治疗慢性心衰的短期疗效比较 [C] //广东省中西医结合心血管病委员会第二届学术研讨会论文集, 1992: 6.

[3] 邱卓巍, 欧明, 丁有钦, 等. 毛冬青甲素与地高辛对慢性心衰患者运动耐量的短期疗效比较 [J]. 广州中医学院学报, 1991, 8 (2/3): 119 – 123.

[4] 欧明, 邱卓巍, 丁有钦, 等. 毛冬青甲素与心痛定对慢性心衰短期疗效的比较 [C] //广东省中西医结合心血管病委员会第二届学术研讨会论文集, 1992: 6.

[5] 邱卓巍, 丁有钦, 欧明. 毛冬青甲素与多巴酚丁胺对严重慢性充血性心衰患者急性血液动力学效应的比较 [J]. 中药 (新药) 临床及临床药理通讯, 1990 (1): 44 – 51.

[6] 雷娓娓, 冼绍祥, 丁有钦, 等. 毛冬青甲素对家兔慢性心衰模型心肌保护作用的电镜观察 [J]. 广州中医学院学报, 1990, 7 (3): 160 – 162.

[7] 陈朝凤, 陈洁文. 毛冬青甲素对豚鼠心肌收缩力及家兔主动脉条收缩张力的作用 [J]. 广州中医学院学报, 1989, 6 (4): 223 – 226.

[8] 冼绍祥, 丁有钦, 邱卓巍. 毛冬青甲素对心衰模型兔心功能的影响 [J]. 广州中医学院学报, 1992, 9 (1): 35 – 40.

[9] 雷娓娓, 丁有钦, 邱卓巍. 毛冬青甲素对慢性充血性心力衰竭患者血小板伸展功能的影响 [J]. 广州中医学院学报, 1989, 6 (2): 78 – 81.

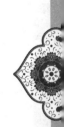

毛冬青在慢性心力衰竭中抗炎作用的临床研究

张双伟　冼绍祥

慢性心力衰竭（Chronic Heart Failure，CHF）是由于多种原因引起心脏结构和功能变化，最后导致心室射血和（或）充盈功能低下，并出现相应的临床表现的临床综合征，其不仅严重影响患者的生活质量，而且预后也很差，病死率与肿瘤相仿，约50%的患者在5年内死亡。[1-3]

目前，西医对CHF的治疗主要包括药物治疗、机械装置和外科治疗。这些治疗方法虽然使CHF的预后有较大的改善，但是远未达到令人满意的效果，患者仍然生活质量差，病死率居高不下。近年来随着对CHF发病机理的进一步阐述，特别是重视慢性炎症反应在CHF发生、发展中作用，抗感染治疗对于改善CHF临床症状和预后具有重要意义。中医药治疗慢性炎症在长期临床实践中取得良好的临床疗效。中药毛冬青为冬青科冬青属植物毛冬青的根或叶，味辛、苦，性微寒，具有清热解毒、活血通脉之功效。以往的实验研究[4]表明：毛冬青的有效成分毛冬青甲素有增加心肌收缩力、降低血管紧张性、降低心肌耗氧量、降低血压、提高机体缺氧耐力、抗血栓形成等作用。因此，进行毛冬青干预慢性心力衰竭炎症状态的临床研究，对于阐述"清热解毒"法在CHF治疗中的应用和进一步推广毛冬青用于治疗慢性心力衰竭有重要的意义。现将研究结果报道如下。

1　临床资料

1.1　诊断标准

参照《临床心脏病学》[5]中充血性心力衰竭的诊断标准。主要标准：（1）夜间阵发性呼吸困难或端坐呼吸；（2）劳累时呼吸困难和咳嗽；（3）颈静脉扩张；（4）湿啰音；（5）心脏肥大；（6）急性肺水肿；（7）第三心音奔马律；（8）静脉压升高（$>16\ cmH_2O$，$2.1\ kPa$）；（9）胸水。次要标准：（1）踝部水肿；（2）夜间咳嗽；（3）肝大；（4）胸膜渗液；（5）肺活量比最大值降低1/3；（6）心动过速（心率≥120次/min）。确诊必须同时具有以上2项主要标准，或者具有1项主要标准和2项次要标准。

1.2　心功能分级和补充分级标准

根据美国纽约心脏病学会（NYHA）1994年第9次修订的心脏病心功能分级[6]制定。按美国心脏病学学院/美国心脏学会/欧洲心脏病学学会（ACC/AHA/ESC）慢性心力衰竭2005年治疗指南，将发病过程分为4个阶段，与NYHA心功能分级作互补。

1.3 纳入标准

符合慢性心力衰竭的诊断标准，NYHA 心功能分级在 Ⅱ ~ Ⅲ级，ACC/AHA 补充分级 C 阶段患者，年龄在 18 ~ 70 岁之间。

1.4 排除标准

（1）出现急性心功能不全者，ACC/AHA 补充分级 A、B 和 D 阶段患者；（2）伴有心源性休克，或致命性心律失常、Ⅱ度Ⅱ型以上房室传导阻滞（AVB）、梗阻性心肌病、未修补的瓣膜病、缩窄性心包炎、心包填塞、大量心包积液、肺栓塞、急性心肌梗死的患者，感染性心内膜炎、心衰合并未控制的感染（感染控制后如符合条件仍可入选），以及有其他影响药物针对心衰的疗效及其安全性判定的疾病者；（3）合并严重的肺、肝、肾功能障碍，内分泌系统、造血系统等严重原发性疾病者；（4）因洋地黄类药物中毒所导致的心衰症状加重者；（5）妊娠或哺乳期妇女；（6）过敏体质者；（7）合并有精神病，或不愿合作者；（8）正在参加其他临床研究的患者。

1.5 一般资料

入选的 60 例均为 2011 年 3 月至 10 月在广东省第二中医院门诊和住院治疗的患者。按随机数字表法将患者随机分为观察组和对照组，每组 30 例。其中观察组男 17 例，女 13 例；平均年龄（53.8 ± 7.1）岁。对照组男 15 例，女 15 例；平均年龄（55.2 ± 6.4）岁。两组患者的性别、年龄等一般资料比较，差异均无统计学意义（$P > 0.05$），具有可比性。

2 研究方法

2.1 治疗方法

2.1.1 对照组 按照 AHA 慢性心力衰竭治疗指南（2005 年）原则，采用以下西医基础治疗方案。（1）利尿剂：双氢克尿噻 25 mg，每天 1 ~ 2 次，限制钠的摄入 <3 g/d；（2）除非有禁忌证，给予血管紧张素转化酶抑制剂（ACEI）：卡托普利 25 mg，每天 1 ~ 2 次；（3）除非有禁忌证，均应使用 β 阻滞剂：美托洛尔 25 mg，每天 1 ~ 2 次；（4）不能耐受 ACEI 者，予以血管紧张素Ⅱ受体阻滞剂：厄贝沙坦 150 mg，每天 1 次；（5）重度 CHF 患者可以加用醛固酮拮抗剂：螺内酯 20 mg，每天 1 ~ 2 次；（6）除非有禁忌证，均可使用洋地黄：地高辛 0.125 ~ 0.25 mg，每天 1 次；（7）控制血压、血脂、血糖，抗心肌缺血和控制感染按照有关指南进行；（8）治疗期间需要监测高钾或肾功能。患者长期服用。

2.1.2 观察组 在西医治疗方案的基础上，加用毛冬青颗粒剂 2 包（每包相当于毛冬青饮片 30 g，该颗粒剂由广东省第二中医院中药房提供，生产批号：1109366）。

2.1.3 一般治疗措施 在西医治疗方案的基础上，两组同时采用以下的一般治

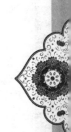

疗措施：（1）体重监测：建议患者自测体重，在3天内体重增加大于2 kg，应警惕心衰症状的恶化；（2）饮食治疗：应注意钠摄入的控制，钾盐的应用应谨慎，特别是联合应用ACEI时；（3）酒精：只能少量饮酒；（4）肥胖：肥胖的心衰患者应进行减肥；（5）戒烟。

2.1.4 疗程 两组均以4周为1个疗程，1个疗程后观察疗效。

2.2 观察指标与方法

2.2.1 安全性指标 检测患者血、尿、大便常规，以及肝、肾功能和血电解质水平，观察用药期间可能出现的不良反应，并参照如下标准进行安全性评价（药物临床研究指导原则）：（1）1级：安全，无任何不良反应，安全性指标检查无异常；（2）2级：比较安全，有轻度不良反应，不需任何处理可继续给药，安全性指标检查无异常；（3）3级：有安全性问题，有中等程度不良反应，或安全性指标检查有轻度异常；（4）4级：因严重不良反应中止试验，或安全性指标检查明显异常。

2.2.2 血清生化指标 检测患者血清中C反应蛋白（CRP）、肿瘤坏死因子 $-\alpha$（TNF $-\alpha$）和白介素 -6（IL -6）的变化。

2.2.3 心衰生活质量评价 设立明尼苏达心衰生活质量调查表，治疗前后对患者进行明尼苏达心衰生活质量评分。明尼苏达心衰质量评分由明尼苏达生活质量调查问卷得出，共21题，每题满分5分，分数越高，病情越严重。本研究将其分为很轻（0~20）、轻（21~40）、重（41~70）、很重（71~105）4个等级。

2.3 统计方法

采用SPSS 13.0统计软件进行数据的统计分析。计量资料的数据以均数±标准差（$\bar{x} \pm s$）表示，两组数据间比较用两样本 t 检验，组内前后比较用配对 t 检验。等级资料的比较用秩和检验。以 $P < 0.05$ 为差异有统计学意义。

3 结 果

3.1 治疗前后血清生化指标检测结果比较

表1结果显示：治疗前，观察组和对照组的各项生化指标比较，差异均无统计学意义（$P > 0.05$）。治疗4周后，观察组的血清TNF $-\alpha$ 和IL -6 水平显著下降（与治疗前比较，$P < 0.05$），而血清CRP水平虽有下降趋势，但与治疗前比较差异无统计学意义（$P > 0.05$）。对照组治疗后各项指标均无明显变化，与治疗前比较差异无统计学意义（$P > 0.05$）。治疗后组间比较，观察组血清TNF $-\alpha$ 和IL -6 水平的改善显著优于对照组（$P < 0.05$）。

表1　两组患者治疗前后血清生化指标检测结果比较（$\bar{x} \pm s$）

组别	N	p_{CRP}/（mg·L^{-1}）		$c_{TNF-\alpha}$/（pmol·L^{-1}）		p_{IL-6}/（ng·L^{-1}）	
		治疗前	治疗后	治疗前	治疗后	治疗前	治疗后
观察组	30	6.1±2.24	4.64±1.03	13.28±4.81	9.97±4.21[①②]	13.98±2.42	10.18±2.42[①②]
对照组	30	6.91±1.29	6.87±2.95	14.11±3.99	13.59±3.67	14.34±3.32	14.34±3.32

注：①$P < 0.05$，与对照组治疗前比较；②$P < 0.05$，与对照组治疗后比较。

3.2　治疗前后明尼苏达心衰质量评分比较

表2结果显示：治疗前，两组患者的明尼苏达心衰质量评分比较，差异无统计学意义（$P > 0.05$）。治疗4周后，观察组在改善患者的明尼苏达心衰质量评分方面优于对照组（$P < 0.05$），特别是重症患者的生活质量提高更为显著（$P < 0.05$）。

表2　两组患者治疗前后明尼苏达心衰质量评分比较

组别	合计	很轻		轻		重		很重	
		治疗前	治疗后	治疗前	治疗后	治疗前	治疗后	治疗前	治疗后
观察组	30[①]	24	39	13	14	15	4[①]	8	3[①]
对照组	30	28	33	15	13	12	8	11	6

注：①$P < 0.05$，与对照组比较。

3.3　安全性评价

两组患者治疗后血、尿、大便常规，以及肝、肾功能和电解质检查，均未出现明显异常变化。

4　讨　　论

中医没有慢性心力衰竭的病名，从临床表现而言，心力衰竭主要分属于中医的"喘证""水肿""心悸"等病证；导致其发病的因素众多，其病机为本虚标实之证，以气虚阳虚为本，血瘀水停为标。治疗以益气温阳治本，活血利水治标为主的治疗方法，在临床实践中具体应用方药很多，各有特色，均能取得良好的临床疗效。

目前医学界普遍认为CHF是一个慢性炎症反应过程，抗炎症治疗对于改善CHF临床症状和预后有重要帮助，但目前西医抗炎症治疗有许多问题尚未解决。虽然在神经内分泌系统、免疫系统及细胞因子网络方面进行了一些研究，但是用于抗炎症细胞治疗药物的作用机制、临床效果、适应证及不良反应等均不清楚，目前还没有确切的药物或治疗方法。

本研究采用中药毛冬青颗粒加用西医基础治疗，结果表明：毛冬青颗粒安全可靠，

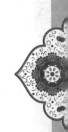

安全性指标趋于正常，在对炎症因子的干预中，加用毛冬青能使炎症因子肿瘤坏死因子 $-\alpha$（TNF$-\alpha$）和白介素 -6（IL-6）水平显著下降，C反应蛋白（CRP）也有下降趋势，说明毛冬青颗粒具有确切的抗炎作用，加用后产生的抗炎作用能改善 CHF 临床症状，对预后也有很大帮助。此外，明尼苏达心衰生活质量调查结果表明：观察组重症患者的生活质量明显提高，这进一步证实了我们的想法。本研究在对毛冬青干预慢性心力衰竭炎症状态的临床研究的同时，对于阐述"清热解毒"法在 CHF 治疗中的应用，以及进一步推广毛冬青用于治疗慢性心力衰竭有重要的意义。

本文原载《广州中医药大学学报》，2012，29（02）：120－123，有删改.

[参考文献]

[1] PACKER M, CONH J N, ABRAHAM W T, el al. Consensus recommendations for the management of chronic heart failure. On behalf of the membership of the advisory council to improve outcomes nationwide in heart failure [J]. Am J Cardiology, 1999, 83 (2A)：1A－38A.

[2] GHEORGHIADE M, BONOW R O. Chronic heart failure in the United States：a manifestation of coronary artery disease [J]. Circulation, 1998, 97 (3)：282.

[3] 顾东风，黄广勇，何江，等. 中国心力衰竭流行病学调查及其患病率 [J]. 中华心血管病杂志，2003，31（1）：3－6.

[4] 罗荣敬，陈洁文，周乐全，等. 毛冬青甲素对心血管功能及其神经调节的影响 [J]. 中药新药与临床药理，1995，6（4）：30－33.

[5] 索科洛夫，麦克尔罗伊，切特林. 临床心脏病学 [M]. 陈灏珠，主译. 上海：上海医科大学出版社，1992：233.

[6] 张子彬，CHENG T O，张玉传. 充血性心力衰竭学 [M]. 北京：科学技术文献出版社，2002：212.

强心片治疗胸痹心水证 62 例临床疗效观察

丁有钦　黄衍寿　冼绍祥　张锦延　杨　东　何训昌　李俊雄

廖晓春　张文安　程小曲　冯其斌　卢丽萍

国家中医药管理局医政司胸痹急症协作组广东分组于 1994 年 4 月至 1995 年 4 月开展强心片治疗胸痹心水证（冠心病心力衰竭）的临床研究。现将初步研究结果小结如下。

1　临床资料

1.1　病例选择

1.1.1　诊断标准　①西医诊断标准：冠心病诊断标准按 1980 年第 1 届全国内科学术会议心血管病专业组公布的"关于冠心病命名及诊断标准的建议"。[1] ②中医诊断标准：中医诊断及分型标准参考 1990 年 10 月中国中西医结合学会心血管学会修订的"冠心病中医辨证标准"。[2] 本虚证：气虚（疲乏，气短，舌淡胖或有齿痕，脉沉细）；阳虚（疲乏，气短，畏寒，肢冷，舌淡胖或有齿印，脉沉细或迟）；阴虚（五心烦热，口干，舌红少苔或无苔，脉细数）。凡符合气虚、阳虚证的属气阳虚证，凡符合气虚、阴虚证的属气阴虚证。标实证：痰浊（胸脘痞满，苔厚腻，脉滑）；血瘀（胸痛、痛有定处，舌质紫暗，或有瘀点、瘀斑）。

1.1.2　纳入标准　①符合冠心病诊断标准；②符合中医辨证分型属气阴虚证、气阳虚证，或兼痰浊、或兼血瘀证者；③年龄在 18 ~ 70 岁之间的男女患者；④按纽约心脏病协会心功能 Ⅱ 级以上的慢性心功能不全病者；⑤心衰病程在 3 个月以上；⑥若已接受适量西药（强心剂、利尿剂、血管扩张剂）治疗的患者，其临床表现必须相对稳定 1 周以上，维持原治疗方案。

1.1.3　排弃标准　①不稳定型心绞痛；②新近发生的心肌梗死（3 个月以内）；③未控制好的严重室性心律失常；④严重肝、肾功能不全者；⑤妊娠或哺乳期妇女；⑥有精神异常及不愿意合作者。

1.2　一般资料

根据以上标准，本组共观察治疗 62 例，其中男 36 例，女 26 例。年龄最小 41 岁，最大 70 岁，平均 62.9 岁。西医基础治疗用强心剂 14 例，利尿剂 18 例，血管扩张剂 21 例。按中医辨证分型，气阴虚组 26 例，男 16 例，女 10 例，兼痰浊 10 例，兼血瘀 24 例；气阳虚组 36 例，男 20 例，女 16 例，兼痰浊 22 例，兼血瘀 33 例。

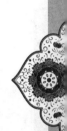

2 治疗方法

按上述标准将研究对象分为气阴虚组及气阳虚组，分别服用由广东省佛山市制药二厂加工生产的强心片Ⅰ号（主要含有党参、黄芪、五味子、麦冬、毛冬青、益母草）和强心片Ⅱ号（主要含有党参、黄芪、附子、毛冬青、益母草）。每次6片，每日3次，4周为1疗程。治疗观察期间，不加用任何影响心力衰竭治疗的药物。中药汤剂（安慰剂）采用下方：神曲、谷芽、麦芽、布渣叶、甘草。

观测指标：①安全性观测（一般体格检查；血、尿常规化验；肝、肾功能检查）；②疗效性观测（详细询问病史，了解患者饮食、尿量、活动量，观察主要临床症状及体征，详细做好登记）。

3 疗效判断标准

3.1 心衰计分法

采用由 Lee 氏于 1982 年首次采用临床与 X 线改变所制定的计分系统。[3]积分越高显示心衰程度越重，反之则心衰程度较轻。

显效（治疗前后积分差值与治疗前积分相比≥75%者）；有效（治疗前后积分差值与治疗前积分相比在 50%～75%者）；基本无效（治疗前后积分差值与治疗前积分相比 <50%者）；加重（治疗后积分超过治疗前积分者）。

3.2 症状计分法

用（＋＋＋～－）来表示症状体征的程度：（＋＋＋）症状明显，经常出现，影响工作和生活，计4分；（＋＋）症状明显，经常出现，但不影响工作和生活，计3分；（＋）症状时轻时重，间断出现，计2分；（±）症状较轻，偶尔出现，计1分；（－）无症状或症状消失，计0分。

3.3 疗效评定

显效（主、兼症全部消失，积分为0或治疗前后积分差≥70%）；有效（治疗前后所有积分之差在 50%～70%者）；无效（治疗前后所有积分之差 <50%者）；加重（治疗后积分超过治疗前者）。

3.4 心功能分级法

按纽约心脏病协会标准[4]评定治疗前后心功能级数。疗效标准：显效（心衰基本控制或心功能提高 2 级以上者）；有效（心功能提高 1 级，但不足 2 级者）；无效（心功能提高不足 1 级者）；加重（心衰加重或死亡者）。

3.5 统计与分析

计量资料以均值 ± 标准差表示。治疗前后比较应用配对 t 检验。组间疗效比较用 Ridit 分析。若 $P < 0.05$ 则差异有显著意义，$P < 0.01$ 差异有非常显著意义。

4 治 疗 结 果

4.1 总疗效

总疗效评定，显效 34 例（占 54.8%），有效 21 例（占 33.9%），无效 5 例（占 8.1%），加重 2 例（占 3.2%），总有效率为 88.7%。其中，气阳虚组显效 24 例（占 66.7%），有效 7 例（占 19.4%），无效 4 例（占 11.1%），加重 1 例（占 2.8%），总有效率为 86.1%。气阴虚组显效 10 例（占 38.5%），有效 14 例（占 53.8%），无效 1 例（占 3.8%），加重 1 例（占 3.8%），总有效率为 92.3%。经 Ridit 分析，两组疗效差异无显著性意义。

4.2 症状疗效比较

症状疗效比较，见表1。

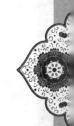

表 1 症状疗效比较

症状	组别	例数/例	显效/例	有效/例	无效/例	加重/例	总有效率/%
乏力	气阳虚	36	22	9	5	0	86.1
	气阴虚	26	18	5	2	1	88.5
心悸	气阳虚	32	21	6	5	0	84.4
	气阴虚	27	16	8	2	1	88.9
气促	气阳虚	33	20	8	4	1	84.8
	气阴虚	25	18	5	1	1	92.0
胸痛	气阳虚	30	26	1	3	0	90.0
	气阴虚	23	8	13	2	0	91.2
咳嗽	气阳虚	20	15	1	4	0	80.0
	气阴虚	18	4	12	2	0	88.9
水肿	气阳虚	24	19	3	2	0	88.6
	气阴虚	16	5	8	3	0	81.2
畏寒肢冷	气阳虚	27	12	9	6	0	77.8

症状	组别	例数/例	显效/例	有效/例	无效/例	加重/例	总有效率/%
五心烦热	气阴虚	18	8	5	5	0	72.2
口干	气阴虚	24	6	9	9	0	62.5

注：各症状两组间疗效比较应用 Ridit 分析，差异均无显著性意义（$P > 0.05$）。

4.3 心功能疗效

全组心功能疗效：治疗前心功能 Ⅰ 级 0 例，Ⅱ 级 21 例，Ⅲ 级 26 例，Ⅵ 级 15 例；治疗后 Ⅰ 级 30 例，Ⅱ 级 21 例，Ⅲ 级 8 例，Ⅵ 级 3 例。显效 17 例（27.4%），有效 38 例（61.3%），无效 5 例（8.1%），加重 2 例（3.2%），总有效率为 88.7%。其中气阳虚组显效 10 例（27.8%），有效 21 例（58.3%），无效 4 例（11.1%），加重 1 例（2.8%），总有效率 86.0%。气阴虚组，显效 7 例（26.9%），有效 17 例（65.4%），无效 1 例（3.8%），加重 1 例（3.8%），总有效率为 92.3%，两组比较差异无显著意义。

4.4 心衰积分疗效

心衰积分显效 32 例（51.6%），有效 13 例（21.0%），无效 17 例（27.4%），总有效率为 72.6%。治疗前积分为 8.062 ± 3.789，治疗后积分为 2.677 ± 2.827。经统计学处理，$P < 0.0001$，差异有非常显著性意义。其中气阳虚组，显效 16 例（44.4%），有效 10 例（27.8%），无效 10 例（27.8%），总有效率为 72.2%。气阴虚组，显效 16 例（61.5%），有效 3 例（11.5%），无效 7 例（26.9%），总有效率为 73.0%，两组比较差异无显著性意义。

4.5 毒副反应

①治疗前后测定的血常规、尿常规、生化、血脂、血糖、肝功能、肾功能等，均无明显变化。②有恶心反应 5 例，均见于气阳虚组。

5 讨 论

心力衰竭是本虚标实的病证。本虚以心为主，涉及肺、脾、肾。初多气虚，渐为气阳虚、气阴虚，最后发展为阴阳两虚。标实多为血瘀、痰浊、水饮。本项研究强心片的立法和方药，是基于广泛的文献资料调研，结合本协作组多年治疗心力衰竭的科研和临床经验，针对心衰的病机而制定的。以阴阳为纲，分气阳虚、气阴虚两型，分别以益气温阳、益气养阴药物以治其根本，并均兼用活血利水之剂，标本同治。

本研究采用目前国内外较通用的观测方法和评价方法。结果显示证候疗效总有效率为 88.7%，显效率为 54.8%，各种主要症状的疗效也多在 85% ~ 90% 之间。心功能疗效总有效率为 88.7%，显效率为 27.4%；心衰积分总有效率为 72.6%，显效率为

冼绍祥学术思想研究

51.6% 。从不同角度都反映强心片对冠心病心力衰竭病患者的症状、体征及心功能的改善有较满意的疗效。

强心Ⅰ、Ⅱ号片分别对气阳虚证、气阴虚证心力衰竭病患者各种治疗指标间的疗效没有明显的差异，都取得较为满意的结果。

本组有5例患者在治疗观察期间出现恶心的症状，均出现于气阳虚组，其中3例治疗无效，2例在治疗过程中恶心的症状消失，不影响继续治疗。其可能性一是由于药物对胃肠的刺激，另外也不排除由心衰本身胃肠瘀血引起的症状。

以强心Ⅰ号、Ⅱ号方治疗心水证的临床研究表明，由于该药立法选方用药紧扣心衰的病理，在辨证的基础上抓住益气活血的关键，故在临床应用中取得较满意的疗效。由于本研究仅是初步观察，故而未设对照组和采取双盲法。

本文原载《新中医》，1998，30（2）：16－18，有删改.

［参考文献］

［1］第一届全国内科学术会议心血管病专业组. 关于冠心病命名及诊断标准的建议［J］. 中华心血管病杂志，1981，9（1）：75.

［2］中国中西医结合学会心血管学会. 冠心病中医辨证标准［J］. 中西医结合杂志，1991，11（5）：257.

［3］LEE D C，JOHNSON R A，BINGHAM J B，et al. Heart failure in outpatients：a randomized trial of digoxin versus placebo［J］. New England Journal of Medicine，1982，306（12）：699－705.

［4］贝政平. 内科疾病诊断标准［M］. 北京：科学出版社，1996：8.

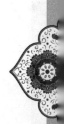

保心康治疗气阳虚型充血性心力衰竭的临床研究

黄衍寿　冼绍祥　丁有钦　卢丽萍　陈宇鹏　吴　辉

充血性心力衰竭（Chronic Heart Failure，CHF）是严重威胁人类生命健康的一种主要的心血管疾病，国外报道其发病率为 1%～10%，随年龄增长而呈增多趋势。我们于1996 年 7 月至 1998 年 5 月开展了保心康治疗充血性心力衰竭的临床研究，现将结果报道如下。

1　方法与材料

1.1　病例选择

本研究共观察气阳虚型充血性心力衰竭患者 117 人，全部病例皆来源于各医院的心血管科住院患者，其中男 64 例，女 53 例，年龄 29～83 岁，平均年龄 61 岁。心力衰竭Ⅰ级 24 例，Ⅱ级 66 例，Ⅲ级 27 例。原发病按现代医学诊断标准，冠心病 69 例，风湿性心脏病 20 例，肺心病 12 例，高血压性心脏病 7 例，甲亢性心脏病 1 例，心肌病 7例，先天性心脏病 1 例。随机分为观察组和对照组，观察组 90 例，对照组 27 例。其中观察组 90 例中夹痰浊者 37 例，兼血瘀者 21 例，既夹痰浊又兼血瘀者 7 例。对照组 27例中夹痰浊者 13 例，兼血瘀者 5 例，既夹痰浊又兼血瘀者 2 例。两组性别、年龄、病程等一般情况以及西医病种和中医证型的分布比较，$P > 0.05$，提示两组病人具有可比性。

1.2　诊断标准

1.2.1 西医诊断标准　参照《中药新药治疗充血性心力衰竭临床研究指导原则》。[1]

1.2.2 心功能判断　参照美国纽约心脏病协会 1974 年标准。[2]

1.2.3　中医辨证

（1）主症：心悸、气喘、水肿。

（2）本虚证。

气虚：疲乏、气短，舌质淡胖或有齿印，脉沉细。

阳虚：疲乏、气短，身寒肢冷，舌淡胖或有齿印，脉沉细或迟。

凡符合气阳两虚者属气阳虚证。

（3）标实证。

痰浊：头晕目眩、胸脘痞闷，苔厚腻，脉滑，其中舌苔为必备条件。

血瘀：胸痛、痛有定处，舌质紫暗或有瘀点、瘀斑，脉涩或结代，其中舌质为必备条件。

1.3　纳入标准

（1）符合充血性心力衰竭诊断标准。

（2）符合中医辨证分型属气阳虚型或兼痰浊、或兼血瘀者。

（3）年龄在 18～85 岁。

（4）心功能在 Ⅱ～Ⅳ级。

（5）心衰病程在 3 个月以上。

（6）若已接受适量西药（强心剂、利尿剂、血管扩张剂）治疗的患者，其临床表现必须稳定 1 周以上，西药用量不增加。

1.4　排除标准

（1）新近发生的心肌梗死（3 个月以内）。

（2）未控制好的严重心律失常（如室性心动过速等）。

（3）合并有肝、肾和造血系统等严重原发性疾病。

（4）有明显感染者。

（5）妊娠或哺乳期妇女，对本药过敏者。

（6）有精神异常及不愿合作者。

1.5　观测指标

（1）一般情况：脉搏、呼吸、血压、体位。

（2）症状：心悸、气喘、水肿、胸闷（痛）、乏力、咳嗽、二便情况。

（3）体征：颜面、口唇发绀、颈静脉怒张、心律、心率、心音、心脏杂音、两肺呼吸音、啰音、肝脾情况、浮肿、舌象、脉象等。

（4）心电图检查。

（5）心胸比率测定。

（6）按心脏功能判断进行心功能分级。

（7）血液流变学测定。

（8）血气分析及 $CO_2 - CP$ 测定。

（9）不良反应观察。

1.6　疗效判断标准

1.6.1　证候计分法

次症：无症状或已恢复正常，计 0 分；症状轻或偶尔出现，计 1 分；症状时轻时重，或间断出现，计 2 分；症状较重或持续出现，计 3 分。

主症：打分加倍，舌脉见证为最高分（6 分）。

1.6.2　心衰计分法

采用 Lee 氏[3]于 1982 年首次采用临床与 X 线改变所制定的计分系统（见表 1）。

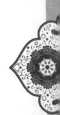

表1　心衰计分系统

分值	呼吸困难	肺部啰音	浮肿	肝大	颈静脉	胸片异常
1	轻或中等度劳力性呼吸困难	一侧肺底啰音	下肢浮肿＋	右肋下≤1.5 cm	颈静脉充盈,肝颈征＋	肺瘀血征
2	阵发性夜间呼吸困难或重劳力性呼吸困难	双侧肺底啰音	下肢浮肿＋＋～＋＋＋	右肋下1.5～3 cm	颈静脉零度水平3 cm以上	间质水肿征
3	端坐呼吸或夜间咳嗽	啰音范围不限于双肺底	全身性浮肿	右肋下＞3 cm		肺水肿并胸腔积液
4	休息时呼吸困难并上述表现	—	—	—	—	—

显效：治疗后积分减少≥75%以上者。

有效：治疗后积分减少在50%～75%者。

无效：治疗后积分减少不足50%者。

加重：治疗后积分超过治疗前积分。

1.6.3　中医证候疗效评定标准

显效：主兼证全部消失，积分0或治疗后积分减少≥70%。

有效：治疗后积分减少在50%～70%之间。

无效：治疗后积分减少不足50%者。

加重：治疗后积分超过治疗前积分。

1.6.4　心功能分级方法

按纽约心脏病协会（NYHA）分级方法，评定心功能疗效。疗效标准为以下几种。

显效：心衰基本控制或心功能高2级以上者。

有效：心功能提高1级，但不及2级者。

无效：心功能提高不足1级者。

加重：心衰加重或死亡者。

1.7　治疗方法

观察组使用保心康，对照组使用安慰剂，剂量均为4片/次，3次/天，疗程均为2周。安慰剂外观与治疗药一致，观察过程严格实行双盲法，保心康片及安慰剂均由广州中药一厂提供。观察组和对照组中分别有43例和13例患者接受了西药常规抗心衰的基础治疗，药物包括地高辛、卡托普利、哌唑嗪、呋塞米、螺内酯、氢氯噻嗪等，症状稳定1周后，上述药物维持不变进入观察。

1.8　统计学方法

治疗前后比较用配对 t 检验，组间比较用方差分析，组间疗效（率）的比较用 χ^2 检验。

2　结果与分析

2.1　中医证候疗效及积分

（1）中医证候总疗效。由表2可见，观察组总有效率为87.8%，对照组为48.1%，具有非常显著意义，$P < 0.01$，提示保心康可以明显改善心衰病人的中医证候。

表2　中医证候疗效

组别	N/例	显效/例（%）	有效/例（%）	无效/例（%）	恶化/例（%）	总有效/例（%）
观察组	90	27（30.0）	52（57.8）	11（12.2）	0（0）	79（87.8）
对照组	27	2（7.4）	11（40.7）	13（48.2）	1（3.7）	13（48.1）

注：组间比较，$P < 0.01$。

（2）中医症状疗效比较。由表3可见，观察组主症和次症的积分治疗后均比治疗前明显降低，有非常显著意义（$P < 0.01$）；舌脉方面，舌质淡胖或有齿印的改善明显，舌苔也有所改善，沉迟脉好转（$P < 0.05$）；但舌质红、舌质紫暗以及脉象沉细、结代等证候则没有明显的改变。治疗后心悸、气（促）喘、神疲乏力、自汗和尿少五症的改善方面观察组明显优于对照组。从累计积分来看，观察组与对照组治疗前没有显著性差异（$P > 0.05$）。治疗后两组的累计积分比较有非常显著性差异（$P < 0.01$），观察组的积分明显降低，说明保心康能改善心衰病人的中医证候。

表3　中医症状疗效比较（$\bar{x} \pm s$）

	症状	观察组（90例）		对照组（27例）	
		治疗前	治疗后	治疗前	治疗后
主症	心悸	4.205 ± 1.576	1.282 ± 1.169**	3.185 ± 1.594△	1.630 ± 1.471**△△
	气（促）喘	4.205 ± 1.281	0.974 ± 1.287**	3.852 ± 1.350	2.296 ± 1.325**△△
	水肿	2.800 ± 2.210	0.385 ± 0.782**	2.148 ± 1.748	0.667 ± 1.109**
次症	神疲乏力	2.525 ± 0.599	0.925 ± 0.526**	2.296 ± 0.823	1.444 ± 0.801**△△
	咳嗽	1.675 ± 0.997	0.550 ± 0.749**	1.259 ± 1.059	0.704 ± 0.869**
	胸闷（痛）	2.200 ± 0.992	0.725 ± 0.716**	1.630 ± 1.115△	1.022 ± 1.117*
	形寒肢冷	1.575 ± 1.107	0.450 ± 0.639**	1.667 ± 0.877	0.704 ± 0.724**
	口干	0.800 ± 0.883	0.275 ± 0.506**	0.889 ± 0.934	0.481 ± 0.802
	自汗	0.625 ± 1.005	0.125 ± 0.335**	0.741 ± 0.984	0.481 ± 0.849△
	尿少	1.225 ± 1.074	0.150 ± 0.533**	1.370 ± 1.149	0.593 ± 0.888**△

症状		观察组（90 例）		对照组（27 例）	
		治疗前	治疗后	治疗前	治疗后
舌质	淡胖或有齿印	2.475 ± 1.154	1.675 ± 1.492 **	2.111 ± 1.396	1.630 ± 1.497 *
	红	0.375 ± 1.005	0.225 ± 0.800	0.222 ± 0.801	0.222 ± 0.801
	紫暗	0.675 ± 1.269	0.525 ± 1.154	1.778 ± 1.502 △△	1.556 ± 1.528 △△
舌苔	少苔或无苔	1.350 ± 1.511	0.975 ± 1.423 *	1.407 ± 1.500	1.185 ± 1.469
	厚腻	1.350 ± 1.511	0.825 ± 1.357 *	0.889 ± 1.396	0.556 ± 1.188
脉象	沉细无力	1.350 ± 1.511	1.200 ± 1.488	2.111 ± 1.396 △	1.778 ± 1.502
	沉迟无力	0.675 ± 1.269	0.150 ± 0.662 *	0.421 ± 0.906	0.444 ± 1.086
	结代	0.975 ± 1.432	0.825 ± 1.517	0.358 ± 0.961 △	0.333 ± 0.832 △
累计积分		31.04 ± 6.785	12.25 ± 4.052 **	28.05 ± 8.05	17.73 ± 7.869 ** △△

注：与治疗前比较，$*P < 0.05$；$**P < 0.01$；与对照组比较，$\triangle P < 0.05$，$\triangle\triangle P < 0.01$。

2.2 心功能疗效

两组心功能疗效比较，见表 4。观察组总有效率为 81.1%，对照组为 55.55%，有显著意义，$P < 0.05$，提示保心康可在西药治疗的基础上明显改善病人的心衰症状。

表 4 心功能疗效

组别	N/例	显效/例（%）	有效/例（%）	无效/例（%）	恶化/例（%）	总有效/例（%）
观察组	90	26（28.9）	47（52.2）	17（18.9）	0（0）	73（81.1）
对照组	27	4（14.8）	11（40.7）	12（44.5）	0（0）	15（55.5）

注：组间比较，$P < 0.05$。

2.3 心衰疗效积分

由表 5 可见，观察组治疗前后对比，胸片异常的改善有显著意义（$P < 0.05$），其余各项指标的改善皆有非常显著意义（$P < 0.01$）。对照组治疗前后对比，呼吸困难、肺部啰音、浮肿三项有显著性差异（$P < 0.01$），其余各项没有显著性差异（$P > 0.05$）。观察组与对照组相比，呼吸困难和肝大两项有显著性差异（$P < 0.01$ 或 $P < 0.05$）。从总积分比较，两组治疗前后比较有显著意义（$P < 0.01$），且观察组的积分又比对照组明显降低，差异有显著意义（$P < 0.05$），说明加用保心康能有效地改善病人的心衰症状。

表5　心衰疗效积分比较（$\bar{x} \pm s$）

	观察组（90 例）		对照组（27 例）	
	治疗前	治疗后	治疗前	治疗后
呼吸困难	2.211 ± 0.875	0.816 ± 0.563**	2.346 ± 0.689	1.423 ± 0.643**△△
肺部啰音	1.526 ± 1.006	0.447 ± 0.891**	1.654 ± 1.056	0.808 ± 0.801**
浮肿	1.263 ± 0.795	0.237 ± 0.714**	1.231 ± 0.863	0.500 ± 0.707**
肝大	1.171 ± 0.857	0.533 ± 0.795**	1.231 ± 1.032	1.000 ± 0.938△
颈静脉	1.211 ± 0.622	0.579 ± 0.758**	1.038 ± 0.445	0.885 ± 0.516
胸片异常	1.105 ± 0.764	0.684 ± 0.842**	0.846 ± 0.613	0.520 ± 0.586
总积分	8.48 ± 3.637	3.31 ± 3.366**	8.34 ± 3.382	5.13 ± 2.799**△

注：与治疗前比较，$*P < 0.05$；$**P < 0.01$；与对照组比较，$△P < 0.05$，$△△P < 0.01$。

2.4 血液流变学

血液流变学疗效比较，见表6。在血液流变学的各项指标中，治疗前后比较，观察组血浆比黏度、还原血黏度、红细胞压积、红细胞聚集指数、血沉方程 K 值和红细胞硬化指数等指标较治疗前明显降低，具有显著意义（$P < 0.01$ 或 $P < 0.05$）。对照组的还原血黏度治疗后比治疗前降低，差异有显著意义（$P < 0.05$），而其他指标则变化不明显。

表6　血液流变学指标比较（$\bar{x} \pm s$）

	观察组（90 例）		对照组（27 例）	
	治疗前	治疗后	治疗前	治疗后
全血比黏度	8.493 ± 2.099	7.913 ± 1.874	8.670 ± 2.484	8.549 ± 2.279
血浆比黏度	1.777 ± 0.687	1.588 ± 0.088*	1.846 ± 0.479	1.713 ± 0.142△△
还原血黏度	6.63 ± 0.55	5.98 ± 1.33**	6.14 ± 0.49	5.68 ± 0.85*
血沉/(mm·h^{-1})	27.762 ± 13.707	27.524 ± 10.581	27.333 ± 18.35	26.611 ± 19.446
红细胞压积	0.44 ± 0.053	0.419 ± 0.051**	0.474 ± 0.063	0.441 ± 0.06
红细胞聚集指数	24.61 ± 6.62	22.27 ± 5.91*	24.11 ± 14.47	23.78 ± 14.27
血沉方程 K 值	128.99 ± 47.14	99.21 ± 38.38**	126.94 ± 53.28	121.61 ± 49.37△
纤维蛋白原/(g·L^{-1})	3.197 ± 0.874	2.982 ± 0.755	3.175 ± 0.961	2.955 ± 0.893
红细胞硬化指数	5.674 ± 0.712	5.039 ± 0.772**	5.523 ± 2.854	5.293 ± 2.345

注：与治疗前比较，$*P < 0.05$；$**P < 0.01$；与对照组比较，$△P < 0.05$，$△△P < 0.01$。

2.5 不良反应

观察组出现恶心 9 例（10%），呕吐 2 例（2.22%），对照组出现恶心 5 例（18.5%），呕吐 3 例（11.1%），未发现对血液系统、糖代谢及肝肾功能有明显影响。

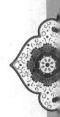

3 讨 论

祖国医学认为，心力衰竭总以心气（阳）虚为基本病理变化，血瘀、水饮、痰湿均为气（阳）虚继发引起，乃因虚致实，血水相关，瘀饮互化，相兼为病。临床 CHF 患者中医辨证为心气（气阳或气阴）虚而挟痰瘀者占绝大多数，在治疗上应施予相应的补虚祛邪之法，补虚当补益五脏精气，其中以补益心气为先，视其阴阳偏盛或投以益气温阳，或投以益气养阴；祛邪当以活血、利水、化瘀、平喘等为主。

保心康由人参、熟附子、毛冬青等药物组成，功能益气温阳，活血化瘀利水，主治心衰偏于气阳亏虚者。药理研究表明人参皂苷对心脏收缩力和血压有双向调节作用，并可调节神经功能，使紊乱的神经功能得以恢复，还可通过刺激下丘脑分泌促肾上腺皮质激素（ACTH）兴奋肾上腺皮质，提高机体的应激能力，增强人体非特异性抵抗力。[4] 熟附子有效成分为乌头碱、次乌头碱、去甲乌药碱等，治疗量的乌头碱具有强心作用，并能激动心肌细胞上的 β－受体，清除自由基[5]。毛冬青甲素可以有效地降低血小板黏附性，改善微循环，兴奋心血管中枢 α 受体，发挥降压作用，还可以在一定程度上阻滞 β 受体，对抗肾上腺素所致的心律失常。[6] 从各药单独的药理作用分析，保心康的抗心衰作用可能和以下几方面有关：（1）直接增加心肌收缩力，扩张外周血管，降低后负荷。（2）通过改善微循环，既可改善心肌供血，又可降低后负荷。（3）毛冬青还可发挥类似 β－受体阻滞剂的作用。（4）通过人参调节神经功能，改善心衰时的交感神经功能紊乱。（5）人参等尚可保护心肌细胞，提高应激能力，延长细胞寿命。

结果显示：中医证候疗效观察组总有效率为 87.8%，对照组为 48.1%，有非常显著差异（$P < 0.01$）；心功能疗效观察组总有效率为 81.1%，对照组为 55.5%，有显著性差异（$P < 0.05$）。中医症状疗效积分和心衰积分观察组都比对照组有更明显的改善，说明使用保心康后能改善病人的中西医症状。

本文原载《中药新药与临床药理》，2000，11（5）：261－265，318，有删改.

[参考文献]

[1] 中华人民共和国卫生部. 中药新药临床研究指导原则（第一辑）[S]. 1993：57.

[2] 陈灏珠. 实用内科学 [M]. 北京：人民卫生出版社，1997：1 100.

[3] LEE D C, JONHSON R A, BINGHAM J B, et al. Heart failure in outpatients：a randomized trial of digoxin versus placebo [J]. New England Journal of Medicine, 1982, 306 (12)：699.

[4] 周金黄，王筠默. 中药药理学 [M]. 上海：上海科学技术出版社，1986：239.

[5] 吴伟康，罗汉川，侯灿. 四逆汤清除氧自由基及抑制心肌脂质过氧化反应的体外试验 [J]. 中国中药杂志，1995，20（11）：690－691.

[6] 罗荣敬，陈洁文，周乐全，等. 毛冬青甲素对心血管功能及其神经调节的影响 [J]. 中药新药与临床药理，1995，6（4）：30－33.

益气温阳活血利水中药对充血性
心力衰竭患者内皮素及一氧化氮的影响

洪永敦　冼绍祥　陈宇鹏　杨忠奇　陈　进

由于血管内皮细胞生成的内皮素（ET）及一氧化氮（NO）与充血性心力衰竭的发生发展关系密切，它们一起参与 CHF 的病理过程。我们观察了益气温阳活血利水中药对充血性心力衰竭的治疗作用及其对内皮素、一氧化氮的影响。

1　对象与方法

1.1　病例选择

1.1.1　西医诊断标准　充血性心力衰竭的诊断标准参考张子彬、郑宗锷主编的《充血性心力衰竭》。[1]按美国纽约心脏病协会（NYHA）的心功能分级标准。[2]

1.1.2　中医诊断标准　参考《中药新药临床研究指导原则》[3]，充血性心力衰竭的中医分型属阳气亏虚，血瘀水停者，症见唇指发绀，心悸，胸闷，气短，气促，活动后加重，不得卧，咳嗽，咯泡沫样痰，脘腹胀满，食欲不振，胁下肿块，下肢水肿，小便不利，颈脉怒张，舌质淡或暗，舌体胖，苔白，脉沉细或虚数，或结代。

1.1.3　正常对照组的选择　年龄 40～60 岁，体格检查及实验室检查无器质性心血管疾病的健康者共 10 例，其中男 7 例，女 3 例。

1.2　临床资料

全部病例均为 1998 年 2 月至 1999 年 1 月我院心内科住院临床确诊为 CHF 的病人。入选病例共 70 例，其中男 46 例，女 24 例，年龄 40～78 岁，平均 56 岁，病程最短 6 月，最长 10 年，其中冠心病 30 例，高血压性心脏病 8 例，风湿性心脏病 16 例，老年性瓣膜退行性心脏病 6 例，扩张型心肌病 7 例，肺源性心脏病 3 例。心功能分级（NYHA）：Ⅱ级 15 例，Ⅲ级 23 例，Ⅳ级 32 例。随机分为常规治疗组（$N=30$）和中药治疗组（$N=40$），两组病人性别、年龄、病程及心功能分级均无统计学差异，基础心脏病相近。

1.3　治疗方法

常规治疗组：强心（地高辛 0.25 mg，每天 1 次），利尿（呋塞米 20 mg、螺内酯 20 mg，每天 2 次），扩张血管（硝酸异山梨酯 10 mg，每天 3 次），ACE 抑制剂（卡托普利 12.5 mg，每天 2 次），控制原发病和消除心衰诱因。中药治疗组：在常规组治疗基础上，使用以下基本方：黄芪、丹参、益母草、毛冬青、茯苓、泽泻各 30 g，熟附子、车前子各 12 g，白术、葶苈子各 15 g。每天 1 剂，水煎服。14 天为一个疗程。

1.4 观测指标及方法

1.4.1 ET、NO 标本采集　早晨 7 点空腹仰卧位，根据各项指标的要求采集肘静脉血标本，离心，去细胞成分，取血浆，置 -70 ℃冰箱中保存待测。所有患者治疗前后 1 天各抽血作对比。

1.4.2 指标测定　根据均相竞争原理用放射免疫法测定血浆 ET 含量（药盒为解放军总医院东亚免疫技术研究所产品），计算仪为 FJ-2008PS、γ 放射免疫计数器，操作严格按药盒说明书进行。根据 NO_2^- 与 2-乙氧-6,9-二氨基吖啶合成桃红色原理，用比色法测定血浆 NO 含量。[4]

1.5 疗效评定标准

参考《充血性心力衰竭》[1] 制定的评定标准，显效：治疗后心衰的症状或体征消失，心功能达到 I 级或提高 2 级以上者；有效：心衰的症状和体征大部分消失或减轻，心功能提高 1 级，但不及 2 级者；无效：未达到有效标准或恶化者。

1.6 统计方法

采用 t 检验和 χ^2 检验。

2 结　果

2.1 临床疗效

中药治疗组显效 12 例，有效 25 例，无效 3 例，总有效率 92.5%；常规治疗组显效 7 例，有效 16 例，无效 7 例，总有效率 76.7%。中药治疗组优于常规治疗组（$P < 0.05$）。

2.2 检测指标变化

不同心功能状态下血浆内皮素、一氧化氮的变化见表 1；治疗前后血浆内皮素及一氧化氮的变化见表 2。

表 1　不同心功能状态下 ET、NO 的变化（$\bar{x} \pm s$）

组别	N/例	ET/（ng·L^{-1}）	NO/（μmol·L^{-1}）
正常对照组	10	50.8 ± 7.58	5.6 ± 1.55
心功能 II 级	15	60.9 ± 8.40**	7.42 ± 2.3*
心功能 III 级	23	66.5 ± 6.80**	9.45 ± 2.96**
心功能 VI 级	32	72.4 ± 10.8**	11.56 ± 3.04**

注：与正常对照组比较，*$P < 0.05$，**$P < 0.01$；心衰各组 ET、NO 两两比较 P 均小于 0.05。

90

表2　治疗前后血浆 ET、NO 的变化（$\bar{x} \pm s$）

组别		N/例	ET/（ng·L^{-1}）	NO/（μmol·L^{-1}）
中药治疗组	治疗前	40	69.38 ± 9.81	9.93 ± 3.05
	治疗后	40	61.22 ± 8.78 * * △	8.15 ± 3.03 * △
常规治疗组	治疗前	30	70.42 ± 9.80	11.36 ± 3.22
	治疗后	30	65.52 ± 9.10 *	9.67 ± 3.10 *

注：与治疗前比较，$*P < 0.05$，$* *P < 0.01$；治疗后两组比较，$\triangle P < 0.05$。

3　讨　论

充血性心力衰竭属于中医的心悸、水肿、喘证、痰饮等范畴，主要由于心脾肾阳气虚衰，不能运化水湿及鼓动营血，因而造成水湿内停、瘀血阻络，形成本虚标实的病理改变。水湿、瘀血为标，气、血、水相互影响，交互为病，形成了心衰的互为因果的恶性病理循环，水得瘀越聚，瘀血得水而越固，水瘀交阻而导致心衰的发展。我们遵照治病求本原则，拟定益气温阳、活血利水之法。熟附子上振心阳，中温脾阳，下益肾阳，具强心苷样对心肌的直接正性肌力作用，并能激动心肌细胞上的 β 受体；黄芪益气固表，健脾利水，对陷于衰竭的心脏有明显的强心作用。茯苓、白术、泽泻健脾利水消肿；葶苈子泻肺平喘，利水消肿，亦含有强心苷成分；丹参、益母草、毛冬青养血活血，利水化瘀，改善心肌血供，缓解脏器郁血。诸药合用共奏益气温阳、活血利水之功，达到标本同治的目的，故能取得良好效果。

ET 和 NO 是由血管内皮细胞合成的一对具有拮抗效应的血管活性物质，在血管平滑肌功能及血管张力的调节中具有重要作用，参与多种疾病的病理生理过程。ET 是由 21 个氨基酸组成的多肽，是目前所知体内作用最强的血管收缩物质，具有正性肌力作用，能够刺激生长，导致有丝分裂，刺激心肌细胞肥大、使心腔扩大及心脏重构。[5]本研究发现，CHF 患者的血浆 ET 浓度增高，其浓度与心衰的严重程度之间呈相关关系，提示 ET 通过调节血管张力参与 CHF 的病理过程。CHF 时血浆 ET 的增加，可能与 CHF 时心房压、肺动脉压升高，心输出量下降及肺廓清减少有关。此外，CHF 时 ET 增加可通过血流动力学和细胞机制促进氧自由基释放，而氧自由基又可损伤血管内皮细胞促使其大量释放 ET。血浆 ET 浓度增高，又可导致心脏受抑、全身血管收缩、心功能减退，血流动力学障碍更加严重，造成恶性循环。

NO 是在 NO 合成酶（NOS）的催化下，由内皮细胞中的左旋精氨酸和氧分子作用产生的，其合成后能迅速扩散到邻近的血管平滑肌中，与细胞内的特殊受体结合，激活鸟苷酸环化酶（GC），产生环磷酸鸟苷（cGMP），cGMP 通过刺激血管平滑肌上的 cGMP 依赖的蛋白激酶，调节磷酸二酯酶和离子通道，使细胞内 Ca^{2+} 增多，影响 Na^+—Ca^{2+} 交换，使血管平滑肌松弛，血管扩张。[6]NOS 可分为结构型 NOS（cNOS）和诱导型 NOS（iNOS）。cNOS 对维持心血管系统正常的生理功能起重要作用，而 iNOS 在病理

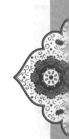

情况下的作用更为突出，可被细胞激肽（如内、外毒素，肿瘤坏死因子，白介素 –1，等等）激活而表达，而且一被激活，其活性远远大于 cNOS 并可长时间合成 NO，大量的 NO 可作为一种细胞毒性分子，充当血液瘀滞和细胞毒作用的效应物分子。而且，NO 可与含铁酶广泛结合导致线粒体呼吸作用细胞功能的损害，对心脏会引起负性肌力作用。[7]心衰时可能由于某些细胞激肽（如肿瘤坏死因子）的增加，激活 iNOS 产生大量 NO，由于 NO 是中介产物，几分钟内即代谢为终产物硝酸盐，因而其血管扩张作用是短暂的，而心脏的负性肌力作用却长期存在，这进一步加重心衰。本研究结果显示，血浆中 NO 浓度增加与心衰的严重程度呈相关关系，提示 NO 升高是 CHF 病理生理特征之一。

综上所述，CHF 患者的血管内皮功能紊乱，表现为 ET 和 NO 水平增高，且与心衰的严重程度相关，两者的因果关系目前尚不清楚，但血浆 ET 水平升高可促进 NO 的释放[8]，提示 ET 和 NO 参与 CHF 的病理过程，可作为反映 CHF 严重程度的指标。两组治疗后随着心功能的好转，患者血浆 ET 和 NO 显著下降（治疗前后比较 $P < 0.05$ 或 $P < 0.01$），且中药治疗组比常规治疗组下降更为显著（$P < 0.05$），这可能是中医药治疗显著改善血流动力学，纠正神经内分泌系统、免疫系统的失衡，以及对内皮细胞的保护作用的结果。由此可见，益气温阳、活血利水法及体现该法则的中药具有明显减轻充血性心力衰竭的症状、改善心功能和提高患者生活质量的作用，同时有益于 CHF 的神经内分泌调节。

本文原载《中药新药与临床药理》2000，11（2）：71 – 73，有删改.

[参考文献]

［1］张子彬，郑宗锷. 充血性心力衰竭［M］. 北京：科学技术文献出版社，1991：89，127.

［2］贝政平. 3 200 个内科疾病诊断标准［M］. 北京：科学出版社，1996：8.

［3］中华人民共和国卫生部. 中药新药临床研究指导原则：第一辑［S］. 1993：57 – 60.

［4］罗向东，杨宗城，黎鳌，等. 简捷、灵敏的一氧化氮间接测定法［J］. 中华创伤杂志，1994，10（4）：185.

［5］ISHIKAWA T, YANAGISAWA M, KIMURA S, et al. Positive inotropic action of a novel vasoconstrictor peptide endothelin on guinea-pig atria［J］. American Journal of Physiology, 1988, 255 (4Pt2): H970.

［6］SNYDER S H. Nitric oxide: first in a new class of neurotransmitters［J］. Science, 1992, 257 (5 069): 494 – 496.

［7］PAULUS W J, VANTRIMPONT P J, SHAH A M. Acute effects of nitric oxide on left ventricular relaxation and diastolic distensibility in humans. Assessment by bicoronary sodium nitroprusside infusion［J］. Circulation, 1994, 89 (5): 2 070 – 2 078.

［8］LERMAN A, BURNETT J C. Intact and altered endothelium in regulation of vasomotion［J］. Circulation, 1992, 86 (6 Suppl): 12 – 19.

养心康治疗充血性心力衰竭临床研究

黄衍寿　冼绍祥　吴　辉

国家中医药管理局医政司胸痹急症协作组广东分组于 1996 年 7 月至 1998 年 5 月在协作组内开展了强心片系列治疗充血性心力衰竭（Chronic Heart Failure，CHF）的临床研究。现将养心康（原名强心 I 号）的研究结果报告如下。

1　资料与方法

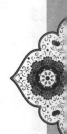

1.1　病例

选取 1996 年 7 月至 1998 年 5 月因 CHF 而入住心内科的患者 236 例，诊断按文献 [1][1] 标准，纳入及排除标准参照文献 [2][2] 标准。按 3：1 随机分为观察组及对照组。对照组 59 例中男 39 例，女 20 例；年龄 32 ~ 68 岁，平均（58.3 ±6.3）岁；平均病程（3.6 ±1.0）年；其中冠心病 30 例（50.8%），肺源性心脏病 10 例（16.9%），高血压心脏病 6 例（10.2%），风湿性心脏病 6 例（10.2%），甲亢性心脏病 3 例（5.1%），心肌病和先天性心脏病各 1 例（1.7%），混合性心脏病 2 例（3.4%）。观察组 177 例中男 113 例，女 64 例；年龄 35 ~ 72 岁，平均（64.1 ±6.9）岁；平均病程（4.2 ±1.5）年；其中冠心病 92 例（51.9%），肺源性心脏病 32 例（18.1%），高血压心脏病 20 例（11.3%），风湿性心脏病 17 例（9.6%），甲亢性心脏病 5 例（2.8%），心肌病 4 例（2.3%），先天性心脏病 3 例（1.7%），混合性心脏病 4 例（2.3%）。中医辨证均为气阴虚证者（可挟痰、瘀）。对照组气阴两虚型 8 例（13.6%），气阴两虚挟痰型 24 例（40.7%），气阴两虚挟瘀型 16 例（27.1%），气阴两虚挟痰瘀型 11 例（18.6%）。观察组气阴两虚型 21 例（11.9%），气阴两虚挟痰型 71 例（40.1%），气阴两虚挟瘀型 49 例（27.7%），气阴两虚挟痰瘀型 36 例（20.3%）。经检验两组各因素间保持平衡，具有可比性。

1.2　治疗方法

两组患者基础治疗相同（予强心、利尿、血管扩张剂，心衰稳定 1 周以上），对照组加用安慰剂，观察组予养心康片，每次 4 片，每日 3 次，观察期为 2 周。养心康与安慰剂均由广州中药一厂提供。用中药期间西药量不变。

1.3　观察指标及评价方法

观察用药前后的指标和判断标准按文献 [3][3] 标准。用药后若出现不良反应，如实记录，并进行有关排除其他因素的检查。

1.4 统计学方法

计量资料以均数±标准差（$\bar{x} \pm s$）表示，治疗前后比较用配对 t 检验，组间比较用 Ridit 分析。$P < 0.05$ 为差异有显著性。

2 结 果

2.1 治疗前后证候疗效比较

治疗前后证候疗效比较，见表1~表3。表1显示，观察组中医证候显效率和有效率均高于对照组，总有效率明显高于对照组，均有非常显著意义，提示观察组证候疗效优于对照组。表2说明治疗前后对照组证候积分无明显下降（$P > 0.05$），而观察组下降明显（$P < 0.01$），治疗后组间比较有显著性意义（$P < 0.05$）。亦提示养心康的证候疗效明显优于对照组。表3提示治疗前两组各症状积分相互比较无显著意义（$P > 0.05$），治疗前后自身比较，对照组心悸和乏力两项积分变化有显著性意义（$P < 0.05$），而观察组绝大部分指标均有显著或非常显著性意义（$P < 0.05$ 或 $P < 0.01$）；治疗后组间比较多数症状积分有显著或非常显著性意义（$P < 0.05$ 或 $P < 0.01$）。提示患者除心悸、气喘、水肿等主症外，乏力、口干、尿少、自汗等症状积分均较高，显示气阴两虚证型比较突出；养心康治疗后多数症状均有不同程度的改善，作用效果明显优于对照组，从另一方面证实了养心康的中医证候效应。

表1 两组中医证候疗效比较

组别	例数/例	显效/例（%）	有效/例（%）	无效/例（%）	恶化/例（%）	总有效/例（%）
对照组	59	14（23.7）	25（42.4）	15（25.4）	5（8.5）	39（66.1）
观察组	177	58（32.8）	93（52.5）	22（12.4）	4（2.3）	151（85.3）**

注：与对照组比较：**$P < 0.01$（Ridit 分析）。

表2 两组治疗前后证候总积分比较（$\bar{x} \pm s$）

组别	例数/例	治疗前积分	治疗后积分
对照组	59	40.78 ± 16.43	38.36 ± 13.75
观察组	177	41.76 ± 15.14	30.17 ± 16.27△△*

注：与本组治疗前比较，△△$P < 0.01$；与对照组治疗后比较，*$P < 0.05$（t 检验）。

表3 两组治疗前后各症状积分变化 ($\bar{x}\pm s$)

组别		心悸	气喘	水肿	乏力	咳嗽	胸痛	口干	尿少	形寒肢冷
对照组	治疗前	4.50±1.62	4.18±1.52	2.11±1.69	4.57±1.26	1.79±0.66	2.08±0.78	4.52±1.14	3.17±1.14	0.85±0.12
	治疗后	4.08±1.59△	4.09±1.52	2.25±1.72	4.11±1.12△	1.69±0.49	1.87±0.67	4.48±1.55	3.08±1.02	0.77±0.09
观察组	治疗前	4.75±1.66	4.25±1.58	2.00±1.81	4.63±1.32	1.84±0.58	2.16±0.84	4.47±1.63	3.28±1.25	0.89±0.15
	治疗后	3.32±1.41△△	2.89±0.97△△*	1.84±0.87△	3.06±0.95△△*	1.65±0.39△	1.69±0.72△	3.20±1.03△△**	2.87±0.96△	0.57±0.05△

组别		自汗	舌淡胖或齿印	舌红	舌紫暗	舌苔少或无	舌苔厚腻	脉沉细无力	脉沉迟无力	脉结代
对照组	治疗前	2.95±1.21	0.42±0.67	2.16±1.03	0.78±0.52	2.45±1.18	1.28±1.02	1.54±1.13	0.68±1.17	0.78±1.23
	治疗后	2.78±1.03	0.38±0.55	2.07±0.93	0.84±0.60	2.33±1.05	1.17±1.05	0.98±0.67△	0.55±1.02	0.69±1.16
观察组	治疗前	2.88±1.13	0.47±0.71	2.25±1.16	0.82±0.57	2.52±1.20	1.18±0.96	1.63±1.25	0.72±1.23	0.82±1.34
	治疗后	1.63±0.84△△*	0.26±0.43△*	1.43±0.85△△*	0.67±0.46△	1.67±1.04*	1.09±0.85	0.56±0.73△△*	0.61±1.05	0.60±1.03△

注：与本组治疗前比较，△$P<0.05$，△△$P<0.01$；与对照组治疗后比较，*$P<0.05$，**$P<0.01$。

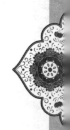

2.2 心力衰竭（心衰）积分疗效比较

心力衰竭（心衰）积分疗效比较，见表4~表6。表4结果显示，观察组心衰积分显效率、有效率均高于对照组，总有效率亦明显高于对照组，两组间差异非常显著（$P<0.01$）。表5结果显示，两组治疗前后心衰积分均明显下降，均有显著性或非常显著性意义，且组间亦有差异。提示：在改善心衰积分、提高心衰疗效方面，养心康明显优于安慰剂对照组。表6结果显示，观察组治疗前后各项指标的改善明显高于对照组。

表4 两组心衰积分疗效比较

组别	例数/例	显效/例（%）	有效/例（%）	无效/例（%）	恶化/例（%）	总有效/例（%）
对照组	59	6 (10.2)	28 (47.4)	22 (37.3)	3 (5.1)	34 (57.6)
观察组	177	38 (21.5)	100 (56.5)	36 (20.3)	3 (1.7)	138 (78.0)**

注：与对照组比较，**$P<0.01$（Ridit分析）。

表5　两组治疗前后心衰积分比较（$\bar{x} \pm s$）

组别	例数/例	治疗前积分	治疗后积分
对照组	59	8.67 ± 2.86	6.93 ± 2.74△
观察组	177	8.84 ± 3.51	5.41 ± 2.39△△*

注：与本组治疗前比较，△$P < 0.05$，△△$P < 0.01$；与对照组治疗后比较，*$P < 0.05$（t 检验）。

表6　两组治疗前后心衰各指标积分的变化（$\bar{x} \pm s$）

组别	例数/例	呼吸困难	肺部啰音	水肿	肝大	颈静脉怒张	X线胸片异常
对照组	治疗前 59	2.13 ± 0.75	1.16 ± 0.87	1.63 ± 1.00	1.24 ± 0.75	1.33 ± 0.91	1.28 ± 0.64
	治疗后 59	1.67 ± 0.85△	1.08 ± 0.74	1.15 ± 0.88△	1.16 ± 0.83	0.72 ± 0.77△	1.13 ± 0.66
观察组	治疗前 177	2.26 ± 0.79	1.09 ± 0.76	1.61 ± 1.02	1.28 ± 0.72	1.38 ± 0.95	1.32 ± 0.68
	治疗后 117	1.32 ± 0.51△△*	0.79 ± 0.87△*	1.04 ± 0.84△	0.76 ± 0.95△△*	0.65 ± 0.79△	0.83 ± 0.75△

注：与本组治疗前比较，△$P < 0.05$，△△$P < 0.01$；与对照组治疗后比较，*$P < 0.05$。

2.3　治疗前后心功能疗效比较

治疗前后心功能疗效比较，见表7、表8。表7结果显示，观察组心功能在治疗后显效率、有效率均高于对照组，总有效率间差异有显著性意义。表8结果显示，观察组治疗前心功能分级以Ⅲ级和Ⅳ级为最多，治疗后以Ⅰ级和Ⅱ级为最多，与对照组相比差异有显著性。提示养心康有较好的改善心功能的作用。

表7　两组心功能疗效比较

组别	例数/例	显效/例（%）	有效/例（%）	无效/例（%）	恶化/例（%）	总有效/例（%）
对照组	59	8 (13.5)	29 (49.2)	19 (32.2)	3 (5.1)	37 (62.7)
观察组	177	38 (21.4)	104 (58.8)	29 (16.4)	6 (3.4)	142 (80.2)*

注：与对照组比较，*$P < 0.05$（Ridit 分析）。

表8　两组治疗前后心功能变化

组别		例数/例	心功能分级			
			Ⅰ级/例（%）	Ⅱ级/例（%）	Ⅲ级/例（%）	Ⅳ级/例（%）
对照组	治疗前	59	0 (0)	19 (32.2)	31 (52.5)	9 (15.3)
	治疗后	59	16 (27.1)△△	24 (40.7)	13 (22.0)△△	6 (10.2)

续上表

组别		例数/例	心功能分级			
			I 级/例（%）	II 级/例（%）	III 级/例（%）	IV 级/例（%）
观察组	治疗前	177	0（0）	54（30.5）	83（46.9）	40（22.6）
	治疗后	177	62（35.0）$^{\triangle\triangle *}$	85（48.0）$^{\triangle\triangle}$	23（13.0）$^{\triangle\triangle *}$	7（4.0）$^{\triangle\triangle *}$

注：与本组治疗前比较，$\triangle\triangle P < 0.01$；与对照组治疗后比较，$* P < 0.05$（Ridit 分析）。

2.4 心胸比率和二氧化碳结合力（CO_2CP）的变化

心胸比率和二氧化碳结合力（CO_2CP）的变化，见表9。两组治疗前后心胸比率和 CO_2CP 均无显著性改变。初步提示养心康对心胸比率和 CO_2CP 无明显影响。分析其原因可能与观察期短及指标欠敏感有关。

表9 两组治疗前后心胸比率及 CO_2CP 变化（$\bar{x} \pm s$）

组别		例数/例	心胸比率	$CO_2CP/$（$mmol \cdot L^{-1}$）
对照组	治疗前	59	0.66 ± 0.08	18.25 ± 5.36
	治疗后	59	0.69 ± 0.05	19.53 ± 5.58
观察组	治疗前	177	0.70 ± 0.06	19.33 ± 5.62
	治疗后	177	0.69 ± 0.05	21.07 ± 5.81

2.5 对血液流变学的影响

对血液流变学的影响，见表10。表10显示在改善心衰患者血液流变学异常方面，养心康治疗组取得了较好的效果。

表10 两组治疗前后血液流变学改变（$\bar{x} \pm s$）

组别		全血比黏度	血浆比黏度	还原血黏度	血细胞比容	血沉/(mm·h^{-1})	红细胞聚集指数	血沉方程K值	纤维蛋白原/(g·L^{-1})	红细胞硬化指数
对照组	治疗前	12.96 ± 4.59	1.71 ± 0.18	19.58 ± 6.23	0.46 ± 0.12	48.60 ± 5.30	27.20 ± 13.50	118.9 ± 39.0	4.34 ± 1.66	5.84 ± 1.29
	治疗后	13.81 ± 4.11	1.63 ± 0.22	21.38 ± 5.74	0.47 ± 0.11	$51.20 \pm 6.50^{\triangle}$	29.81 ± 6.11	125.1 ± 32.3	4.45 ± 1.55	5.92 ± 1.26
观察组	治疗前	13.76 ± 3.41	1.67 ± 0.15	21.55 ± 4.66	0.45 ± 0.12	41.10 ± 4.90	26.10 ± 12.16	120.0 ± 32.3	4.15 ± 1.42	5067 ± 1.14
	治疗后	$10.13 \pm 5.03^{\triangle *}$	$1.46 \pm 0.18^{\triangle\triangle **}$	$18.55 \pm 4.73^{\triangle *}$	$0.38 \pm 0.08^{\triangle\triangle *}$	$36.70 \pm 4.60^{\triangle\triangle *}$	$21.97 \pm 4.61^{\triangle\triangle **}$	$96.7 \pm 29.7^{\triangle\triangle **}$	$3.74 \pm 1.57^{\triangle}$	5.72 ± 1.19

注：与本组治疗前比较，$\triangle P < 0.05$，$\triangle\triangle P < 0.01$；与对照组治疗后比较，$* P < 0.05$，$** P < 0.01$。

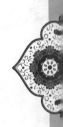

2.6 对血脂、血糖的影响

对血脂、血糖的影响，见表11。统计结果表明，无论是胆固醇、甘油三酯、高密度脂蛋白，还是血糖，观察组和对照组在治疗前后都没有显著的变化，提示养心康对血脂和血糖的影响可能不大。

表11 两组治疗前后血脂、血糖的变化 $(\bar{x} \pm s)$

组别		倒数/例	空腹血糖	总胆固醇	甘油三酯	高密度脂蛋白
对照组	治疗前	59	4.52 ± 0.66	3.26 ± 0.58	1.22 ± 0.21	0.89 ± 0.17
	治疗后	59	4.47 ± 0.53	3.41 ± 0.55	1.09 ± 0.25	1.05 ± 0.22
观察组	治疗前	177	4.60 ± 0.62	3.63 ± 0.70	1.34 ± 0.30	1.16 ± 0.25
	治疗后	177	4.87 ± 0.74	3.54 ± 0.67	1.27 ± 0.28	1.02 ± 0.19

2.7 对心电图影响

对照组59例中心电图异常41例，治疗后改善15例（36.6%）；观察组177例中心电图异常128例，治疗后改善50例（39.1%），两组差异无显著性。由于各患者其异常心电图表现各异，故上述结果尚不能对其做出具体分析。

2.8 不良反应

养心康治疗组出现恶心3例，呕吐2例，舌麻2例；对照组出现恶心3例，呕吐3例。

3 讨 论

心衰是指由不同病因引起的心脏舒缩功能障碍，发展到使心排血量在循环血量与血管舒缩功能正常时不能满足全身代谢对血流的需要，从而导致具有血流动力学异常和神经激素系统激活两方面特征的临床综合征。在我国，由于高血压、冠心病保持高发病率，人群年龄老化，冠心病治疗水平提高，社会环境条件的改变等因素，导致CHF的患病率有增高的趋势，各种器质性心脏病晚期几乎不可避免地发展为CHF，它轻则影响患者的生活质量，重则可致死亡，对人类社会危害极大，加强对CHF防治措施的研究是目前亟待解决的一项紧迫任务。

现代医学利用强心、利尿、扩血管等药物降低心脏前后负荷，提高心肌收缩力，达到改善血流动力学，纠正心衰的目的。但各类心衰治疗药物都有其各自的不良反应。[4,5] 近年来，国内外对中医药治疗心衰进行了大量的研究，希望能从中医药中开发出疗效确切、不良反应少的临床新药。

祖国医学认为，心衰的发生主要是心脏自病或它脏病累及于心，使心之气阴不足或阳气受损，无力鼓动血脉，从而使血脉瘀阻，而痰、水、瘀等病理产物又进一步损及心之阴阳，从而形成恶性循环。其病机是本虚标实，本虚是心之阴阳气血不足，标实是指血瘀、痰饮、水停。

如上所述，本病以心气虚为本，瘀血饮为标，二者贯穿于整个病理过程，且相互影响，互为因果，导致疾病缠绵难解。心气虚主要指心之气阳虚，亦有阳损及阴，或素体阴虚，或饮停日久伤阴者，故临床也有部分属心之气阴两虚者。水饮、痰湿均为气（阳）虚继发引起，乃因虚致实，血水相关，瘀饮互化，相兼为病，临床 CHF 患者中医辨证为心气（气阳或气阴）虚而挟痰瘀者占绝大多数，在治疗上应施予相应的补虚祛邪之法。

本研究所用养心康是广州中医药大学第一附属医院心血管内科在多年来临床研究与实践的基础上，提出以阴阳为本，把心衰分为气阴不足和阳气不足两大类型，选取具有益气养阴、活血利水作用的药物，经多次改进制成，主治心衰偏于气阴亏虚者。养心康由人参、益母草、毛冬青等药物组成，功能益气养阴，活血化瘀利水。现代药理研究表明，方中各药对心血管系统都有不同程度的调节作用。人参的有效成分为人参皂苷，对心肌收缩力和血压有双向调节作用，并可调节神经功能，使紊乱的神经功能得以恢复，还可通过刺激下丘脑分泌促肾上腺皮质激素，兴奋肾上腺皮质，提高机体的应激能力，增强人体非特异性抵抗力。[6]毛冬青有效成分为毛冬青甲素，可以有效地降低血小板黏附性，改善微循环，兴奋心血管中枢 α 受体，发挥降压作用，还可以在一定程度上阻滞 β 受体，对抗肾上腺素所致的心律失常[7]，益母草对在兔心有轻度兴奋作用，小剂量对离体蛙心有增强心肌收缩力的作用，此外，尚有扩冠、减慢心率、改善微循环等作用。[6]从各药单独的药理作用分析，养心康的抗心衰作用可能和以下几方面有关：①直接增加心肌收缩力，扩张外周血管，降低后负荷。②通过改善微循环，既可改善心肌供血，又可降低后负荷。③毛冬青还可发挥类似 β - 受体阻滞剂的作用。④通过人参调节神经功能，改善心衰时的交感神经功能紊乱。⑤人参等尚可保护心肌细胞，提高应激能力，延长细胞寿命。

本研究采用前瞻性的随机双盲对照法，结论科学、客观、可信，从观测的各项指标来看，心衰属于气阴不足的患者使用养心康比单用西药能取得更佳的临床疗效，可以认为养心康是辨病与辨证结合治疗心衰的理想用药。

本文原载《中国中西医结合急救杂志》，2000，7（2）：71 - 74，有删改.

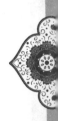

[参考文献]

[1] 中华人民共和国卫生部. 中药新药临床研究指导原则：第一辑 [S]. 1993：57 – 58.

[2] CHACKO K A. AHA medical/scientific statement：1994 revisions to classification of functional capacity and objective assessment of patients with diseases of the heart [J]. Circulation, 1995, 92 (7)：2 003 – 2 005.

[3] LEE D C, JOHNSON R A, BINGHAM J B, et al. Heart failure in outpatients：a randomized trial of digoxin versus placebo [J]. New England Journal of Medicine, 1982, 306 (12)：699.

[4] PACKRE M. Symposium on therapeutic challenges in the management of congestive heart failure. Part I [J]. Journal of the American College of Cardiology, 1988, 12 (1)：262.

[5] 郭乐凌，王志凯，聂凌. 用 QT 间期离散度监测充血性心力衰竭患者使用抗心律失常药物致心律失常的研究 [J]. 中国危重病急救医学, 1999, 11 (7)：427 – 430.

[6] 周金黄，王筠默. 中药药理学 [M]. 上海：上海科学技术出版社, 1986：238 – 241, 192 – 193.

[7] 罗荣敬，陈洁文，周乐全，等. 毛冬青甲素对心血管功能及其神经调节的影响 [J]. 中药新药与临床药理, 1995, 6 (4)：30.

养心康片治疗慢性心力衰竭的多中心
随机双盲对照临床研究

冼绍祥　杨忠奇　任培华　叶小汉　叶穗林　王清海　汪朝晖　沈淑静　黄习文

慢性心力衰竭（Chronic Heart Failure，CHF）是多种心脏疾病的终末阶段，患者生活质量差，预后差，研究和探索慢性心力衰竭的安全有效的疗法是心血管专业医生的重要任务。传统中医认为慢性心力衰竭的基本病机是气虚、血瘀、水停，气虚日久会累及心阴心阳。广州中医药大学第一附属医院心病课题组根据慢性心力衰竭的病证特点，提纲挈领地将慢性心力衰竭分为气阴亏虚、血瘀水停和阳气亏虚、血瘀水停两大证型，分别用养心康片和保心康片治疗，临床疗效显著。养心康片已经取得国家食品药品监督管理局临床研究批件（2004L01558），为进一步评价其临床疗效和安全性，我们开展了养心康片治疗慢性心力衰竭的临床研究，本研究采用前瞻性、多中心、随机、双盲、安慰剂对照的试验方法，由省内 4 家三甲医院协作完成，现将试验结果报告如下。

1　资料与方法

1.1　诊断标准

1.1.1　慢性心力衰竭诊断标准　参照陈灏珠主译《临床心脏病学》[1]充血性心力衰竭诊断标准及贝政平主编《3 200 个内科疾病诊断标准》。[2]主要标准：夜间阵发性呼吸困难或端坐呼吸；劳累时呼吸困难和咳嗽；颈静脉扩张；湿啰音；心脏肥大；急性肺水肿；第三心音奔马律；静脉压升高（＞16 cmH_2O，2.1 kPa）；胸水。次要标准：踝部水肿；夜间咳嗽；肝大；肺活量比最大值降低 1/3；心动过速（心率≥120 bpm）。主要或次要标准：治疗 5 天内体重下降≥4.5 kg。确诊必须同时具有以上 2 项主要标准，或者具有 1 项主要标准和 2 项次要标准。

1.1.2　心功能分级标准　根据美国纽约心脏病学会（NYHA）1994 年第 9 次修订心脏病心功能分级而制定（详见张子彬等主编《充血性心力衰竭学》[3]）。Ⅰ级：体力活动不受限，日常活动不引起疲乏、心悸或呼吸困难。Ⅱ级：体力活动轻度受限，休息时无症状，日常活动可引起疲乏、心悸或呼吸困难。Ⅲ级：体力活动明显受限，休息时无症状，低于日常活动量即出现症状。Ⅳ级：不能进行任何体力活动，休息时即出现不适，任何体力活动都使症状加重。

1.1.3　ACC/AHA 补充分级 C 阶段标准　按 ACC/AHA 慢性心力衰竭 2005 年治疗指南，将 CHF 的发生、发展过程分为 A、B、C、D 四个阶段，与 NYHA 心功能分级做互补。C 阶段指病人已有器质性心脏病，以往或目前有心力衰竭的临床表现，如呼吸困难、乏力、液体潴留等，这一阶段相当于 NYHA 心功能Ⅱ、Ⅲ级和部分Ⅳ级。

1.1.4　中医气阴亏虚、血瘀水停证辨证标准　参照《中药新药临床研究指导原

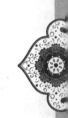

则（试行）》[4]中"中药新药治疗心力衰竭的临床研究指导原则"的 CHF 气阴两虚证诊断标准，同时结合临床辨证中血瘀水停证证候，采用组合证型标准。主症：①心悸；②气喘。次症：①倦怠乏力，自汗，畏寒肢冷，舌质淡，舌体胖大或有齿痕，脉沉细，沉迟；②胸部闷痛，口唇青紫，舌质暗红或紫暗或有瘀斑，脉涩；③面浮肢肿，小便短少，咳吐稀白痰，舌苔白滑；④口干，心烦。具备主症并同时具备次症两项以上者（包括两项），符合中医诊断标准。

1.1.5 纳入标准 符合慢性心力衰竭的诊断标准，NYHA 心功能分级在 Ⅱ ~ Ⅲ级，ACC/AHA 补充分级 C 阶段患者，中医辨证为气阴亏虚、血瘀水停证，年龄范围在 18 ~ 90 岁之间，受试者或其家属签署书面知情同意书后入组。

1.1.6 排除标准 急性心功能不全者，或 ACC/AHA 补充分级 A、B 和 D 阶段患者；洋地黄类药物中毒致心衰加重者；伴心源性休克、致命性心律失常、Ⅱ度Ⅱ型以上房室传导阻滞、梗阻性心肌病、缩窄性心包炎、心包填塞、大量心包积液、肺栓塞、急性心肌梗死、感染性心内膜炎、未控制的感染（感染控制后如符合条件仍可入选）以及其他影响药物针对心衰疗效和安全性判定的疾病者；严重的肺、肝、肾功能障碍，内分泌系统、造血系统等严重原发性疾病者；妊娠或哺乳期妇女；过敏体质者；合并有精神病，或不愿合作者；正在参加其他临床研究的患者。

1.1.7 患者的退出和终止 ①试验中受试者发生了某些并发症或特殊生理变化，不适宜继续接受实验；②受试者依从性差，使用药物达不到规定量的 80%；③服药过程中，患者病情加重或恶化，需要重新住院治疗；④出现药物不良反应；⑤病情发展到 D 阶段；⑥接受机械装置或外科治疗方法。对退出试验的病例，以其最后一次的检测结果为最终结果，对其疗效和不良反应进行分析。

1.2 临床资料

选择 2008 年 1 月至 2010 年 7 月各合作医院心内科的门诊及住院患者，共筛选病例 240 例，剔除 12 例，实际纳入 228 例，其中广州中医药大学第一附属医院 66 例，广东省第二中医院 48 例，东莞市中医院 78 例，广州市中医医院 36 例。随机分为治疗组和对照组。治疗组 116 例，年龄 43 ~ 90 岁。对照组 112 例，年龄 38 ~ 90 岁。两组治疗前年龄、心率、身高、体重、体温、呼吸频率、血压、NYHA 心功能分级和基础病比较见表 1 ~ 表 3，组间差别无统计学意义（$P > 0.05$），两组之间具有可比性。

表 1 治疗前比较——基础情况 ($\bar{x} \pm s$)

组别	年龄	心率	身高	体重	体温	呼吸频率	收缩压	舒张压
治疗组	68.9 ± 10.03 *	80.4 ± 11.11 *	163.1 ± 8.04 *	60.6 ± 11.12 *	36.6 ± 0.29 *	20.4 ± 2.19 *	129.8 ± 16.28 *	76.4 ± 9.59 *
对照组	67.6 ± 10.19	79.1 ± 11.27	163.8 ± 7.72	62.3 ± 10.61	36.6 ± 0.28	20.5 ± 2.09	131.3 ± 15.29	76.0 ± 11.2

注：与对照组比较，* $P > 0.05$。

表2   治疗前比较——NYHA 分级

组别	例数/例	I 级/例（%）	II 级/例（%）	III 级/例（%）	IV 级/例（%）
治疗组	116	0	62（53.4）	54（46.6）	0
对照组	112	0	61（54.5）	51（45.5）	0

注：ridit 分析，$Z = 0.154$ $P = 0.87$。

表3   治疗前比较——基础病

组别	例数级/例	男/女	冠心病/例（%）	高心病/例（%）	扩心病/例（%）	肺心病/例（%）	风心病/例（%）	甲亢心/例（%）
治疗组	116	62/54	65（56.1）	20（17.2）	13（11.3）	2（1.7）	15（12.9）	1（0.8）
对照组	112	58/54	65（58.1）	16（14.3）	15（13.4）	3（2.6）	11（9.8）	2（1.8）

注：χ^2 检验，$\chi^2 = 1.67$，$P = 0.893$。

1.3 研究方法

1.3.1 **样本含量**   根据养心康片作为医院制剂治疗慢性心力衰竭临床经验和以往研究结果，有效率均值为90%，对照组有效率均值为75%，当临床界值 Δ 取 0.05 时，按双侧 $\alpha = 0.05$，$1 - \beta = 0.8$，治疗组：对照组 = 1：1 设计，参考公式：$n_2 = \dfrac{(z_{a/2} + z_\beta)^2}{\varepsilon^2}$ · $\left[\dfrac{p_1(1-p_1)}{k} + p_2(1-p_2)\right]$，$n_1 = kn_2$ 估算有效性试验样本量，治疗组为 98 例，对照组为 98 例。考虑到20%脱落率等因素，治疗组和对照组样本量设计为120：120，共观察 240 例。

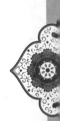

1.3.2 **随机方法**   采用分层区组随机方法，每个中心为一层，区组长度为4，由生物统计单位人员依次编写好 1~240 的数字顺序表（此顺序即为以后进入临床研究的合格受试者序号），通过 SAS 统计软件的 PROC PLAN 过程编程产生随机数字。按照治疗组：对照组 = 1：1 随机分组，运行 DAS 2.0 统计软件生成随机数字表，打印制成 1~240 顺序号的随机分配信封，由广州中医药大学第一附属医院 GCP 办公室主任负责管理。

1.3.3 **盲法的实施**   试验药品由广州中一药业有限公司在 GMP 条件下生产，养心康片和养心康模拟片的剂型、外观、规格、色泽、气味等特征均一致，养心康模拟片由淀粉制成。由广州中医药大学第一附属医院 GCP 办公室主任对试验药品进行编盲。病例收集结束后进行两级揭盲，先明确各编号对应的处理组代号进行统计分析，统计分析完成后再明确各代号对应的处理。并准备应急信件，盲底泄露或应急信件拆阅率超过20%视为双盲试验失效。

1.3.4 **数据管理**   试验开始前，对所有研究人员进行试验方案的培训，相关理化检查按照统一制定的标准操作规程（SOP）进行，成立专门小组核对所有观察结果，以保证所有处理正确，数据可靠。

1.3.5 **治疗方法**   按照 AHA 慢性心力衰竭治疗指南（2005 年）规范化治疗的原

则，制定西医规范化治疗方案，患者长期服用：①利尿剂：呋塞米片 20 mg，一天 1~2 次，限制钠的摄入每天少于 3 g；②除非有禁忌证，给予 ACEI：如卡托普利 12.5~25 mg，一天 1~2 次；③除非有禁忌证，都应使用 β-受体阻滞剂：如美托洛尔 6.25~25 mg，一天 1~2 次；④不能耐受 ACEI 者，予血管紧张素 Ⅱ 受体阻滞剂：如厄贝沙坦 150 mg，一天 1 次；⑤重度 CHF 患者可以加用醛固酮拮抗剂：螺内酯 20 mg，一天 1~2 次；⑥可用洋地黄：地高辛 0.125~0.25 mg，一天 1 次；⑦控制血压、血脂、血糖，抗心肌缺血和控制感染按照有关指南进行；⑧治疗期间需要监测血钾或肾功能。把慢性心力衰竭的西医规范化治疗作为所有患者的基础治疗，治疗组采用基础治疗 + 养心康片，对照组采用基础治疗 + 养心康模拟片，每组用药均每次 3 片，每天 3 次，共 4 周。治疗组和对照组均同时采用体重监测、饮食治疗、戒烟、限酒等一般治疗措施。

1.3.6　观察指标　①NYHA 心功能分级（同 1.2）。②中医证候评分［参照《中药新药临床研究指导原则（试行）》[4] 中"中药新药治疗心力衰竭的临床研究指导原则"制定］，主症包括心悸、气喘，次症包括畏寒肢冷、面浮肢肿、倦怠乏力、胸部疼痛、自汗、小便短少、咳嗽咳痰，每个证候根据有无和严重程度分为 4 级，主症分别计 0、2、4、6 分，次症分别计 0、1、2、3 分。③体征评分。包括肺部啰音、浮肿、肝大、颈静脉充盈，每个体征根据有无和严重程度分 4 级，分别计 0、1、2、3 分。④明尼苏达心衰生活质量评分。采用明尼苏达心力衰竭生活质量量表（MLHFQ）中文版进行调查，共 21 个问题，每个问题的回答按级别分别计 0、1、2、3、4、5 分。⑤安全性指标。用药后的血、尿、便常规，肝、肾功能，血电解质，不良反应等。

1.3.7　疗效判定标准

1.3.7.1　心功能疗效判定标准（NYHA 分级方法）：显效：心功能达到 Ⅰ 级或提高 2 级。有效：心功能提高 1 级，但不足 2 级者。无效：心功能分级无变化。恶化：心功能恶化 1 级或 1 级以上。

1.3.7.2　中医证候疗效判定标准：参照《中药新药临床研究指导原则（试行）》[4] 制定。显效：临床主次症基本或完全消失，证候积分减少 ≥70%。有效：临床症状明显好转，证候积分减少 30%~70%。无效：治疗后证候积分减少不足 30%。加重：治疗后积分超过治疗前积分。

1.3.7.3　安全性评价判定标准：参照《中药新药临床研究指导原则（试行）》[4] 制定。1 级：安全，无任何不良反应，安全性指标无异常。2 级：比较安全，有轻度不良反应，安全性指标无异常。3 级：有安全性问题，有中等程度不良反应或安全性指标轻度异常。4 级：因严重不良反应中止试验或安全性指标明显异常。

1.3.8　统计分析　所有数据均采用 SPSS 15.0 软件及 SAS 进行统计分析。分类资料采用百分比等相对数描述，计量资料用均数 ± 标准差（$\bar{x} \pm s$）描述，等级资料组间比较用 Ridit 分析[5]，样本率及构成比的比较用 χ^2 检验，符合正态分布的计量资料组间比较用独立样本 t 检验，组内比较用配对样本 t 检验，不符合正态分布的计量资料组间比较用 Wilcoxon 秩和检验，组内比较用 Wilcoxon 符号秩和检验。

2 结 果

2.1 试验流程图（见图1）

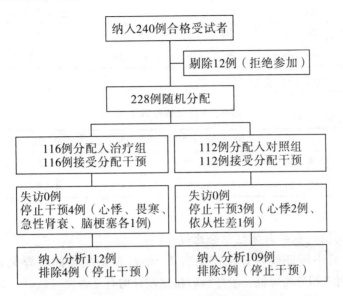

图1 养心康片治疗慢性心力衰竭的试验流程图

2.2 两组疗效比较

2.2.1 两组基础治疗药物应用情况比较

试验中两组均应用地高辛、血管紧张素转化酶抑制剂（ACEI）、血管紧张素Ⅱ受体阻滞剂（ARB）、β-受体阻滞剂（β-B）、钙拮抗剂（CCB）、利尿剂和阿司匹林，两组基础治疗药物应用情况见表4。经χ^2检验统计分析，两组间的差别无统计学意义，两组基础用药具有可比性（$P>0.05$）。

表4 基础治疗药物应用比较

组别	例数	地高辛	ACEI	ARB	β-B	CCB	阿司匹林	呋塞米	氢氯噻嗪	螺内酯
治疗组	116	50 (43.1)*	64 (55.2)*	19 (16.4)*	73 (62.9)*	23 (19.8)*	83 (71.6)*	64 (55.2)*	7 (6.0)*	67 (57.8)*
对照组	112	51 (45.5)	59 (52.7)	20 (17.8)	58 (51.9)	18 (16.1)	86 (76.8)	65 (58.0)	3 (2.7)	64 (57.1)

注：χ^2检验，与对照组比较，*$P>0.05$。

2.2.2 心功能疗效与中医证候疗效比较

两组治疗前后心功能疗效与中医证候疗效比较见表5、表6。表5显示心功能疗效总有效率治疗组高于对照组，组间差异有显著性（$P < 0.05$）；表 6 显示中医证候疗效总有效率治疗组高于对照组，组间差异有显著性（$P < 0.05$），表明在改善心功能和中医证候方面治疗组优于对照组。

表 5　心功能疗效比较

组别	例数/例	显效/例（%）	有效/例（%）	无效/例（%）	恶化/例（%）	总有效率/%
治疗组	112	58（51.8）	36（32.1）	18（16.1）	0（0）	83.9
对照组	109	43（39.4）	36（33.1）	30（27.5）	0（0）	72.5

注：Ridit 分析，$Z = 2.199$，$P = 0.028$。

表 6　中医证候疗效比较

组别	例数/例	显效/例（%）	有效/例（%）	无效/例（%）	恶化/例（%）	总有效率/%
治疗组	112	45（40.2）	54（48.2）	13（11.6）	0（0）	88.4
对照组	109	32（29.4）	54（49.5）	19（17.4）	4（3.7）	78.9

注：Ridit 分析，$Z = 2.199$，$P = 0.028$。

2.2.3　中医证候积分与体征积分比较

两组治疗前后中医证候积分比较见表 7。治疗前两组组间差异无显著性（$P > 0.05$）；治疗后两组积分均降低，治疗前后相比差异均有显著性（$P < 0.01$），组间对比差异有显著性（$P < 0.05$）；治疗组证候积分降低幅度大于对照组，治疗前后积分变化值组间对比差异有显著性（$P < 0.05$）。以上表明在改善中医证候方面治疗组优于对照组。

表 7　治疗前后中医证候积分比较（$\bar{x} \pm s$）

组别	N/例	治疗前	治疗后	变化值
治疗组	112	12.64 ± 5.93	4.78 ± 3.69 ** △	7.87 ± 4.62 △
对照组	109	12.64 ± 6.23	6.06 ± 4.34 **	6.58 ± 4.41

注：t 检验，与本组治疗前比较，** $P < 0.01$；与对照组治疗后比较，△ $P < 0.05$。

两组治疗前后体征积分比较见表 8。治疗前两组组间差异无显著性（$P > 0.05$）；治疗后两组积分均明显降低，治疗前后相比差异均有显著性（$P < 0.01$），组间对比差异有显著性（$P < 0.05$）；治疗组体征积分降低幅度大于对照组，但治疗前后积分变化值组间对比差异无显著性（$P > 0.05$）。以上表明在改善体征方面治疗组优于对照组。

表 8　治疗前后体征积分比较（$\bar{x} \pm s$）

组别	N/例	治疗前	治疗后	变化值
治疗组	112	2.67 ± 2.15	0.65 ± 0.82 ** △	2.02 ± 1.75
对照组	109	2.84 ± 2.42	1.04 ± 1.40 **	1.80 ± 1.82

注：t 检验，与本组治疗前比较，** $P < 0.01$；与对照组治疗后比较，△ $P < 0.05$。

　　两组治疗前后各中医证候积分和各体征积分比较见表9、表10。治疗后各证候积分、体征积分均明显下降，治疗前后相比差异均有显著性（$P < 0.01$），其中气喘、咳嗽咳痰、肺部啰音和颈静脉充盈的治疗后积分组间对比差异有显著性（$P < 0.05$ 或 $P < 0.01$），但心悸、胸痛、自汗、小便短少和肝大的治疗后积分组间对比差异无显著性（$P > 0.05$）；气喘、畏寒肢冷、面浮肢肿和咳嗽咳痰积分变化值组间对比差异有显著性（$P < 0.05$）。以上表明在改善气喘、咳嗽咳痰、肺部啰音和颈静脉充盈方面治疗组优于对照组，同时养心康片还可以改善心衰患者畏寒肢冷、面浮肢肿的症状。

表9　治疗前后各中医证候积分比较（$\bar{x} \pm s$）

组别	心悸	气喘	畏寒肢冷	面浮肢肿	倦怠乏力
治疗组/例数	84	106	71	68	97
治疗前	3.27 ± 1.37	3.13 ± 1.17	1.38 ± 0.52	1.57 ± 0.65	1.73 ± 0.74
治疗后	1.36 ± 1.29**	1.07 ± 1.12**△	0.54 ± 0.58**	0.32 ± 0.50**	0.77 ± 0.57**
变化值	1.92 ± 1.54	2.06 ± 1.24△	0.85 ± 0.65△	1.25 ± 0.82△	0.97 ± 0.83
对照组/例数	83	102	68	69	99
治疗前	3.45 ± 1.50	3.12 ± 1.38	1.30 ± 0.49	1.46 ± 0.56	1.71 ± 0.73
治疗后	1.54 ± 1.41**	1.38 ± 1.21**	0.68 ± 0.58**	0.52 ± 0.70**	0.85 ± 0.66
变化值	1.90 ± 1.39	1.74 ± 1.32	0.63 ± 0.57	0.94 ± 0.73	0.87 ± 0.78

组别	胸痛	自汗	小便短少	咳嗽咳痰
治疗组/例数	78	76	60	82
治疗前	1.47 ± 0.57	1.66 ± 0.78	1.35 ± 0.48	1.51 ± 0.65
治疗后	0.55 ± 0.55**	0.69 ± 0.67**	0.43 ± 0.67**	0.63 ± 0.64**△△
变化值	0.92 ± 0.70	0.96 ± 0.79	0.92 ± 0.56	0.87 ± 0.74△
对照组/例数	65	71	52	77
治疗前	1.49 ± 0.64	1.52 ± 0.61	1.51 ± 0.64	1.55 ± 0.64
治疗后	0.66 ± 0.54**	0.66 ± 0.67**	0.58 ± 0.72**	0.91 ± 0.67**
变化值	0.83 ± 0.67	0.85 ± 0.74	0.92 ± 0.65	0.64 ± 0.69

　　注：秩和检验，与本组治疗前比较，**$P < 0.01$；与对照组治疗后比较，△$P < 0.05$，△△$P < 0.01$。

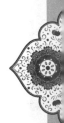

表 10　治疗前后各体征积分比较（$\bar{x} \pm s$）

组别	肺部啰音	肝大	颈静脉充盈
治疗组/例数	86	29	41
治疗前	1.64 ± 0.63	1.34 ± 0.77	1.02 ± 0.16
治疗后	0.37 ± 0.53 ** △	0.38 ± 0.62 **	0.32 ± 0.47 ** △△
变化值	1.27 ± 0.74	0.97 ± 0.49	0.71 ± 0.46
对照组/例数	85	28	38
治疗前	1.66 ± 0.65	1.50 ± 0.75	1.13 ± 0.34
治疗后	0.55 ± 0.61 **	0.64 ± 0.73 **	0.63 ± 0.55 **
变化值	1.10 ± 0.72	0.86 ± 0.70	0.50 ± 0.56

注：秩和检验，与本组治疗前比较，＊＊$P<0.01$；与对照组治疗后比较，△$P<0.05$，△△$P<0.01$。

2.2.4　明尼苏达心衰生活质量量表积分比较

　　两组治疗前后明尼苏达心衰生活质量积分比较见表 11。治疗前综合分、身体领域、情绪领域积分组间差异无显著性（$P>0.05$），治疗后各积分均明显降低，且治疗前后相比差异有显著性（$P<0.01$）；治疗后综合分、身体领域积分组间对比差异有显著性（$P<0.05$），综合分、身体领域积分变化值组间对比差异有显著性（$P<0.05$）；情绪领域积分与积分变化值组间差异无显著性（$P>0.05$）。这表明在改善患者明尼苏达量表综合分和身体领域方面治疗组优于对照组。

表 11　治疗前后明尼苏达量表积分比较（$\bar{x} \pm s$）

	综合分		身体领域		情绪领域	
	治疗组	对照组	治疗组	对照组	治疗组	对照组
治疗前	47.38 ± 20.50	48.44 ± 19.27	22.55 ± 8.46	22.82 ± 8.56	7.96 ± 5.81	8.39 ± 5.62
治疗后	27.43 ± 15.49 ** △	32.36 ± 16.66 **	15.49 ± 7.57 **	13.50 ± 6.65 ** △	4.79 ± 4.31 **	5.51 ± 4.58 **
变化值	19.95 ± 15.04 △	9.05 ± 6.51	16.09 ± 12.12 △	7.33 ± 5.79	3.17 ± 3.42	2.94 ± 2.94

注：t 检验，与本组治疗前比较，＊＊$P<0.01$；与对照组治疗后比较，△$P<0.05$。

2.2.5　脱落、剔除情况分析

　　本试验研究中，中途终止试验的患者共 7 例，其中治疗组 4 例，1 例服药后心悸（0.86%），1 例服药后自觉畏寒（0.86%），1 例急性肾功能衰竭（0.86%），1 例突发大面积脑梗死（0.86%）；对照组 3 例，2 例服药后心悸（1.8%），1 例因膝关节疼痛不能坚持服药（0.9%）。两组间病例脱落、剔除情况经 χ^2 检验，$P=0.962$（>0.05），具有可比性。

2.2.6 安全性监测

试验过程中未见明显不良反应，两组治疗后血、尿、便常规，肝、肾功能，血电解质检查未发现异常，表明养心康片安全性良好。

3 讨 论

慢性心力衰竭是由于多种原因引起的心室充盈或射血能力受损的一种临床综合征，是多种心脏疾病的终末阶段。传统中医虽无心衰之名，但在《黄帝内经》《金匮要略》中就有许多类似心衰的论述，如"短气""心下水"等。中医界对心衰的病机有许多不同的观点。如邓铁涛[6-7]教授认为慢性充血性心力衰竭以心阳亏虚为本，瘀血水停为标，治疗以调理心脏的气血阴阳为主，立温心阳和养心阴为基本治则；还认为心衰与五脏相关，提出调脾护心法治疗心衰。董晓斌等[8]认为心阳虚是心气虚之进，而心阴虚是心阳虚的病理基础。邹旭等[9]调查 CHF 的中医证候规律发现，CHF 的病性证素构成比为气虚＞血瘀＞痰浊＞阴虚＞阳虚＞水饮，证型构成比为气虚痰瘀证＞气阴两虚、痰瘀内阻证＞心阳不振、痰瘀阻络证＞阳虚水泛证。苗阳等[10-11]认为 CHF 早期为气阴两虚、心血瘀阻证，中期为气虚血瘀水停证，晚期为心肾阳虚、水饮泛滥证；并回顾性分析发现 CHF 证型主要有：气虚血瘀证、痰瘀互结证、气阴两虚证、水湿内停证等。冼绍祥等[12-13]认为本虚以心为主，涉及肺、脾、肾，初多气虚，渐为气阳虚、气阴虚，最后发展为阴阳两虚。目前对心衰比较统一的认识是心衰是本虚标实之证，本虚为气虚、阳虚、阴虚，标实为血瘀、水停、痰饮。

养心康片是我院心衰课题组近 30 年来的研究成果，用于治疗气阴亏虚、血瘀水停型的心力衰竭。养心康由红参、黄芪、益母草、葶苈子等组成，具有益气养阴、活血利水之功效。本研究收集门诊和住院心功能 Ⅱ～Ⅲ 级、补充分级 C 阶段的心力衰竭病例，采用多中心、随机、对照、双盲的研究方法，以客观科学的中医证候积分、体征积分和生活质量评分等为观察指标。研究结果表明，养心康片有利于改善慢性心衰患者的心功能、中医证候和体征，即气喘、咳嗽咳痰、面浮肢肿、肺部啰音、颈静脉充盈和畏寒肢冷等。气喘是心衰最常见的症状，与气虚、劳则气耗和水饮内停、凌心射肺有关；水饮内停是心衰基本的病理特征，其发生与气虚血瘀，水湿停聚有关；咳嗽是慢性心力衰竭的常见症状，主要与水饮内停，凌心射肺有关。养心康片有益气养阴、活血利水之功效，可使气虚得补，血行得利，水饮得泻，从而改善气喘、咳嗽咳痰、面浮肢肿、肺部啰音和颈静脉充盈等症状体征。本研究还发现养心康片可以改善畏寒肢冷症状。畏寒肢冷是阳虚证的常见症状，但临床观察发现，气阴亏虚证的患者也常伴有畏寒肢冷的症状。笔者认为原因有二：一是气虚，推动无力，使气血不达四末；一是水饮停聚，阻遏阳气，使阳气输布受阻，故见四肢不温。养心康片可益气行血，通阳化饮，使气阳通达四末，从而改善患者畏寒肢冷的症状。这说明养心康片可有效改善心衰的常见症状和体征，疗效优于对照组。但养心康片在改善心悸、胸痛、自汗、小便短少和肝大等方面效果不明显，可能与患者复杂的病情有关。

延长生命、改善生存质量是治疗心力衰竭的最终目标，整体调节是中医药防治疾病

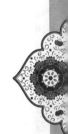

的优势和特色所在。生存质量（Quality of Life，QOL），又叫生活质量或生命质量，它包括了个体的生理健康、心理状态、独立能力、社会关系、个人信仰、与周围环境的关系。明尼苏达心力衰竭生命质量量表（MLFHQ）是应用最广泛的特异性量表，包含疲倦等身体领域条目8个、沮丧等情绪领域条目5个和其他领域条目8个，具有良好的信度、效度和反应度。[14]研究显示，心力衰竭患者的生活质量与基础病、心功能分级、年龄、性格、心血管病家族史等有关。[15][16]本研究采用MLFHQ对两组患者治疗前后的生存质量进行评价。研究结果表明养心康片可改善患者综合分和身体领域积分，方中红参、黄芪补益正气，使脾土得健，化源不竭，益母草、葶苈子活血利水，扶正祛邪，使邪去正安，进而增强患者体力，提高运动耐量，改善患者生活质量。

治疗中两组均有部分病例退出，试验过程中均未发生理化检查的异常，治疗组心悸、畏寒的发生率较低（0.86%），对照组心悸的发生率稍高（1.8%），但两组差异无统计学意义，因此本研究中病例退出属个体原因，不具有共性，养心康片安全性良好。

受门诊病情特点和医学伦理学限制，研究病例均为心功能Ⅱ～Ⅲ级，补充分级C阶段的病例；近年中国心血管病疾病谱正悄然改变，冠心病者日益增多，故研究病例中基础病为冠心病者居多，而基础病为高血压、肺心病、扩心病等的病例相对较少，本研究未深入探讨养心康片对不同基础病患者的治疗效果有无不同。根据入选病例病情特点和治疗效果，养心康片可能对心功能Ⅱ～Ⅲ级、补充分级C阶段、冠心病心衰的疗效较好，对心功能Ⅰ级、Ⅳ级和补充分级B、D阶段病例是否有效，其疗效与基础病是否有关，还有待于进一步深入研究。

总之，在科学严谨的中医药防治疾病诊疗规范和疗效评价体系下，经多中心、前瞻性、随机、双盲、安慰剂对照的临床研究证实，在西医规范治疗的基础上加用养心康片，有利于改善CHF患者的心功能、中医证候和体征，提高疗效，改善生活质量，而且安全性好，养心康片是治疗CHF的有效药物，值得进一步推广应用。

本文原载《首届岭南内科大会论文集》，2013，4－12，有删改.

[参考文献]

［1］索科洛夫，麦克尔罗伊，切特林. 临床心脏病学［M］. 陈灏珠，主译. 上海：上海医科大学出版社，1992：233.

［2］贝政平. 3 200个内科疾病诊断标准［M］. 北京：科学出版社，1996：5.

［3］张子彬，CHENG T O，张玉传. 充血性心力衰竭学［M］. 北京：科学技术文献出版社，2002：212.

［4］郑筱萸. 中药新药临床研究指导原则（试行）［M］. 北京：中国医药科技出版社，2002：77－84.

［5］刘嵘，白瑞华. Ridit分析的SPSS实现［J］. 中国卫生统计，2004，21（4）：236，238.

［6］邹旭，吴焕林，邓铁涛. 邓铁涛教授治疗充血性心力衰竭经验选粹［J］. 中医药学刊，2004，22（4）：583，590.

［7］尹克春，吴焕林. 邓铁涛教授调脾护心法治疗心力衰竭经验［J］. 新中医，2002，34（5）：11－12.

［8］董晓斌，孔立. 慢性心力衰竭的中医病机演变探讨［J］. 环球中医药，2011，4（3）：201－203.

［9］邹旭，潘光明，盛小刚，等. 慢性心力衰竭中医证候规律的临床流行病学调查研究［J］. 中国中西医结合杂志，2011，31（7）：903－908.

［10］苗阳，王鹏军. 慢性心力衰竭病证结合与临床治疗初探［J］. 中国中西医结合杂志，2011，31（10）：1 306－1 308.

［11］苗阳，赵文静，荆鲁，等. 中西医结合治疗慢性心力衰竭的回顾性分析［J］. 中国中西医结合杂志，2008，28（5）：406－409.

［12］黄衍寿，冼绍祥，丁有钦，等. 保心康治疗气阳虚型充血性心力衰竭的临床研究［J］. 中药新药与临床药理，2000，11（5）：261－265.

［13］丁有钦，黄衍寿，冼绍祥，等. 强心片治疗胸痹心水证 62 例临床疗效观察［J］. 新中医，1998，30（2）：15－17.

［14］朱燕波，林琳，杜金行，等. 明尼苏达心功能不全生命质量量表中文版的研制及临床试用［J］. 中华行为医学与脑科学杂志，2010，19（2）：178－181.

［15］朱燕波，林琳，杜金行，等. 慢性心力衰竭患者健康相关生命质量调查［J］. 中国行为医学科学，2008，17（11）：982－984.

［16］邓红华. 慢性心衰患者生活质量及其影响因素的研究［J］. 重庆医科大学学报，2009，34（6）：783－785.

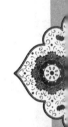

温胆片对痰浊型高血压病心脏重塑及功能的影响

陈 洁 张学群 赵 萍 黄习文 冼绍祥

心脏重塑是心脏事件重要的独立危险因素，与心律失常、猝死、心力衰竭等密切相关。因此，高血压病治疗目的除有效降压外，更重要的是逆转心脏重塑，改善心脏功能。温胆片由温胆汤化裁而得，能有效改善痰浊型高血压病的症状。本研究应用超声心动图探讨温胆片对痰浊型高血压病患者心脏重塑及心室功能的影响。

1　临床资料

1.1　一般资料

纳入病例为本院 2008 年 2 月至 2010 年 12 月的门诊及住院患者，共 65 例，随机分为治疗组 32 例与对照组 33 例，观察结束时治疗组、对照组有效病例均为 31 例。有效病例中，治疗组平均年龄为（58.0 ± 8.3）岁，男 17 例，女 14 例；对照组平均年龄为（55.5 ± 7.1）岁，男 18 例，女 13 例。两组一般资料、发现高血压的年限、高血压的分级等经统计学处理，差异均无显著性意义（$P > 0.05$），具有可比性。

1.2　诊断标准

高血压病的西医诊断标准参照 1999 年世界卫生组织高血压联盟制订的高血压分级标准[1]，中医辨证标准参照《中药新药临床研究指导原则（试行）》[2]中痰湿中阻证（痰浊型）的辨证标准。

1.3　排除标准

高血压病Ⅲ级、继发性高血压：合并脑血管意外、冠心病、糖尿病、心功能不全、严重心律失常、严重肺功能不全或活动性哮喘及肝、肾和造血系统等严重原发性疾病、肿瘤及精神病患者；妊娠及哺乳期妇女。

2　治疗方法

均采用氨氯地平（氨氯地平，辉瑞公司，每片 5 mg）口服，每天 1 次，每次 5～10 mg。

2.1　治疗组

温胆片（由半夏、竹茹、枳实、橘皮、茯苓、党参、郁金、炙甘草等组成，广州中医药大学第一附属医院药剂科生产，每粒含生药量 0.25 g），每天 3 次，每次 3 粒，口服。

2.2 对照组

安慰剂（淀粉制剂）每天3次，每次3粒，口服。均治疗12周为一个疗程，一个疗程后进行疗效判定。

3 观察指标与统计学方法

3.1 血压控制效果

治疗前后分别测量血压，根据血压下降水平判定降压疗效。

3.2 中医临床症状观察

治疗前后分别观察患者眩晕、头痛、心悸、失眠、胸闷等主要症状，按无、轻、中、重4级计为0、1、2、3分，然后累加得总分进行比较。

3.3 心脏重塑相关指标评价

采用美国 Philips Agilent Sonos 5500 及 Philips IE33 型彩色多普勒超声显像仪，探头频率 2~4 mHz。按照美国超声心动图协会推荐的测量方法，由专人测量舒张末期室间隔厚度（IVS）、舒张末期左室后壁厚度（LVPW），舒张末期左室内径（LVEDD）、左房内径（LA），以上均测量3个心动周期，取平均值。

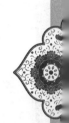

3.4 左室功能评估

左室收缩功能——射血分数（EF）：取左室长轴切面，在 M 型下测量左室舒张末期及左室收缩末期内径，采用 Teichholz 校正公式计算左室容积（V），$V = [7/(2.4 + D)] \times D^3$，$D$ 为左室内径，$EF = (舒张末期 V - 收缩末期 V)/舒张末期 V \times 100\%$。左室舒张功能评价：清楚显示四腔切面，将取样点置于二尖瓣口处，利用脉冲多普勒测定二尖瓣血流频谱 E 波和 A 波最大流速 E 峰（E）和 A 峰（A），并计算 E/A 比值。同时，采用组织多普勒的模式，将取样点置于左室侧壁二尖瓣瓣环处，启动脉冲多普勒，测其舒张早期峰值速度 E' 和舒张晚期峰值速度 A'，并计算 E'/A' 比值。以上均测量3个心动周期，取平均值。

3.5 统计学方法

计量资料以（$\bar{x} \pm s$）表示，采用 t 检验：计数资料用率表示，采用 Ridit 分析和 χ^2 检验。

4 疗效标准与治疗结果

4.1 降压疗效标准

参照《中药新药临床研究指导原则（试行）》[2]相关标准。显效：舒张压下降 10 mmHg 以上，并达到正常范围，或舒张压虽未降至正常，但已下降 20 mmHg 或以上。有效：舒张压下降不及 10 mmHg，但已达到正常范围，或舒张压较治疗前下降 10 ~ 19 mmHg，但未达到正常范围，或收缩压较治疗前下降 30 mmHg 以上。无效：未达到以上标准者。

4.2 降压疗效比较

降压疗效比较，见表1。总有效率治疗组为 93.5%，对照组为 90.3%，两组降压疗效比较，差异无显著性意义（$P > 0.05$）。

表 1　两组降压疗效比较

组别	n/例	显效	有效	无效	总有效率/%
治疗组	31	18	11	2	93.5[①]
对照组	31	16	12	3	90.3

注：与对照组比较，①$P > 0.05$。

4.3 中医临床症状积分比较

中医临床症状积分比较，见表 2。治疗后两组中医临床症状积分均明显降低，与治疗前比较，差异均有显著性意义（$P < 0.05$），且治疗组改善优于对照组，差异有显著性意义（$P < 0.05$）。

表 2　两组中医临床症状积分比较（$\bar{x} \pm s$）

组别	n/例	治疗前	治疗后
治疗组	31	10.6 ± 1.9	4.1 ± 2.0[①②]
对照组	31	10.7 ± 2.3	6.4 ± 1.9[①]

注：与治疗前比较，①$P < 0.05$；与对照组治疗后比较，②$P < 0.05$。

4.4 心脏重塑相关指标比较

心脏重塑相关指标比较，见表 3。治疗组治疗后 LA 与治疗前比较，差异有显著性意义（$P < 0.05$）；两组治疗后 LA 比较，差异也有显著性意义（$P < 0.05$）。

表3 两组心脏重塑相关指标比较（$\bar{x} \pm s$）

组别	n/例	时间	LA	LVEDD	IVS	LVPW
治疗组	31	治疗前	4.12 ± 0.24	4.84 ± 0.34	1.09 ± 0.13	0.98 ± 0.10
		治疗后	3.55 ± 0.21[①②]	4.76 ± 0.31	1.07 ± 0.07	0.95 ± 0.08
对照组	31	治疗前	4.16 ± 0.39	4.89 ± 0.36	1.08 ± 0.15	0.95 ± 0.12
		治疗后	3.79 ± 0.17	4.75 ± 0.37	1.03 ± 0.10	0.92 ± 0.10

注：与治疗前比较，①$P < 0.05$；与对照组治疗后比较，②$P < 0.05$。

4.5 左室功能比较

左室功能比较，见表4。治疗组治疗后 E/A、E'/A' 与治疗前比较，差异均有显著性意义（$P < 0.05$）；两组治疗后 E/A、E'/A' 比较，差异也均有显著性意义（$P < 0.05$）。

表4 两组左室功能比较（$\bar{x} \pm s$）

组别	n/例	时间	EF/%	E/A	E'/A'
治疗组	31	治疗前	67.5 ± 5.8	0.79 ± 0.14	0.69 ± 0.14
		治疗后	67.3 ± 3.9	0.98 ± 0.09[①②]	0.94 ± 0.13[①②]
对照组	31	治疗前	67.1 ± 5.9	0.79 ± 0.19	0.72 ± 0.14
		治疗后	66.0 ± 4.7	0.87 ± 0.12	0.87 ± 0.13

注：与治疗前比较，①$P < 0.05$；与对照组治疗后比较，②$P < 0.05$。

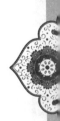

5 讨 论

广东地处岭南湿地，温胆汤应用广泛，而温胆片集多位中医学专家临证经验由温胆汤化裁而得，本院临床应用已多年，对高血压病患者可非常有效地改善其头晕、胸闷、心悸、口苦、呕涎、苔腻、脉滑等痰浊症状。本研究表明，有效的西医降压治疗能改善高血压病患者的痰浊症状，对照组治疗前后中医临床症状积分比较差异有显著性意义（$P < 0.05$），而采用温胆片进行干预，痰浊症状改善更明显，两组治疗后中医临床症状积分比较，差异有显著性意义（$P < 0.05$）。

随着循证医学的发展，在高血压病的治疗过程中，预防及减轻心脏重塑，改善心脏收缩、舒张功能成为关注的重点。在高血压病的早期，左房扩大被认为是对心肌重塑的反映。[3] 左房容积是预测心血管事件发生的一项重要指标，对于房颤、充血性心力衰竭、脑卒中和死亡均是一个独立危险因素。因此，在高血压病治疗中，除了降压外，还应注意逆转左室肥厚，改善左室舒张功能，防止左房进一步扩大，这对降低房颤及心血管事件的发生、发展，具有重要的临床意义。本研究表明，有效的西医血压干预能减小

LA，而温胆片对于 LA 的改善作用更明显，两组治疗后 LA 比较，差异有显著性意义（$P < 0.05$）。

早期高血压病的功能损害以舒张功能减低为主，达到 50% ~ 70% 不等。[4] 而舒张功能减低是由于心脏主动松弛受损、被动充盈或扩张能力下降而导致循环瘀血的一组临床综合征，其诊断标准和治疗举措尚缺乏共识的标准。欧洲心脏病学会推荐超声心动图作为诊断手段之一。[5] 检测主要通过脉冲多普勒超声心动图测量二尖瓣口血流速度 E 峰、A 峰，通过 E/A 来评价左室舒张功能。但二尖瓣血流易受到年龄、体位、呼吸、心率、前负荷和心脏收缩功能等许多因素的影响。近年来临床多应用组织多普勒成像技术来评估左室舒张功能，通过探测低频移高振幅的心肌运动信号来测定局部心肌的运动速度，直接测定二尖瓣环和心肌的运动速度变化，舒张期二尖瓣环沿左室长轴方向的运动速度 E'、A'，计算 E'/A' 比值评价左室舒张功能。本研究表明，有效的西医血压干预能通过增大 E/A、E'/A' 比值来改善左室舒张功能，而温胆片对于 E/A、E'/A' 的改善作用更明显，两组治疗后上述指标比较，差异均有显著性意义（$P < 0.05$）。

本研究表明，在氨氯地平降压的基础上服用温胆片，能够进一步缓解痰浊型高血压病患者的临床症状，改善 LA 及左室舒张功能，对于心脏的靶器官损害具有一定的改善作用。

本文原载《新中医》，2012，44（1）：10 - 12，有删改.

[参考文献]

[1] 陈灏珠. 实用内科学 [M]. 北京：人民卫生出版社，2006：1 525 - 1 544.

[2] 郑筱萸. 中药新药临床研究指导原则（试行）[M]. 北京：中国医药科技出版社，2002.

[3] KIM D H, KIM G C, KIM S H, et al. The relationship between the left atrial volume and the maximum P-wave and P-wave dispersion in patients with congestive heart failure [J]. Yonsei Medical Journal, 2007, 48 (5): 810 - 817.

[4] GRADMAN A H, WILSON J T. Hypertension and diastolic heart failure [J]. Current Cardiology Reports, 2009, 11 (6): 422 - 429.

[5] ARQUES S, ROUX E, LUCCIONI R. Current clinical applications of spectral tissue Doppler echocardiography（E/E' ratio）as a noninvasive surrogate for left ventricular diastolic pressures in the diagnosis of heart failure with preserved left ventricular systolic function [J]. Cardiovascular Ultrasound, 2007, 5 (1): 16.

温胆片治疗痰浊型冠心病稳定型心绞痛临床观察

吴 辉 冼绍祥 丁有钦

温胆片是广州中医药大学第一附属医院自行研制用以治疗冠心病证属痰浊内阻型的中成药制剂,多年临床实践证实其疗效满意。为客观评价其临床疗效及安全性,于2008年1月至2009年6月间进行了温胆片治疗痰浊内阻型冠心病稳定型心绞痛的临床观察,现将观察结果报告如下。

1 资料与方法

1.1 诊断标准

西医诊断采用 ISFC 及 WHO 制定的《缺血性心脏病的命名及诊断标准》[1]中有关稳定型劳累性心绞痛标准:由于运动或其他增加心肌需氧量所诱发的短暂胸痛发作,休息或含硝酸甘油后疼痛可迅速消失,静息心电图有明显缺血改变,心绞痛发作每周2次以上,每次持续3分钟以上,病程稳定在1个月以上。中医诊断及中医辨证标准参照2002年《中药新药治疗胸痹(冠心病心绞痛)的临床研究指导原则》[2]及1991年全国会议制定的《冠心病中医辨证标准》[3]中有关痰阻心脉证标准。纳入标准:(1)年龄40岁(女性45岁)以上,80岁以下;(2)符合西医稳定型劳累性心绞痛诊断;(3)符合中医胸痹病及痰阻心脉证诊断。排除标准:不稳定型心绞痛及急性心肌梗死、严重心律失常、心功能不全(NYHA 3 级及以上者)、严重肺功能不全或活动性哮喘、神经官能症、更年期综合征、颈椎病及未按规定服药、无法判断疗效或资料不全者。

1.2 临床资料

收集自2008年1月至2009年6月间于我院心血管专科门诊及病房就诊的符合条件的稳定型劳累性心绞痛患者80例。采用随机数字表法,按入选的先后顺序随机分配至治疗组及对照组,每组各40例。其中治疗组及对照组各有2例患者因未遵医嘱自行加用抗心绞痛药物而被剔除,两组各有1例脱失,另治疗组有1例因资料不全而剔除,观察结束时治疗组有效病例36例,其中男性24例,女性12例,平均年龄(67.3±12.74)岁,平均病程(6.5±2.66)年,心绞痛发作平均次数(5.2±1.54)次/天,心绞痛持续平均时间(5.7±2.76)分/次,心绞痛症状轻度12例,中度18例,重度6例,合并高血压病、糖尿病、血脂异常各18例、9例和16例;对照组有效病例37例,其中男性27例,女性10例,平均年龄(65.8±13.25)岁,平均病程(5.8±1.93)年,心绞痛发作平均次数(4.8±1.47)次/天,心绞痛持续平均时间(6.3±2.54)分/次,心绞痛症状轻度13例,中度19例,重度5例,合并高血压病、糖尿病、血脂异常各16例、10例、18例。以上两组临床资料经统计学处理表明差异无显著性意义,两组资料具有可比性。

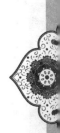

1.3 给药方法

观察期间两组均以冠心病二级预防药物为基础，均停服抗心绞痛中西药物，发作时仅含服硝酸甘油片，如原已服用 β-受体阻滞剂则按原剂量维持，不得加量。在基础药物治疗上治疗组加用温胆片，口服，每次 4 粒，日服 3 次，疗程 4 周，对照组则不使用任何抗心绞痛作用的中成药（包括与温胆片组成相似的中药及相关制剂）。

1.4 观察指标

安全性指标如血压、脉搏、心率、三大常规、生化及肝肾功能，如有不良反应则随时记录并分析，严重不良反应当立即停药并分析原因。疗效性指标包括心绞痛疗效、中医证候疗效、心电图疗效、硝酸甘油停减率。

1.5 疗效评定

心绞痛疗效、心电图疗效、中医证候疗效参照 1979 年中西医结合治疗冠心病心绞痛及心律失常研究座谈会《冠心病 心绞痛及心电图疗效评定标准》制定[4]，疗效分显效、有效、无效、加重 4 级评定。

1.6 统计方法

计数资料采用卡方检验，计量资料采用 t 检验，等级资料采用 Radit 检验。

2 结 果

2.1 两组治疗前后心绞痛疗效

两组治疗前后心绞痛疗效，见表 1 及表 2。表 1 显示，治疗前两组心绞痛积分无显著性差异，治疗后对照组积分与治疗前相比差异有显著性意义（$P < 0.05$），治疗组积分与治疗前相比有非常显著性意义（$P < 0.01$）。表 2 显示，治疗后两组心绞痛疗效差异具有显著性意义（$P < 0.05$）。该结果显示尽管对照组有一定的心绞痛疗效，但治疗组疗效明显优于对照组。

表 1 治疗前与治疗后心绞痛积分（$\bar{x} \pm s$）

组别	例数/例	治疗前	治疗后	P
治疗组	36	15.5 ± 4.28	8.2 ± 2.05	0.005
对照组	37	13.3 ± 4.76	10.1 ± 2.37	0.045

表2　治疗前与治疗后心绞痛疗效比较

组别	例数/例	显效	有效	无效	加重	总有效率	P
治疗组	36	6（16.7%）	22（61.1%）	8（22.2%）	0（0%）	28（77.8%）	0.037
对照组	37	4（10.8%）	18（48.6%）	14（37.8%）	1（2.7%）	2（59.5%）	

2.2　两组治疗前后中医证候疗效

　　两组治疗前后中医证候疗效，见表3及表4。表3显示，治疗前两组中医证候积分无显著性差异，治疗后对照组积分与治疗前相比差异有显著性意义（$P < 0.05$），治疗组积分与治疗前相比有非常显著性意义（$P < 0.01$）。表4显示，治疗后两组中医证候疗效差异具有非常显著性意义（$P < 0.01$）。该结果提示治疗组具有良好的中医证候疗效。

表3　治疗前与治疗后中医证候积分（$\bar{x} \pm s$）

组别	例数/例	治疗前	治疗后	P
治疗组	36	23.4 ± 6.72	10.6 ± 3.20	0.002
对照组	37	25.1 ± 7.83	19.2 ± 5.28	0.046

表4　治疗前与治疗后中医证候疗效

组别	例数/例	显效	有效	无效	加重	总有效率	P
治疗组	36	10（27.8%）	20（55.6%）	6（16.7%）	0（0%）	30（83.3%）	0.004
对照组	37	6（16.2%）	16（43.2%）	15（40.5%）	0（0%）	22（59.5%）	

2.3　两组治疗后心电图疗效

　　两组治疗后心电图疗效，如表5所示，两组治疗后心电图疗效差异无显著性意义（$P > 0.05$）。

表5　两组治疗后心电图疗效

组别	例数/例	显效	有效	无效	加重	总有效率	P
治疗组	36	5（13.9%）	19（52.8%）	9（25.0%）	3（8.3%）	24（66.7%）	0.125
对照组	37	6（16.2%）	17（45.9%）	10（27.0%）	4（10.8%）	23（62.2%）	

2.4　两组治疗后硝酸甘油片（NTG）停减率

　　两组治疗后硝酸甘油片（NTG）停减率，如表6所示，两组治疗后NTG使用率均有不同程度的停药或减药率，但两组停减率相比，差异具有显著性意义（$P < 0.05$），提示治疗组 NTG 停减率较对照组更高。

表 6　两组治疗后 NTG 停减率比较

组别	例数/例	停药	减≥1/2	减≥1/3	减<1/3	加药	停减率	P
治疗组	36	4 （11.1%）	10 （27.8%）	12 （33.3%）	9 （25.0%）	1 （2.8%）	26 （72.2%）	0.028
对照组	37	3 （8.1%）	7 （18.9%）	9 （24.3%）	15 （40.5%）	3 （8.1%）	19 （51.4%）	

2.5　安全性及不良反应观察

两组治疗前后血、尿、大便常规，肝、肾功能及糖脂代谢未见异常改变。治疗组有 2 例病人用药初期出现轻微胃脘不适，1 例病人出现咽痛不适，予对症处理后症状消失，均无须停药；治疗组及对照组各有 1 例出现含服硝酸甘油后头痛，但均可耐受。

3　讨　论

冠心病心绞痛相当于祖国医学"胸痹""心痛"范畴，其主要病机为心脉痹阻，病性为本虚标实。本虚为脏气衰微，气血不足。标实为气滞、血瘀、痰浊、寒凝等。标实之中，血瘀最为常见且备受关注，而痰浊却往往被忽视。其实痰浊致"胸痹心痛"亦很常见，早在《伤寒杂病论》就有关于胸痹心痛从痰论治的论述，《金匮要略心典》亦指出"阳痹之处，必有痰浊居其间"，可见痰浊致病是冠心病的主要病机之一。随着环境气候的不断改变，人群生活水平的逐渐提高以及饮食结构的改变等因素，"痰浊"证候越来越多见，如沈绍功对 1 260 例患者进行中医证候分类的调研，结果显示痰浊证类高达 63%。[5]尤其岭南地区地处潮湿之地，痰浊证更为常见。我院名老中医邓铁涛教授对于冠心病病因病机力主"痰论"，认为冠心病属痰证者很普遍，并常以古方温胆汤加味治疗冠心病每获良效。[6]温胆片是我院心血管专科根据冠心病的痰浊病机理论及岭南地区冠心病痰浊证候的普遍性，结合多年的临床实践，在古方温胆汤的基础上化裁并按特定制剂工艺制成，主治痰浊内阻型冠心病。该药主要由法半夏、竹茹、枳实、陈皮、茯苓、郁金等药组成，有化痰理气、开胸散结之功。前期研究证实该药可改善痰浊型高血压病患者颈动脉粥样硬化的血流动力学指标，对老年高血压病患者有降低血压及脉压，改善肾脏血流的作用。[7,8]

本研究以温胆片治疗痰浊型冠心病稳定型劳累性心绞痛，结果显示：在常规二级预防用药的基础上，温胆片能进一步缓解这类患者的心绞痛症状，同时明显改善中医症候，减少硝酸甘油的使用率。研究过程中未发现温胆片有明显的毒副作用，有不良反应轻微，耐受性好。推测温胆片临床疗效主要从两方面取得：（1）以冠心病"痰浊"病机理论为指导，以祛痰除湿之代表古方温胆汤进行化裁而制成温胆片，具有理气化痰、

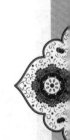

宽胸散结止痛之功效，使痰浊消除，气机顺畅，心脉得以通畅。（2）现代药理研究证实温胆片中药物含有各种心血管活性成分，对冠心病治疗有益。如法半夏有效成分能增加心肌冠脉血流量，还有抗心律失常、降血脂等作用；陈皮提取物有抗氧化、改善血管内皮功能及拮抗动脉粥样硬化病理进程的作用；[9]枳实含有心血管活性物质黄酮类，具有增加冠脉血流量，降低冠脉阻力和心肌耗氧量，改善心肌代谢及抗血小板聚集作用；[10]郁金有改善血液流变性及调节正常的血液黏度的作用。[11]综上所述，温胆片治疗痰浊型冠心病稳定型劳累性心绞痛具有良好的临床疗效，可安全地应用于冠心病稳定型劳累性心绞痛辅助治疗。其疗效的取得与中医辨证及与西医辨病治疗相结合有关。

本文原载《中国（江门）国际中西医结合心血管学术会议论文汇编》，2010：217－220，有删改.

[参考文献]

［1］国际心脏病学会和协会及世界卫生组织临床命名标准化联合专题组. 缺血性心脏病的命名和诊断［J］. 中华内科杂志，1998，20（4）：254－256.

［2］中华人民共和国卫生部. 中药新药临床研究指导原则［M］. 北京：中国医药科技出版社，2002：72－75.

［3］中国中西医结合学会心血管学会. 冠心病中医辨证标准［J］. 中西医结合杂志，1991，11（5）：257－259.

［4］中西医结合治疗冠心病心绞痛心律失常研究座谈会. 冠心病 心绞痛及心电图疗效评定标准［J］. 医学研究通讯，1979，12（1）：17－19.

［5］沈绍功. 胸痹心痛诊治新识［J］. 中国中医药信息杂志，2001，8（5）：1－2.

［6］邓铁涛. 邓铁涛临床经验辑要［M］. 北京：中国医药科技出版社，1998：7－13.

［7］曾燕静，潘竞霞，刘柯兵，等. 温胆片治疗痰浊型高血压患者颈动脉粥样硬化的血流动力改变［J］. 内蒙古中医药，2008，27（2）：10－11.

［8］赵萍，潘莹莹，刘柯兵，等. 温胆片对老年高血压脉压与肾血流保护作用的研究［J］. 中国老年学杂志，2006，26（8）：1 015－1 016.

［9］叶建红，江建国. 对药陈皮半夏的药理作用与临床运用体会［J］. 光明中医，2003，18（1）：52.

［10］王文凯，甘晓兰. 中药枳实研究概况［J］. 湖南中医药导报，2003，9（12）：55－56.

［11］李洁，张岱州，高丽霞. 中药郁金的现代研究概况［J］. 内蒙古中医药，2001（1）：37－38.

补肾活血方动员骨髓干细胞治疗
急性心肌梗死的临床观察

童晓云　杨忠奇　冼绍祥　赵立诚

　　心肌梗死后心肌细胞坏死，心室重构发生，继而发展为心力衰竭，这是目前临床上难以解决的问题，干细胞的研究为其治疗带来新的希望。目前研究发现，组织缺血或缺氧能刺激骨髓干细胞从骨髓动员到外周循环，最终有助于受损的组织再生及新生血管形成。但在正常情况下，动员的骨髓干细胞数量很少，不足以达到修复坏死心肌的作用。补肾活血方为临床经验方，本研究旨在初步观察补肾活血方对急性心肌梗死患者的动员作用。

1　临床资料

1.1　一般资料

　　选择 2006 年 6 月至 2008 年 6 月广州中医药大学第一附属医院一内科和急诊科收住的急性心肌梗死患者共 40 例，按就诊顺序随机分为补肾活血组和对照组，每组各 20 例。

1.2　入选标准

　　（1）急性心肌梗死诊断标准参照 2000 年美国心脏病学会（ACC）及美国心脏病协会（AHA）的诊断和命名标准。急性心肌梗死患者具有以下任何两项即可确诊：①缺血性胸痛持续时间 > 30 min 且不能被硝酸甘油所缓解；②心电图至少相邻两个导联的 ST 段抬高，胸导联 ≥ 0.2 mV，肢导联 ≥ 0.1 mV；③心肌标志物（CK/CK – MB 或肌钙蛋白）升高超过正常值上限 2 倍以上。（2）签署知情同意书。

1.3　排除标准

　　（1）已行药物溶栓治疗、经皮冠状动脉成形术、支架置入术或冠状动脉旁路移植术。（2）既往或当前肿瘤病史或其他可能影响短期存活的致死性疾病。（3）贫血、原发的溶血性疾病或凝血功能障碍。（4）活动性感染。（5）骨组织接受过异常射线照射。（6）严重肝、肾疾病。（7）当时存在血流动力学不稳定、休克。（8）严重心脏瓣膜疾病或伴有束支传导阻滞、预激综合征、起搏器心律等影响 QRS 记分。

2 方 法

2.1 治疗方法

参照 2001 年《中华心血管病杂志》编委会制定的《急性心肌梗死诊断和治疗指南》中的方法[1]，均常规给予硝酸甘油、抗凝剂、血小板抑制剂及 ACEI 类等药物，有心衰、心律失常等并发症者对症治疗，其中补肾活血组每日加服中药汤剂补肾活血方（药用：熟地 30 g，当归 20 g，菟丝子 30 g，丹参 30 g，补骨脂 30 g，鸡血藤 30 g，川芎 20 g，益母草 20 g），每日 1 剂，连用 2 周。

2.2 主要观察指标

2.2.1 外周血 CD34+ 细胞百分比检测方法 分别在治疗前和治疗后第 3、5、7、14 天，对各组患者经静脉采血 2 mL，置 EDTA 抗凝管中流式细胞仪 ISHAGE 法测定外周血中 CD34+ 细胞百分比。取试管加入 10 μL CD34+ – F1TC 抗体（Santa Cruz 公司）及 5 μL CD45+ – PE 抗体（Biolegend 公司），阴性对照加入 5 μL CD45++ – PE 抗体及 10 μL IgG – F1TC，每管内加入 100 mL EDTA 抗凝全血，混匀后暗箱孵育 30 min。每管加入 2 mL 溶血素（公司：深圳晶美）充分混匀，室温下避光孵育 10 min。加入 2 mL PBS 液，1 000 r/min 离心 5 min，弃上清液。加入 0.5 mL 的 PBS 混匀，上流式细胞仪（美国 COULTE 公司；ALTRA）分析。

2.2.2 左室结构和功能测定 两组患者于治疗后第 7 天及第 28 天使用美国惠普公司出品的 5000 型彩色多普勒超声诊断仪，测定左室结构和功能，观察指标为左室舒张末内径（LVEDd）、左室收缩末内径（LVEDs）、左室射血分数（LVEF）。

2.3 统计学方法

应用 SPSS 10.0 统计学软件对实验数据进行统计学处理，计量资料以均值 ± 标准差（$\bar{x} \pm s$）表示，两均数比较采用 t 检验，计数资料以 χ^2 检验，$P < 0.05$ 定义为差异有统计学意义。

3 结 果

3.1 两组患者临床一般资料比较

补肾活血组 20 例患者，其中男 12 例，女 8 例；年龄 55～80 岁；平均（68.45 ± 8.65）岁。对照组 20 例，其中男 12 例，女 8 例；年龄 57～82 岁；平均（70.23 ± 6.85）岁。两组患者的基本资料、梗死部位、心功能分级等无显著性差异（$P > 0.05$），具有可比性。

3.2 两组患者死亡情况

治疗至第 7 天时,对照组死亡 1 例,补肾活血方组死亡 1 例。其余患者皆存活。

3.3 两组患者治疗前后不同时间外周血 CD34+ 细胞比例变化

由表 1 可见,补肾活血组和对照组治疗后第 3、5、7、14 天外周血 CD34+ 细胞百分比均逐步升高,第 5 天达到高峰,分别为(1.96 ± 0.83)% 与(0.75 ± 0.15)%,两组比较存在显著性差异($P < 0.01$)。第 7、14 天时补肾活血组 CD34+ 细胞百分比较对照组仍呈明显升高($P < 0.05$)。至治疗后第 14 天时,对照组测值已明显降低,而补肾活血组测值仍维持于较高水平($P < 0.05$)。

表 1 两组患者治疗前后不同时间外周血中 CD34+ 细胞百分比变化($\bar{x} \pm s$)

组别	治疗前 ($n = 20$)	治疗后第 3 天 ($n = 20$)	治疗后第 5 天 ($n = 20$)	治疗后第 7 天 ($n = 19$)	治疗后第 14 天 ($n = 19$)
补肾活血组	0.32 ± 0.06	0.45 ± 0.11	1.96 ± 0.83**	1.69 ± 0.78*	1.12 ± 0.42*
对照组	0.29 ± 0.08	0.33 ± 0.08	0.75 ± 0.15	0.61 ± 0.16	0.36 ± 0.10

注:与对照组比较,*$P < 0.05$,**$P < 0.01$。

3.4 两组患者治疗后不同时间左室结构和功能测定变化

由表 2 可见,治疗后 7 天,两组各指标检测无显著性差异;经治 28 天后,补肾活血组 LVEF 增至(60.88 ± 3.17)%,与治疗后 7 天时所测得的(51.75 ± 5.63)% 比较,呈明显改善($P < 0.01$);而对照组 LVEF 治疗后 7 天与治疗后 28 天比较未见明显变化($P > 0.05$);治疗 28 天后补肾活血组与对照组相比较,LVEF 改善明显($P < 0.05$)。补肾活血组 LVEDd 及 LVEDs 分别由治疗 7 天后时测值与治疗 28 天后测值比较均有显著性差异(分别为 $P < 0.01$ 与 $P < 0.05$);而对照组 LVEDd 及 LVEDs 治疗后 7 天与治疗后 28 天比较未见显著性差异($P > 0.05$)。

表 2 两组患者治疗后不同时间左室结构与功能的变化比较($\bar{x} \pm s$)

组别	时间	n/例	LVEF/%	LVEDd/mm	LVEDs/mm
补肾活血组	治疗后 7 天	19	51.75 ± 5.63	62.31 ± 5.60	41.87 ± 4.92
	治疗后 28 天	19	60.88 ± 3.17*△	52.51 ± 2.32**△	33.56 ± 3.66
对照组	治疗后 7 天	19	52.32 ± 6.44	61.22 ± 6.35	40.61 ± 5.45
	治疗后 28 天	19	55.61 ± 6.83	58.15 ± 3.64	38.53 ± 6.73

注:与对照组比较,*$P < 0.05$,**$P < 0.01$;与组内治疗后 7 天比较,△$P < 0.01$。

4 讨 论

干细胞具有长期自我更新能力和多向分化的潜能。由于干细胞没有明确的形态学标志，只能通过一系列细胞表面的抗原来识别。CD34$^+$细胞表面含有特异性的抗原，大多数研究均认为其是造血干细胞的标志。目前多项研究[2-4]证明骨髓干细胞有向缺血组织归巢的特征，心肌梗死后骨髓干细胞能自行迁移到心肌损伤部位，在心脏环境中横向分化为心肌细胞、血管内皮细胞，参与坏死心肌组织再生。但在生理或病理情况下，外周血中骨髓干细胞数量极少，增殖分化能力弱，不足以修复大面积丧失的心肌细胞，远远不能达到修复心肌的目的。而在使用动员剂动员之后，其外周血的造血干祖细胞可能较正常数量增高数十倍，增殖分化能力和重建造血功能明显增强，从而有可能修复再生梗死心肌组织。动物实验和小样本临床试验已初步证实骨髓干细胞动员的有效性。如古德尔（Goodell）等[5]将骨髓来源的HSCs注射到小鼠心脏缺血模型中，发现能够促进心肌细胞和内皮细胞的形成。爱德华（Edward）等[6]报道称，人的外周血CD34$^+$细胞可在心梗模型小鼠体内分化成心肌细胞、成熟的内皮细胞和平滑肌细胞，而且这种分化在损伤组织局部明显增强，在正常对照组中这种分化很少，他们认为应用外周造血干细胞治疗损伤心肌可大大简化干细胞的获取过程。阿斯卡里（Askari）等[7]在心肌梗死2天后外周注射G-CSF进行骨髓动员，检测发现有HSC迁移到心肌梗死部位，心功能部分改善。他们将这些变化归结为HSC的成心肌、成血管作用。

本研究通过测定急性心肌梗死患者外周血CD34$^+$细胞百分比以了解骨髓干细胞动员情况。从本研究中，我们可以看到，在急性心肌梗死对照组中，也可检测到外周血CD34$^+$细胞百分比的增高，与新谷（Shintani）等[8]的研究结果相一致。推测心肌梗死后机体存在动员内源性干细胞升高的机制，CD34$^+$细胞可能参与心肌损伤组织的修复，但动员骨髓干细胞的幅度及力度较弱。而急性心肌梗死患者服用补肾活血方后，其外周血CD34$^+$细胞百分比出现明显升高，高峰出现在第5天；笔者考虑补肾活血方有可能通过动员骨髓造血干细胞，从而达到提高外周血骨髓干细胞水平的作用。

治疗后4周补肾活血组LVEF显著高于对照组，而LVEDd和LVEDs均明显小于对照组，说明补肾活血方对心肌梗死后心功能的恢复有显著的保护作用。

笔者在临床中观察到用自拟的补肾活血方治疗心肌梗死取得较好临床疗效。方中熟地黄、补骨脂、菟丝子均为益精填髓之药，鸡血藤、丹参、益母草活血祛瘀，川芎、当归行气活血，鸡血藤、当归兼能补血养血，全方标本兼顾、通补兼施，可起温肾益精、活血补血之效。冠心病属本虚标实之病，大多数医家认为气虚血瘀是其基本病机，但肾虚血瘀在其发病上亦占有重要的地位。王晓才等[9]对经冠状动脉造影证实为冠心病的138例住院患者进行脏腑辨证，发现冠心病脏腑虚证中肾虚证占76.8%。当代医家张伯臾教授[10]亦认为老年冠心病以本虚为主，本虚尤以"精血两亏"为重，治疗上根据"久病及肾"特点，指出冠心病久治不瘥者，虽无明显肾亏之象，亦应从肾着手，以图治本。心血瘀阻则是胸痹心痛的重要病理因素，《黄帝内经·素问·举痛论篇》曰："心痹者，脉不通。"故肾元亏虚是冠心病的始动因素，由其导致的心血瘀阻在其发生发展过程中占有重要地位。目前对急性心肌梗死的治疗，急性期治疗多以芳香温通、豁痰通络、宣痹通阳为主[11]，且取得了较好的疗效，但以补肾固精法为主论治急性心肌梗死却甚少见报道。

由本研究可见，通过补肾活血方的补肾固精、活血通络治疗，急性心肌梗死患者的心梗面积缩小，心功能恢复较明显，结合其外周血CD34$^+$细胞百分比明显升高，我们

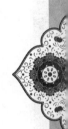

推测，补肾活血方有可能通过补肾活血中药动员骨髓干细胞向心肌损伤部位迁移，并使其在心脏微环境中分化为心肌细胞和血管内皮细胞，从而起到改善梗死后心肌组织的血供、促进心肌细胞再生的作用，从而达到不仅治标、亦可固本、标本兼顾的功效。

5 结 论

本研究初步证实了心梗后存在自发的骨髓干细胞动员现象。补肾活血方有可能通过动员骨髓干细胞，达到提高外周血 CD34$^+$ 细胞水平的作用，从而能防止心肌梗死患者急性期梗死灶的延展、缩小梗死面积，对心肌梗死后心功能的恢复有显著的保护作用。

本文原载《辽宁中医杂志》，2010，37（10）：1 963 – 1 965，有删改.

[参考文献]

[1] 中华医学会心血管病学分会，中华心血管病杂志编辑委员会，中国循环杂志编辑委员会. 急性心肌梗死诊断和治疗指南 [J]. 中华心血管病杂志，2001，29（12）：710 – 725.

[2] ORLIC D, KAJSTURAL J, CHIMENTI S, et al. Mobilized bone marrow cells repair the infarcted heart, improving function and survival [J]. Proceedings of the National Academy of Sciences of the United States of America, 2001, 98 (18): 10 344 – 10 349.

[3] FUCHS S, BAFFOUR R, ZHOU Y F, et al. Transendocardial delivery of autologous bone marrow enhances collateral perfusion and regional function in pigs with chronic experimental myocardial ischemia [J]. Journal of the American College of Cardiology, 2001, 37 (6): 1 726 – 1 732.

[4] KOBAYASHI T, HAMANO K, LI T S, et al. Enhancement of angiogenesis by the implantation of self bone marrow cells in a rat ischemic heart model [J]. Journal of Surgical Research, 2000, 89 (2): 189 – 195.

[5] GOODELL M A, JACKSON K A, MAJKA S M, et al. Stem cell plasticity in muscle and bone marrow [J]. Annals of the New York Academy of Sciences, 2010, 938 (1): 208 – 220.

[6] YEH E T, ZHANG S, WU H D, et al. Transdifferentiation of human peripheral blood CD34$^+$ – enriched cell population into cardiomyocytes, endothelial cells, and smooth muscle cells in vivo [J]. Circulation, 2003, 108 (17): 2 070 – 2 073.

[7] ASKARI A T, UNZEK S, POPPVIC Z B, et al. Effect of stromal-cell-derived factor 1 on stem-cell homing and tissue regeneration in ischaemic cardiomyopathy [J]. Lancet, 2003, 362 (9 385): 697 – 703.

[8] SHINTANI S, MUROHARA T, IKEDA H, et al. Mobilization of endothelial progenitor cells in patients with acute myocardial infarction [J]. Circulation, 2001, 103 (23): 2 776 – 2 779.

[9] 王晓才，林谦，农一兵，等. 138 例冠心病的脏腑虚证分布与组合特点分析 [J]. 中国中医基础医学杂志，2007，13（11）：840 – 841.

[10] 蒋梅光，张伯臾. 以补法治疗老年冠心病的经验 [J]. 上海中医药杂志，1989（5）：6 – 9.

[11] 国家中医药管理局医政司胸痹急症协作组东北分组. 胸痹心厥（冠心病心肌梗塞）急症诊疗规范 [J]. 中国中医急症，1995，4（4）：183 – 186.

中药新药基础实验研究篇

毛冬青甲素对家兔慢性心衰模型心肌保护作用的电镜观察

雷娓娓 冼绍祥 丁有钦 邱卓巍 卢丽萍 欧 明 赖世隆 王宁生

毛冬青甲素是从冬青科冬青属植物毛冬青提取的五环三萜类化合物，临床应用和实验研究证实该药能增强心肌收缩力，增加心输出量，有抗心衰和抗心律失常的作用[1]。本文通过对实验性心衰家兔使用毛冬青甲素后，心肌组织超微结构的变化及其线粒体琥珀酸脱氢酶数量改变的电镜观察，表明毛冬青甲素对缺血缺氧心肌细胞有显著的保护作用，为临床抗心力衰竭的治疗提供一些实验形态学依据。

1 材料与方法

1.1 实验分组

取健康、心功能正常的纯种新西兰白兔（New Zealand white rabbits，由广东省医用实验动物场提供）24 只，体重 1.8～2.5 kg，雌雄各半，年龄 3 个月左右，随机分成正常组、毛冬青甲素组（毛甲组）、空白对照组（对照组）三组，每组 8 只，三组均喂食成分固定的混合饲料，生活环境条件相同。

1.2 心衰模型复制与用药

毛甲组与对照组均采用缩窄升主动脉手术方法复制心衰模型。[2] 手术在无菌、戊巴比妥钠（30 mg/kg 静脉注射）麻醉下进行，不打开胸膜腔暴露升主动脉，根据升主动脉直径大小选用不同内径的金属环，造成主动脉狭窄，使主动脉狭窄的程度控制在 50%～54%，术后在空调房饲养，室温控制在 25～30 ℃。毛甲组兔于术后第 13 天开始使用毛冬青甲素（Ilexonin A，简称 IA，由广州市医药工业研究所提供），由耳缘静脉注射，每次给药量为 5 mg/kg，每天 1 次，至术后 20 天终止。

1.3 取材及电镜技术

1.3.1 心肌超微结构电镜观察法 家兔宰杀后即取左心室近心尖部心内膜下层心肌，切成 1 mm³ 小块，以 3% 戊二醛和 1% 四氧化锇双重固定，逐级丙酮脱水，Epon 812 包埋，每只兔取 10 个包埋块，制备 0.5～1.0 μm 厚的半薄切片，甲苯胺蓝染色，光镜下观察。从每只兔的 10 个包埋块中选出三个有代表性的部位进行定位、修块，"AO"型超薄切片机切超薄片，铀、铅双重染色，置 JEM – 1200EX 透射电镜下观察，电压 80 kV，放大倍数 30 000 ×。

1.3.2 心肌线粒体琥珀酸脱氢酶（SDH）细胞化学电镜观察法 同上法取材，组织刮成丝状，4% 多聚甲醛固定 2 分钟，37℃恒温箱内孵育 60 min，孵育液按 Ogawa[3] 法加入二甲基亚砜，孵育前后均用缓冲液洗涤[4]，孵育完成后同上法固定、脱水、包埋，正常组留一半标本，在除去底物琥珀酸钠的孵育液中同法进行孵育与制样[5]，制样完成后同法定位、修块、切超薄片，切片轻染后置透射电镜 JEM‒1200EX 下观察拍片，电压 80 kV，放大倍数 30 000×，照片按线粒体嵴充满 SDH 活性产物的为＋＋，部分缺失的为＋，外膜充满 SDH 活性产物的为＋＋，部分缺失的为＋。

2 观 察 结 果

2.1 心肌超微结构

2.1.1 正常组 正常组兔心肌细胞超微结构与有关文献报道的正常心肌细胞形态基本一致[6-7]：胞核结构清晰，核膜双层，可见核膜孔，核染色质分布均匀；胞浆基质内无明显空白区；肌原纤维各带区清楚，粗细肌丝走向一致，排列整齐，间距均匀；线粒体完整无破损，无肿胀，嵴突清晰，基质丰满；糖原颗粒丰富；肌质网正常无扩张表现。

2.1.2 对照组 心肌细胞出现不同程度的病变：核染色质集聚，核膜肿胀，核膜孔消失；胞浆基质存在大小不一的电子透亮区（示细胞内水肿）；肌原纤维排列紊乱，带区不清或断裂溶解，肌丝增粗；线粒体肿胀或有外膜破裂情况，基质空化仅存嵴突空架或基质致密嵴突模糊；糖原颗粒减少或消失；肌质网扩张或破裂。

2.1.3 毛甲组 心肌细胞超微结构接近正常组，仅有线粒体肿胀与基质密集度下降表现，各种超微结构病变均明显轻于对照组。

2.2 琥珀酸脱氢酶细胞化学

2.2.1 正常组 心肌 SDH 活性产物沉积在线粒体的嵴和外膜（＋＋＋＋），而在去底物同法孵育制样的正常心肌组织中，未显示酶活性产物。

2.2.2 对照组 心肌细胞中线粒体 SDH 活性产物明显减少，嵴部位几乎完全丧失，仅存少许呈点星状分布于外膜（＋），个别病变严重的线粒体完全缺乏 SDH 活性产物（‒），显示其 SDH 活性产物减少情况与线粒体自身变性程度相一致。

2.2.3 毛甲组 心肌细胞中线粒体 SDH 活性产物较对照组明显增多，接近正常组，但仍有少数线粒体嵴部位 SDH 活性产物呈区域性缺失（＋＋＋~＋＋＋＋），且线粒体较正常组肿大。

3 讨　论

本实验采用手术缩窄升主动脉方法，造成实验动物心脏后负荷增加，最后出现慢性左心衰竭的动物模型，由于心肌肥厚，心肌细胞缺血缺氧而引起一系列超微结构的病理变化：不同程度的核染色质集聚，核膜膨胀；线粒体肿胀与内部结构的破坏；细胞内水肿；肌原纤维排列紊乱，断裂或溶解，糖原颗粒减少；肌质网扩张或破裂。这些均与心肌细胞变性的有关报道相类似。[8-10]毛冬青甲素应用能明显减轻心肌细胞上述各种超微结构的病变，显示毛冬青甲素可以提高心肌细胞对缺血缺氧的耐受阈，逆转心肌细胞由于缺血缺氧而产生的病变，阻止心肌损伤向不可逆方向发展，对心肌有显著保护作用，此为毛冬青甲素强心作用的形态学依据。

琥珀酸脱氢酶是线粒体呼吸链中的第一个酶，参与三羧酸循环而成为线粒体的标志酶，此酶乃生物氧化过程中的重要酶系之一，其量多寡直接影响心肌细胞的能量代谢。[11] 正常兔心肌琥珀酸脱氢酶活性产物沉积于心肌细胞线粒体的外膜与嵴的部位。在对照组兔心肌组织中，线粒体 SDH 活性产物明显减少，以嵴部位改变最明显，受累严重的心肌线粒体嵴上 SDH 活性产物呈区域性缺失或完全丧失。而毛甲组兔心肌线粒体上 SDH 活性产物缺失较少，接近正常组。据此可见，毛冬青甲素有缓解 SDH 缺失的作用，也就是对心肌线粒体的功能损害有缓解的作用，而线粒体是心肌细胞进行一系列生理活动的"供能站"，对缺血缺氧最敏感。[12] 毛冬青甲素能缓解线粒体的损伤，这可能是该药对心肌保护作用的机理之一。

本文原载《广州中医学院学报》，1990，7（3）：159－162，197，有删改.

[参考文献]

[1] 冯方，罗潜. 毛冬青甲素对心脏功能和血流动力学的作用 [J]. 暨南理医学报（医学专版），1986（2）：18.

[2] YAZAKI Y, FUJII J. Depressed Na-K-ATPase activity in the failing rabbit heart [J]. Japanese Heart Journal, 1972, 13 (1): 73－83.

[3] OGAWA K, SAITO T, MAYAHARA H. The site of ferricyanide reduction by reductases within mitochondria as studied by electron microscopy [J]. Journal of Histochemistry & Cytochemistry Official Journal of the Histochemistry Society, 1968, 16 (1): 49.

[4] 路易斯，奈特. 切片材料的染色方法：电镜技术 [M]. 严共华，译. 北京：人民卫生出版社，1981：301.

[5] 陈念祖，薛义旗. 大鼠心肌线粒体细胞色素氧化酶琥珀酸脱氢酶的超微结构定位 [J]. 解剖学杂志，1989（1）：33－37.

[6] 张瑞祥，李长清，郑治周，等. 实验性创伤休克家兔心肌超微结构变化 [J]. 中华心血管病杂志，1984：12（3）：229.

[7] KAY H R, LEVINE F H, FALLON J T, et al. Effect of cross-clamp time, temperature, and cardioplegic agents on myocardial function after induced arrest [J]. Journal of Thoracic & Cardiovascular Surgery, 1978, 76 (5): 590－603.

[8] 陈敏海，姚学军，姚震，等. 局部低温、冠状动脉灌注及辅助药物对缺血（氧）心肌保护作用的电镜观察 [J]. 中华心血管病杂志，1979，7（3）：213－216.

[9] 姚学军，陈敏海，梁浩燊，等. 冷停搏液多次灌注及冷血灌注对犬缺血心肌保护作用的电镜观察 [J]. 中华心血管病杂志，1984，12（3）：213.

[10] FERRANS V J. Myocardial ultrastructure in human cardiac hypertrophy [M] //KALTENBACH M, et al. Cardiomyopathy and myocardial biopsy. Springer Berlin Heidelberg, 1978: 100－120.

[11] 邱近明，刘幸录，王晓燕，等. 左旋甲状腺素对家兔心肌影响的形态学研究 [J]. 中华心血管病杂志，1984，12（2）：138－140.

[12] 河北新医大学基础医学研究所. 氯压定对实验性心肌缺血损伤的影响：机能和形态观察 [J]. 中华医学杂志，1979，59（5）：302.

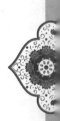

毛冬青甲素对心衰模型兔心功能的影响

冼绍祥　丁有钦　邱卓巍　卢丽萍　余修龄　赖世隆　王宁生　欧　明

毛冬青甲素（Ilexonin A，简称 IA）是近年来发现的一种从冬青科植物毛冬青提取的 18 - 去氢鸟羧酸经琥珀酸化所得的五环三萜类化合物。已经证实：该药物有抗血小板聚集，减轻血栓形成[1-3]；增强心肌收缩力，轻度减慢心率[4]；并有一定的抗心律失常作用。[5,6]为此，本文旨在建立压力负荷过重心衰模型，并且通过无创性心功能的动态检测及常规病理等指标的观察，探讨毛冬青甲素对心衰模型的强心效应。

1　材料和方法

1.1　心衰模型的复制

实验选用纯种新西兰白兔（由广东省医用实验动物场提供），年龄 3 个月左右，体重 1.80 ~ 2.50 kg，雌雄各半。随机分成毛冬青甲素组（毛甲组）、空白对照组（对照组），每组兔 8 只。两实验组兔采用手术缩窄升主动脉的方法建立压力负荷过重心衰模型[7]，手术在无菌、戊巴比妥钠（30 mg/kg 体重）静注麻醉条件下，不打开胸膜腔暴露升主动脉，根据升主动脉直径选用不同内径（ϕ3、3.5、4 mm）的金属环，造成主动脉的狭窄，缩窄程度在 50% ~ 54%，术后在空调房内饲养。其中，毛甲组兔术后第 13 天开始由耳缘静脉注射 IA（由广州市医药工业研究所提供），给药量为 5 mg/kg 体重，qd（药物用 2 mL 注射用水溶解），至术后 20 天终止，对照组术后不加任何处理，两组动物生活环境相同。

1.2　心功能指标的检测

心功能的检测采用心阻抗血流图法。仪器选用日产 KOHDEN 公司 RM - 6000 型四导生理记录仪，以 50 mm/s 的速度同步记录心电图、心音图、心阻抗血流图及心阻抗微分波图。心阻抗图描记方法参照心阻抗血流图全国暂行标准 1988 年 7 月 10 日第 4 次修订方案。[8]动物在麻醉状态下（静注戊巴比妥钠 30 mg/kg 体重），用脱毛剂脱去电极位置的毛发，洗净吹干。选用经改造的日产一次性带状电极，并使供—探电极距离为 1 cm，探—探电极间距在 9 ~ 13 cm 范围内。血液电阻率（p）取 150 Ω/cm。心功能检查时间为：术前间隔 3 天测 2 次心功能，2 次检查结果的均值代表术前心功能水平；术后第 3、8 天各测定心功能 1 次，术后第 13、18 天分别测定用药前的基础心功能（基础值）、用药后或麻醉后 1 小时（1 小时值）及用药后或麻醉后 2 小时（2 小时值）的心功能。

1.3　病理指标的检测

术后 20 天以重物击昏动物后杀之，取动物心、肺、肝等脏器做常规病理检查。

1.4 症候验证指标的检测

1.4.1 心率的定量检测 受试兔取仰位抱兔法，待兔进入安静状态才开始用听诊器置胸前检测，检查过程保持室内安静。每只兔连续检测 5 分钟，准确记录每分钟心跳次数，取心率最慢者作为代表值。术前两天及术后第 11、12 天各连续检查 2 天心率，各取 2 天心率的平均值进行比较。

1.4.2 尿量的定量检测 将兔单个分笼饲养，用托盘承接尿液，每日定时测量其容量（mL/d）。测量时间同心率。

1.4.3 一般情况的观测记录 每日观测实验兔的精神状态，眼神变化，活动频率，对掌声等刺激出现的警觉反应，毛发整洁、光泽度，紫绀的出现与否及双肺呼吸音等情况。

1.5 数据统计方法

各组数据的均值，手术前后比较采用单因素方差分析。术后同一时间两组资料比较采用配对 t 检验。计数资料比较采用 χ^2 检验。所有数值以均值 ± 标准误表示。

2 结果和分析

2.1 主动脉缩窄程度

毛甲组主动脉缩窄程度（3.19 ± 0.09 mm），对照组为（3.44 ± 0.11 mm）。两组差异无显著性（$P > 0.05$，$n = 8$）。

2.2 心功能指标的验证

2.2.1 每搏排血量（SV） ①手术前后 SV 变化：两实验组兔术后 SV 逐渐下降，术前后 SV 比较，差异有高度显著性，提示模型兔术后 SV 逐渐降低（结果见图 1）。毛甲组及对照组术前 SV 与各自术后不同时间 SV 比较，差异有高度显著性。两组分组后变化值比较，差异有显著性。对照组术后 18 天 SV 较术后第 3、8 天 SV 减低，差异有显著性，提示对照组术后 18 天下降更为显著。IA 有延缓毛甲组兔 SV 下降的作用（结果见表 1）。②术后 13 天 IA 对 SV 的即时效应：毛甲组给药后心功 SV 逐渐升高。基础值 SV 与给药后不同时间 SV 比较，差异有高度显著性。给药后 2 小时值高于 1 小时值，差异有显著性，提示 IA 提高给药后 2 小时值 SV 较 1 小时值 SV 明显。对照组前后不同时间 SV 比较，差异不显著。两组基础值 SV 比较，差异不显著，提示两实验组分组前心功 SV 相同。两组的 1 小时差值及 2 小时差值比较，差异有高度显著性，提示 IA 能提高给药后 1 小时及 2 小时 SV（结果见表 2）。③术后 18 天 SV 变化：毛甲组给药后 SV 渐升，给药后 2 小时值 SV 高于 1 小时值、基础值 SV，差异有显著性和高度显著性。对照组前后不同时间 SV 比较，差异无显著性。两组基础值 SV 比较，差异有高度显著性。两组的 1 小时差值比较，差异无显著性。两组的 2 小时差值比较，差异有显著性，提示 IA 能提高术后 18 天给药后 2 小时 SV，但对给药后 1 小时 SV 作用不明显（结果见表 3）。

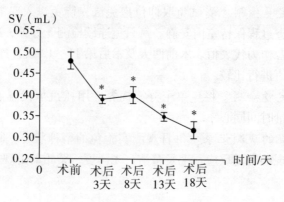

图 1   模型兔手术前后 SV 变化

注：＊与术前比较，$P < 0.01$，$n = 16$。

表 1   手术前后 SV 变化 $(\bar{x} \pm SE)$

组别	样本含量/只	每搏排血量/mL					分组后变化值（18 天 SV 与 13 天 SV 之差）	组内比较
		术前	术后 3 天	术后 8 天	术后 13 天	术后 18 天		
毛甲组	8	0.48 ± 0.02	0.38 ± 0.01 $P < 0.01$	0.37 ± 0.01 $P < 0.01$	0.37 ± 0.01 $P < 0.01$	0.39 ± 0.02 $P < 0.01$	0.02 ± 0.02	$F = 11.27$ $P < 0.0001$
对照组	8	0.48 ± 0.02	$0.39 \pm 0.01^{\triangle}$ $P < 0.01$	$0.40 \pm 0.02^{\triangle}$ $P < 0.01$	0.35 ± 0.01 $P < 0.01$	0.32 ± 0.02 $P < 0.01$	$-0.03 \pm 0.02^{\triangle\triangle}$	$F = 15.91$ $P < 0.0001$

注：与术后 18 天比较，$\triangle P < 0.05$；与毛甲组比较，$\triangle\triangle P < 0.05$。

表 2   术后 13 天 IA 对 SV 的即时效应 $(\bar{x} \pm SE)$

组别	样本含量/只	每搏排血量/mL					组内比较
		基础值①	1 小时值②	2 小时值③	1 小时差值②－①	2 小时差值③－①	
毛甲组	8	0.37 ± 0.01	0.44 ± 0.03 $P < 0.01$	$0.51 \pm 0.02^{*}$ $P < 0.01$	0.07 ± 0.02	0.14 ± 0.02	$F = 12.29$ $P = 0.0003$
对照组	8	$0.35 \pm 0.01^{\triangle}$	0.33 ± 0.02	0.35 ± 0.02	$-0.02 \pm 0.01^{\triangle\triangle}$	$-0.003 \pm 0.01^{\triangle\triangle\triangle}$	$F = 15.91$ $P = 0.62$

注：与 1 小时值比较，$*P < 0.05$；与毛甲组比较，$\triangle P > 0.05$，$\triangle\triangle P < 0.01$，$\triangle\triangle\triangle P < 0.0001$。

表3　术后18天SV变化（$\bar{x} \pm SE$）

组别	样本含量/只	每搏排血量/mL					组内比较
		基础值①	1小时值②	2小时值③	1小时差值②-①	2小时差值③-①	
毛甲组	8	0.39 ± 0.02 $P < 0.01$	0.42 ± 0.02 $P < 0.05$	0.50 ± 0.03	0.03 ± 0.02	0.10 ± 0.02	$F = 6.63$ $P = 0.0062$
对照组	8	$0.32 \pm 0.02^{\triangle}$	0.33 ± 0.03	0.36 ± 0.03	$0.01 \pm 0.02^{\triangle\triangle}$	$0.04 \pm 0.02^{\triangle\triangle\triangle}$	$F = 0.71$ $P = 0.5037$

注：与毛甲组比较，$\triangle P > 0.01$，$\triangle\triangle P > 0.05$，$\triangle\triangle\triangle P < 0.05$。

2.2.2　心脏指数（CI）　①手术前后CI变化：两实验组兔术后CI逐渐下降。术前后CI比较，差异有高度显著性，提示模型兔术后CI逐渐降低（结果见图2）。两实验组术前CI与各自术后不同时间CI比较，差异有高度显著性。两组分组后变化值比较，差异有显著性。对照组术后18天CI较术后不同时间CI明显下降，差异有高度显著性，提示对照组术后18天CI下降更为显著，IA有延缓毛甲组CI下降的作用（结果见表4）。②术后13天IA对CI的即时效应：毛甲组给药后心功CI逐渐升高，给药后2小时值CI与1小时值、基础值CI比较，差异分别有显著性和高度显著性。对照组前后不同时间的CI比较，差异无显著性。两组基础值CI比较，差异无显著性，提示两实验组分组前心功CI水平相同。两组的1小时差值及2小时差值比较，差异有高度显著性，提示IA能提高给药后1小时及2小时的心功CI（结果见表5）。③术后18天CI变化：毛甲组给药后CI渐升，两实验组前后不同时间CI比较，差异无显著性。两组基础值CI比较，差异有高度显著性。两组的1小时差值比较，差异无显著性。两组的2小时差值比较，差异有显著性，提示IA能提高给药后2小时CI（结果见表6）。

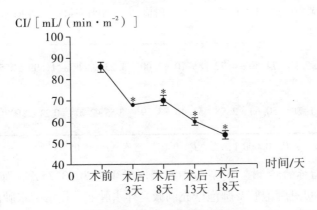

图2　模型兔手术前后CI变化

注：* 与术前比较，$P < 0.01$，$n = 16$。

表4 手术前后 CI 变化（$\bar{x} \pm$ SE）

组别	样本含量/只	心脏指数/[mL/(min·m^{-2})]					分组后变化值（18天CI减13天CI）	组内比较
		术前	术后3天	术后8天	术后13天	术后18天		
毛甲组	8	98.57±3.83	76.89±2.63 $P<0.01$	72.69±1.77 $P<0.01$	69.71±2.33 $P<0.01$	74.02±2.97 $P<0.01$	1.44±2.20	$F=15.42$ $P<0.0001$
对照组	8	89.92±1.80	77.64±0.98$^{\triangle}$ $P<0.01$	68.20±2.07 $P<0.01$	63.45±2.68$^{\triangle}$ $P<0.01$	54.23±1.71 $P<0.01$	-7.22±2.76$^{\triangle\triangle}$	$F=55.45$ $P<0.0001$

注：与术后18天比较，$\triangle P<0.01$；与毛甲组比较，$\triangle\triangle P<0.05$。

表5 术后13天 IA 对 CI 的即时效应（$\bar{x} \pm$ SE）

组别	样本含量/只	心脏指数/[mL/(min·m^{-2})]					组内比较
		基础值①	1小时值②	2小时值③	1小时差值②-①	2小时差值③-①	
毛甲组	8	69.71±2.33 $P<0.01$	78.32±4.02 $P<0.05$	92.07±4.04	6.24±2.87	19.49±2.80	$F=10$ $P=0.0009$
对照组	8	63.45±2.68$^{\triangle}$	55.25±3.05	55.50±3.05	-6.20±1.26$^{\triangle\triangle}$	-5.95±2.45$^{\triangle\triangle\triangle}$	$F=2.25$ $P=0.1306$

注：与毛甲组比较，$\triangle P>0.05$，$\triangle\triangle P<0.01$，$\triangle\triangle\triangle P<0.0001$。

表6 术后18天 CI 变化（$\bar{x} \pm$ SE）

组别	样本含量/只	心脏指数/[mL/(min·m^{-2})]					组内比较
		基础值①	1小时值②	2小时值③	1小时差值②-①	2小时差值③-①	
毛甲组	8	74.02±2.97	74.50±4.72	85.10±3.00	3.23±3.60	11.09±2.57	$F=3.19$ $P=0.06$
对照组	8	54.23±1.71$^{\triangle}$	50.63±2.98	54.45±3.59	-3.55±2.70$^{\triangle\triangle}$	0.23±2.90$^{\triangle\triangle\triangle}$	$F=0.55$ $P=0.59$

注：与毛甲组比较，$\triangle P<0.0001$，$\triangle\triangle P>0.05$，$\triangle\triangle\triangle P<0.05$。

2.2.3 病理指标的检测 模型兔心肌肥厚发生率为93.75%，肺充血发生率为43.75%。病肺镜下可见肺泡腔及肺泡壁充满微尘样水肿液，提示肺水肿的出现。

2.2.4 症候验证指标的检测 ①心率（次/分）：模型兔术前心率为154.91±3.07。术后第11、12天心率为160.38±3.60。手术前后心率差异无显著性（$P>0.05$，$n=32$）。②尿量（mL/d）：模型兔术前尿量为109.38±6.34，术后第11、12天尿量为85.63±3.65。术前后尿量比较，差异有高度显著性（$n=32$），提示模型兔术后尿量下降。③一般情况：模型兔术后逐渐出现精神萎靡、反应迟钝、嗜睡懒动、毛发零乱、缺少光泽、口唇紫绀等症候表现。严重时出现对刺激缺乏反应、动则气促、鼻翼翕动、全身紫癜、耳根水肿、双肺底湿性啰音等表现。毛甲组用药后上述症状有所减轻。

3 讨　论

3.1　关于心衰模型的复制

本工作复制的压力负荷过重心衰模型，是通过手术缩窄升主动脉，加重心脏后负荷，造成左室肥厚，左心衰竭。长期发展的结果，必然导致全心衰竭的出现。在造型过程中，我们根据动物主动脉情况，选用不同规格的金属环，力图使各动物主动脉缩窄程度一致。此外，主动脉的缩窄程度直接影响着后负荷加重程度、心肌肥厚程度和心功能的抑制程度。我们采取 50% ~ 54% 的缩窄程度，在 20 天内以肺充血病理为诊断标准，模型兔心衰的出现率近 45%，而且有效地避免了动物高死亡率，可以认为该缩窄程度是合理的。另外，我们在手术中较好地避免了气胸、心包损伤、感染等问题，给模型的建立打下了良好的基础。

原型和模型在外部表现和内涵实质上的最大程度相似和相关，是判断模型成败的标准。本实验的病理结果提示：模型兔心肌肥厚的发生率为 93.75%，在 43.75% 的实验动物中，出现了不同程度的肺脏充血及个别动物肝脏瘀血，胸腔积液和腹水。病理镜下可见肺泡腔及肺泡壁充满微尘样水肿液等肺水肿表现。临床研究表明：充血状态是心力衰竭的特征性表现[10]。因此，本模型与临床心力衰竭在病变实质上有着良好的符合性；症候表现显示：模型兔术后逐渐出现精神萎靡、反应迟钝、毛发零乱而缺乏光泽、口唇紫绀、尿量减少、心率加快、动则气促、鼻翼翕动、耳根部水肿、双肺底呼吸音增粗或湿性啰音等类似临床心力衰竭三组症候群的表现。按临床心力衰竭三组基本症候群进行诊断[11]，证明本模型心力衰竭的出现；心功能检查提示：模型兔术后 13 天每搏排血量（SV）较术前下降 25%，心脏指数（CI）下降 29.35%，而且心功能的下降随主动脉缩窄期限的延长而增加，这些证据为心衰模型的诊断提供了有力的依据。

综上所述，本工作复制的心衰模型经一系列指标的验证，证实心力衰竭的存在。我们认为，以这种模型进行心肌肥厚演变为心力衰竭时心肌力学特性病理改变或亚细胞水平结构变化及药物应用的研究是可靠的。

3.2　关于毛冬青甲素对心衰模型的作用

本工作通过对术前后心功 SV 和 CI 测定结果表明：IA 能提高 SV 和 CI，延缓毛甲组兔心功 SV、CI 的下降，即时效应显示，IA 给药后 SV 和 CI 逐渐升高，给药后 2 小时 SV 和 CI 达到最高峰，并且接近术前正常值水平，似乎 IA 对 SV 和 CI 的即时效应以给药后 2 小时最明显。这些血流动力学效应对心衰治疗显然是有益的，通过增加 SV，提高 CI，使心衰动物的心功能得到改善，有利于组织器官血液灌流的维持。

有实验结果表明：由于 IA 的应用，毛甲组病理变化较对照组减轻，毛甲组心衰症候群得到不同程度的改善，实验结果为毛冬青甲素的强心作用提供了有力的佐证。

综上所述，毛冬青甲素的强心作用，对于提高心功 SV 和 CI，减轻和缓解心力衰竭症候的出现，延缓或防止心衰病理变化的发展是有益的。

本文原载《广州中医学院学报》，1992，9（1）：35 - 40，有删改.

[参考文献]
[1] 孙颂三，蔺桂芬，刘法库，等. 毛冬青甲素和硝酸甘油对花生四烯酸代谢的影响 [J]. 首都医科大学学报，1986（4）：271 - 275，334.
[2] 刘法库，杜金香，孙颂三，等. 毛冬青甲素抗血栓形成的作用机制研究 [J]. 首都医科大学学报，1984，5（3）：217 - 219.
[3] 汪钟，杜金香，朱国强，等. 毛冬青甲素对血小板功能和形态的影响 [J]. 中国中西医结合杂志，1985（4）：232 - 234.
[4] 冯方，罗潜. 毛冬青甲素对心脏功能和血流动力学的作用 [J]. 暨南理医学报（医学专版），1986（2）：17 - 24.
[5] 黄凤和，许振荣. 复方毛冬青对实验性心律失常的作用 [J]. 广东药学院学报，1986（1）：51 - 55.
[6] 胡维安，陈洁文. 毛冬青甲素对家兔希氏束电图的影响 [J]. 广州中医药大学学报，1991（Z1）：203 - 206.
[7] YAZAKI Y, FUJII J. Depressed Na-K-ATPase activity in the failing rabbit heart [J]. Japanese Heart Journal，1972，13（1）：73 - 83.
[8] 顾菊康，孙济川，杨照康，等. 心阻抗血流图（全国暂行标准）（圆柱体模型）[J]. 心脏杂志，1989（1）：12 - 13.
[9] 施新猷. 医学动物实验方法 [M]. 北京：人民卫生出版社，1980：145.
[10] 卢兴. 心力衰竭 [M]. 北京：人民卫生出版社，1986：332.

洗绍祥学术思想研究

保心康对家兔实验性心功能不全
动物模型的药效学研究

陈宇鹏　冼绍祥　黄衍寿

保心康（又名强心片Ⅱ号，由人参、黄芪、毛冬青、炙附子等组成）是本课题组多年来临床用于治疗充血性心力衰竭（CHF）[1]的中药方剂，功能益气温阳，活血化瘀利水，主治 CHF 偏于气阳亏虚者。本实验旨在探讨保心康在血流动力学和神经内分泌方面的药效学作用。

1　材料与方法

1.1　实验动物和分组

纯种新西兰兔 30 只（由广东省医学实验动物中心提供），体重 2.2 ~ 2.65 kg，雌雄各半。以普通兔料喂养，动物房温度控制在 20 ~ 25 ℃。30 只新西兰兔随机分成 4 组，分别为保心康高剂量组（高剂组）、保心康低剂量组（低剂组）、模型对照组（模型组）和空白对照组（空白组）。空白组 6 只，其余 3 组每组 8 只。

1.2　药物与剂

保心康每片净重 0.3 g，含生药 0.255 g。成人的用量是 4 片/次，3 次/天。如兔以每次灌服保心康 15 片（高剂量组）和 7.5 片（低剂量组）计算，则高剂组是 10 倍剂量，低剂组是 5 倍剂量。

1.3　造模方法

空白组的动物行假手术，开腹而不缩窄腹主动脉，其余 3 组动物按 Morris B J 法，采用手术缩窄腹主动脉的方法造成充血性心力衰竭模型。[2]术后第 4 天待动物的胃肠功能恢复后（恢复进食与排便），即予胃管灌药。高剂量组用保心康片 15 片溶于 15 mL 蒸馏水灌服，低剂量组用保心康片 7.5 片溶于 15 mL 蒸馏水灌服，模型组和空白组灌服等量蒸馏水，1 次/天，连续用药 11 天。

术后第 15 天，行右颈总动脉插管，逆行插至左心室，导管通过血压换能器连接 RM 6000 型四道生理记录仪（日本光电公司生产），描记血压及同步描记左室内压力曲线和微分曲线。读取心率、血压、左室收缩压、左室舒张末期压以及左室等容期（等容舒张期与等容收缩期）压力最大变化速率（±dp/dt_{max}）等血流动力学指标，并抽血测定一氧化氮（NO）含量。抽血后于耳缘静脉注射空气 5 mL 处死动物，取出心、肺、肝脏称重。称重后各脏器用 10% 福尔马林固定，送广州中医药大学病理室做冰冻切片。取出腹主动脉的结扎线环，用游标卡尺测量内径。

NO 由广州中医药大学第一附属医院实验中心测定，采用比色法，试剂盒由军事医学科学院放射医学研究院提供。

1.4 造模结果

高剂组和低剂组各有 1 只动物因误灌药入肺死亡，对照组有 1 只动物术后 12 天死亡，解剖见心脏增大，肺充血，胸水约 20 mL，肝大。

2 结 果

2.1 腹主动脉缩窄程度比较

高剂组缩窄程度是原横截面积的（34.04 ± 2.15）%，低剂组缩窄程度是原横截面积的（33.76 ± 3.17）%，对照组缩窄程度是原横截面积的（35.35 ± 2.34）%。各组均 $P > 0.05$，差异无显著性。

2.2 病理结果

对照组和低剂组的动物均有不同程度的肺充血，其中对照组有 2 只动物出现胸水，分别为 10 mL 和 3 mL，其余动物未发现胸水，所有动物均未发现腹水。

2.2.1 对心、肺、肝重量的影响 由于心、肺、肝各脏器重量与体重有关，而各脏器占体重的百分比却相对恒定，因此取各脏器与体重的百分比值做统计处理，结果见表 1。表 1 显示低剂组和模型组的心肺相对质量均较空白组高（$P < 0.05$），高剂组与空白组相仿（$P > 0.05$），低剂组与模型组之间未显示显著性差异（$P > 0.05$）。提示大剂量的保心康可能对心、肺充血性水肿有调整作用。肝脏重量各组之间均无显著性差异，提示 15 天内大部分造模的动物均未发展至肝瘀血程度。

表 1 各组动物内脏占体重百分比比较（$\bar{x} \pm s$）

组别	N/只	ω_{heart}/%	ω_{lung}/%	ω_{liver}/%
高剂组（A）	7	0.25 ± 0.21	0.30 ± 0.035	3.60 ± 0.677
低剂组（B）	7	0.29 ± 0.42 *	0.40 ± 0.075 *	3.80 ± 0.682
模型组（C）	7	0.34 ± 0.83 *	0.51 ± 0.12 *	4.02 ± 0.54
空白组（D）	6	0.24 ± 0.23	0.30 ± 0.046	3.40 ± 0.754

注：统计方法为 t 检验；与空白组比较，$*P < 0.05$。

2.2.2 病理切片镜检 光镜下见模型组心脏切片左室壁较其余 3 组略厚，400 倍下见心肌细胞肥大，心肌纤维增粗，细胞间距离增大，见图 1a 中箭头所示。其余 3 组动物心脏切片在光镜下未见显著性差异（见图 1）。肺脏切片可见模型组和低剂组动物的肺脏均有不同程度的充血、水肿，模型组镜下可见肺泡壁毛细血管充血，肺泡壁变厚，肺泡腔内浆液渗出（见图2a、b中箭头所示），低剂组肺充血、水肿程度较轻。高剂组动物与空白组动物肺脏切片基本正常，见图2。图3显示，肝脏切片各组动物大致正常，模型组有1只出现肝窦及中央静脉扩张，肝细胞萎缩等肝瘀血表现，但未见有脂肪变性（见图3a中箭头所示）。

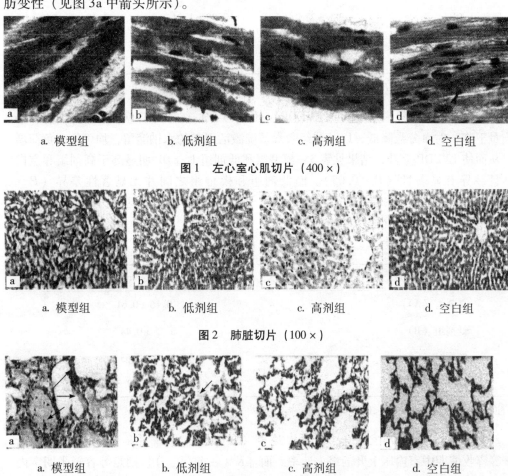

| a. 模型组 | b. 低剂组 | c. 高剂组 | d. 空白组 |

图1　左心室心肌切片（400×）

| a. 模型组 | b. 低剂组 | c. 高剂组 | d. 空白组 |

图2　肺脏切片（100×）

| a. 模型组 | b. 低剂组 | c. 高剂组 | d. 空白组 |

图3　肝脏切片（100×）

2.3　血流动力学参数

2.3.1　对心率、血压的影响　表2显示，保心康无论高剂组还是低剂组，均未能有效调整充血性心力衰竭模型的心率和血压（与模型组比较 $P > 0.05$，与空白组比较 $P < 0.05$）。

表2　各组动物心率（HR）、血压比较（$\bar{x} \pm s$）

组别	N/只	N_{HR}/（次·min^{-1}）	$P_{systolic}$/kPa	$P_{diastolic}$/kPa
高剂组（A）	7	290 ± 21.075 *	17.56 ± 1.32 *	13.43 ± 0.69 *
低剂组（B）	7	288 ± 23.166 *	18.09 ± 1.31 *	14.10 ± 1.16 *
模型组（C）	7	287 ± 24.779 *	18.62 ± 3.15 *	14.36 ± 2.10 *
空白组（D）	6	240 ± 16.111	15.30 ± 1.15	11.44 ± 0.87

注：与空白组比较，* $P < 0.05$。

2.3.2　对左室舒张末压力（LVEDP）的影响　心衰时由于心肌收缩力下降，心输出量下降，射血分数降低，以及神经激素系统激活引起的水钠潴留，均可使前负荷增加，从而使 LVEDP 上升，结果见表3。模型组和低剂组 LVEDP 明显高于高剂组和空白组，且差异有显著性（$P < 0.05$）。而低剂组和模型组之间并无显著性差异（$P > 0.05$）。LVEDP 上升必然导致肺循环阻力增高，进而出现肺瘀血。这与病理镜检所见的模型组与低剂组出现肺充血水肿相符。

表3　各组 LVEDP 比较（$\bar{x} \pm s$）

组别	N/只	P_{LVEDP}/kPa
高剂组（A）	7	0.16 ± 0.61
低剂组（B）	7	0.75 ± 0.44 *
模型组（C）	7	1.19 ± 0.63 *
空白组（D）	6	− 0.11 ± 0.33

注：与空白组比较，* $P < 0.05$。

2.3.3　心室等容期室内压上升最大速率（± dp/dt_{max}）　[K（dp/dt_{max}）] 是指心室等容收缩期中室内压上升的最大速率。而 [K（− dp/dt_{max}）] 则是等容舒张期室内压下降的最大速率。这是反映心室收缩和舒张功能的常用指标。表4显示，在 + dp/dt_{max} 方面，低剂组与模型组之间无显著性差异（$P > 0.05$），而空白组与高剂组之间有显著性差异（$P < 0.05$），高剂组与低剂组和模型组之间均有显著性差异（$P < 0.01$），空白组高于高剂组，高剂组高于低剂组和模型组。由于 + dp/dt_{max} 与心脏的前后负荷成正相关，前面的结果显示，高剂组、低剂组、模型组3组的血压基本相同，因而可以认为3组动物的后负荷水平大致相近。而表3的 LVEDP 结果显示，前负荷模型组和低剂组高于高剂组。如果3组动物心脏的收缩能力相同，则应该出现模型组和低剂组的 + dp/dt_{max} 高于高剂组的情况，但现在却是高剂组高于低剂组和模型组，因此可以认为高剂组动物的心肌收缩能力比低剂组和模型组强。在 − dp/dt_{max} 方面，高剂组和空白组之间、低剂组和模型组之间均无显著性差异（均 $P > 0.05$）。但高剂组和空白组分别与低剂组和模型组比较有显著性差异（$P < 0.05$），说明高剂组与空白组的心室舒张能力比低剂组和模型组强。

表4 心室等容期室内压上升最大速率比较 ($\bar{x} \pm s$)

组别	N/只	K ($+\mathrm{d}p/\mathrm{d}t_{max}$) / ($\mathrm{kPa \cdot s^{-1}}$)	K ($-\mathrm{d}p/\mathrm{d}t_{max}$) / ($\mathrm{kPa \cdot s^{-1}}$)
高剂组（A）	7	1 192.478 ± 278.687	1 064.000 ± 278.983
低剂组（B）	7	720.884 ± 180.017*	563.920 ± 154.418*
模型组（C）	7	758.100 ± 253.887**	602.929 ± 241.850*
空白组（D）	6	1 554.105 ± 285.608*	1 133.160 ± 122.051

注：与高剂组比较，$*P < 0.05$，$**P < 0.01$。

2.4 对一氧化氮（NO）的影响

近年来关于心衰的研究表明，内源性 NO 主要是内皮细胞中的左旋精氨酸在一氧化氮合酶（NOS）作用下合成的。大量的 NO 可作为一种细胞毒性分子，对心脏可引起负性肌力作用。内源性 NO 的含量与心衰的病因无关，但与心衰严重程度却呈极度正相关。[3] 表5 显示，高剂组和空白组之间，低剂组和模型组之间均无显著性差异（$P > 0.05$），但高剂组、空白组 NO 均低于低剂组、模型组（$P < 0.01$）。提示低剂组、模型组的心衰程度比空白组、高剂组严重。

表5 各组血液中一氧化氮含量的比较 ($\bar{x} \pm s$)

组别	N/只	C_{NO}/ ($\mathrm{\mu mol \cdot L^{-1}}$)
高剂组（A）	7	5.440 ± 1.308
低剂组（B）	7	7.140 ± 0.520**
模型组（C）	7	7.683 ± 1.220**
空白组（D）	6	5.438 ± 1.189

注：与空白组比较，$**P < 0.01$。

3 讨 论

3.1 动物心衰模型的复制

心功能不全是临床上各种心血管疾病的最后转归，因而其病因也是多种多样的，怎样建立与临床疾病近似的动物模型，是进行药效学动物实验的一个关键问题。由于中医的特殊性，建立不同证型的动物模型更是困难，目前还没有成熟的心衰病证结合模型可供参考。

本实验采用腹腔总动脉上缩窄腹主动脉的方法造成心功能不全模型，其原理是：一方面直接缩窄腹主动脉引起心脏后负荷的增加；另一方面由于缩窄后双肾血流减少，激活 RAS 系统，造成肾性高血压，进一步加重心脏后负荷。这与临床上高血压性心脏病以及主动脉瓣狭窄所导致的心功能不全有一定的相似性。当然，临床上单纯主动脉瓣狭窄的病人并不多见，而肾性高血压也不能等同于高血压病，因此与临床所见尚不能完全吻合，但在一定程度上可以反映临床上慢性心功能不全的发展过程。

本模型实际主动脉截面积缩窄范围为原来的 35% 左右，心衰进展较快，如果延长造模时间，可以获得更严重的心衰模型，但同时也会提高死亡率。本实验在 15 天内所造成的模型只算是轻、中度心衰模型，从各项指标看来，模型是成功的。由于阴虚、阳虚动物模型的建立有困难，因此，本模型不能反映中医证型的特点，保心康虽是补气温阳之品，但在模型上难以探讨这方面的药理作用。

3.2　保心康的药效学作用

实验结果显示，高剂量的保心康可明显地改善心功能不全引起的血流动力学改变，如减低 LVEDP，增加 $\pm dp/dt_{max}$ 等，从而延缓了心衰的进展，改善了心脏的功能。但对血压无降压作用，在神经内分泌方面，由于心功能不全时引起的神经激素系统激活十分复杂，不可能对每一个指标都进行测定，从选取的 NO 来看，反映出高剂组的动物心衰程度较轻，但却难以确定高剂组指标的改善是由于心衰改善引起的结果还是这些指标的改善，减慢了心衰的进展，也就是说，难以肯定保心康是否对 NO 生成的各个环节有作用。

在实验中，保心康有较明显的量效关系，10 倍剂量的保心康对动物作用较明显，而 5 倍剂量组却作用不大，这或许与证型不很吻合、样本过少、观察时间不足等有关，但也提示，加大临床上保心康的用量可能增加临床疗效。

本文原载《广州中医药大学学报》，2002，19（1）：36 – 39，42.

［参考文献］

［1］陈灏珠. 实用内科学［M］. 10 版. 北京：人民卫生出版社，1996：1 091.

［2］MORRIS B J, DAVIS J O, ZATZMAN M L, et al. The renin-angiotensin-aldosterone system in rabbits with congestive heart failure produced by aortic constriction［J］. Circulation Research, 1977, 40（3）：275.

［3］任艺虹. 一氧化氮与慢性充血性心力衰竭［J］. 心血管病学进展，1997（2）：104 – 107.

保心康对心肌肥大型心力衰竭大鼠血管
平滑肌环核苷酸水平的影响

黄衍寿　洗绍祥　杨慧　周名璐　陈芝喜

充血性心力衰竭（CHF）时不仅有复杂的神经内分泌变化，而作为第二信使系统的环核苷酸亦有相应的改变。既往的研究表明，保心康对冠心病心力衰竭患者的症状、体征及心功能的改善有较好的疗效[1]，并能改善心功能不全动物的血流动力学状况，延缓心衰的进程。[2]本实验通过建立大鼠心肌肥大型心力衰竭模型，观察该动物主动脉血管平滑肌 cAMP 和 cGMP 水平的变化，以探讨心力衰竭与环核苷酸的关系及中药保心康的防治作用。

1　材料与方法

1.1　药物

保心康（由人参、附子、毛冬青等组成）由广州中医药大学第一附属医院药剂科提供，异丙肾上腺素由上海禾丰制药有限公司生产（批号为 2000307），地高辛由常州四药制药有限公司生产（批号 980609－1）。

1.2　动物

SD 大鼠，雌雄各半，体重 180～200 g，由广东省医学实验动物中心提供，实验动物合格证号为 99A032。

1.3　心力衰竭大鼠模型的建立

将 SD 大鼠常规饲养 1 周后，随机分为 5 组：正常对照组（A）、模型组（B）、地高辛组（C）、保心康大剂量组（D）、保心康小剂量组（E）。异丙肾上腺素连续每日以 20 mg/kg、10 mg/kg 和 5 mg/kg 的剂量递减皮下注射，再以 3 mg/kg 的剂量注射维持 10 天，制备心肌肥大型心力衰竭动物模型。[3]而正常对照组不做异丙肾上腺素处理，以等量注射用水皮下注射。在造模同时给大鼠灌服中药保心康，剂量分别为 5.6 mg/kg 和 2.8 mg/kg，为临床用量的 20 倍和 10 倍，每天 1 次，连续 13 天。地高辛组大鼠灌服地高辛，剂量为 0.27 mg/kg，每天 1 次，连续 13 天。模型组灌服等量注射用水，每天 1 次，连续 13 天。

1.4　观察指标及检测方法

①观察各组大鼠心、肺、肝脏系数（$m_{器官}/m_{体重}$）的变化：各组大鼠于造模结束后，全部动物均禁食 12 h 并称体重后，脱椎处死，立即开胸，然后依次取出心脏、肺

脏、肝脏并称重。②组织形态学观察：取心、肺、肝组织，分别用 40 g/L 甲醛（10%福尔马林）溶液固定，常规石蜡包埋，切片，HE 染色，光镜观察。③血管平滑肌环磷酸腺苷（cAMP）、环磷酸鸟苷（cGMP）的测定：取主动脉组织 100 mg 放入盛有 1.0 mL 冷的 50 mmol/L 醋酸缓冲液（pH = 4.75）的试管内（放入冰浴），用匀浆器将组织粉碎匀浆后的悬浮液倒入另一试管，用 2.0 mL 无水乙醇洗匀浆器，然后倒入悬浮液内混匀静置 5 min，以 3 500 r/min 离心 15 min，将上清液收集在青霉素小瓶内，再用体积分数为 75% 乙醇 1.0 mL 洗匀浆器，连洗 2 次，用该 2.0 mL 75% 乙醇沉淀混匀，以 3 500 r/min 离心 15 min，合并上清液在 60 ℃ 水浴中吹干待测。采用放射免疫分析法测定各组动物血管平滑肌 cAMP、cGMP 含量的变化，试剂盒由上海中医药大学提供，严格按试剂盒说明书要求由专人进行操作，所有样品一次完成。

1.5 统计学分析

计量资料的显著性检验用 SPSS 8.0 统计软件进行数据处理。

2 结 果

2.1 各组动物心、肝、肺脏指数的改变

模型组大鼠心、肝脏系数明显比正常组增加（$P < 0.01$），而肺脏系数有所增加，但差异无显著性。地高辛组及保心康大、小剂量组大鼠心、肝脏系数均比模型组下降，但未达到正常组水平，见表 1。

表 1　各组大鼠心、肝、肺脏与体重的质量分数的变化

组别	N/只	$\omega_{heart}/\%$	$\omega_{liver}/\%$	$\omega_{lung}/\%$
正常对照组（A）	10	0.281 ± 0.040	0.874 ± 0.166	0.482 ± 0.084
模型组（B）	10	0.577 ± 0.080 * *	3.310 ± 0.274 * *	0.545 ± 0.115
地高辛组（C）	10	0.492 ± 0.034 * * △	2.765 ± 0.196 △	0.656 ± 0.227
保心康大剂量组（D）	10	0.451 ± 0.041 * * △	2.959 ± 0.216 △	0.579 ± 0.105
保心康小剂量组（E）	10	0.488 ± 0.052 * * △	2.978 ± 0.269 △	0.615 ± 0.089

注：与正常组比较，$*P < 0.05$，$**P < 0.01$；与模型组比较，$\triangle P < 0.05$，$\triangle\triangle P < 0.01$；$\omega_{器官} = m_{器官}/m_{体重}$。

2.2 组织形态学的变化

正常组大鼠心肌纤维排列整齐，肝和肺纹理清晰，未见增生、坏死等改变。模型组大鼠心内膜下见大片心肌纤维化区域和散在心肌坏死灶，肌纤维增粗，排列紊乱；肝中央静脉中度扩张，肝细胞增大，肝板增粗，散在瘀血区、点状坏死灶；肺脏局部见散在

瘀血区。地高辛组大鼠心内膜下散在心肌纤维化灶、点状心肌坏死灶，肌纤维增粗，排列尚齐，肝板增粗，中央静脉轻—中度扩张，肺纹理尚清。保心康大、小剂量组大鼠心内膜下散在心肌纤维化区域较局限，心肌纤维排列尚齐，余未见异常，两组差别不明显。

2.3　血管平滑肌 cAMP、cGMP 含量的变化

模型组大鼠血管平滑肌 cAMP、cGMP 比正常对照组显著升高（$P<0.01$）；地高辛组能使血管平滑肌 cAMP、cGMP 下降，与模型组比较有显著性差异（$P<0.05$）；保心康小剂量组能明显降低血管平滑肌 cAMP、cGMP 含量，与模型组比较有显著性差异（$P<0.05$或$P<0.01$），而保心康大剂量组与模型组比较无显著性差异（$P>0.05$），见表2。

表2　各组大鼠血管平滑肌环核苷酸在各组织中的质量摩尔浓度的比较

组别	N/只	b_{cAMP}/（pmol·g^{-1}）	b_{cGMP}/（pmol·g^{-1}）	b_{cAMP}/b_{cGMP}
正常对照组（A）	10	6 740.0 ± 1 153.31	324.1 ± 68.9	21.62 ± 5.71
模型组（B）	10	12 217.6 ± 1 774.5**	488.4 ± 102.4**	25.76 ± 5.66
地高辛组（C）	10	10 701.4 ± 1 054.4△	377.2 ± 50.9△	28.80 ± 4.40
保心康大剂量组（D）	10	12 014.9 ± 2 062.7	521.1 ± 142.8	23.77 ± 4.16
保心康小剂量组（E）	10	9 607.2 ± 1 810.2△	341.7 ± 90.2△△	30.08 ± 10.62

注：与正常组比较，$*P<0.05$，$**P<0.01$；与模型组比较，$△P<0.05$，$△△P<0.01$。

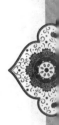

3　讨　　论

本实验选用国内目前常用的异丙肾上腺素来复制心力衰竭动物模型。其机理是异丙肾上腺素可通过兴奋心肌细胞和血管平滑肌的 β 受体，激活依赖 cAMP 的蛋白激酶，增加心肌细胞合成代谢和钙超负荷而引起左室肥厚及血管硬化，心肌缺血进行性加重而形成心力衰竭。[4] 本实验结果显示，模型组大鼠的心、肝、肺脏瘀血，心、肝脏器质量与体重的比率比正常对照组显著增加，并伴有组织形态学改变，符合心肌肥大型心力衰竭的病理特征，说明动物模型复制是成功的。

心血管疾病是威胁人类生命的严重疾病，近年来随着新技术和分子生物学的进展，发现环核苷酸作为第二信使在调节心、血管机能和心、血管疾病的发生上具有重要的作用。cAMP 和 cGMP 普遍存在于生物细胞和体液中，是调节机体细胞内新陈代谢和各种生理活动的重要物质之一，目前认为他们对心肌细胞、血管平滑肌细胞的功能起着重要的调节作用，其含量异常变化在 CHF 发生过程中具有重要作用。本实验结果显示，模型组大鼠血管平滑肌 cAMP 和 cGMP 含量均比正常对照组显著升高（$P<0.01$）。这是由于一方面血管平滑肌的 β 受体兴奋，cAMP 通过依赖 cAMP 蛋白激酶磷酸化，促进 Ca^{2+}

外流与储存，并引起细胞膜超极化 Ca^{2+} 内流抑制，从而导致血管扩张；另一方面使肌凝蛋白轻链激酶磷酸化，从而降低 Ca^{2+} 对钙调素的亲和力，因而导致 ATP 酶活性下降，引起血管平滑肌松弛。[5]加之模型组大鼠出现肝瘀血，肝细胞损害，使 cAMP 的通透性增加，进一步导致血管平滑肌 cAMP 含量增高。cGMP 是心钠素的第二信使，CHF 时，由于心房内压的增高，使心钠素分泌及释放增加，通过激活外周细胞颗粒鸟苷酸环化酶，增加 cGMP 的生成和释放，故致血管平滑肌 cGMP 含量增高。而经用保心康防治后，随着心功能的改善，血管平滑肌 cAMP、cGMP 水平下降，这与文献报道血浆 cAMP、cGMP 的水平随心衰程度加重而显著增加，心衰纠正后，指标明显恢复的结果相符[6-8]。而保心康大剂量组与模型组比较无显著性差异，说明保心康可能不存在量效依赖关系，提高剂量（即临床用药的 20 倍）不能降低环核苷酸的含量，提示临床用药时不宜用大剂量，否则疗效不明显。

保心康既有改善血流动力学指标及调节神经内分泌的作用，又可改善心衰患者的临床症状和体征及心功能。药理学研究发现人参能增加心肌收缩力及冠脉血流量[9]；附子能扩张外周血管，增加血流量及抗心肌缺血[10]；毛冬青能增强心脏收缩力，增加心输出量[11]。该方其他诸药均有不同程度的扩张外周血管、强心和利水等作用。本实验结果显示，心力衰竭时大鼠血管平滑肌 cAMP、cGMP 均显著升高，提示心力衰竭时改变了体内环核苷酸水平，说明 cAMP、cGMP 参与了心力衰竭的病理生理过程。而中药保心康小剂量能明显纠正实验性心力衰竭时大鼠血管平滑肌 cAMP、cGMP 含量，从而发挥其益气温阳、活血化瘀利水的药理效应，其疗效接近地高辛水平。提示该方的作用机理与 cAMP、cGMP 的调节有关。但保心康是通过什么途径来调节 cAMP、cGMP 的水平，还有待今后进一步探讨。

本文原载《广州中医药大学学报》，2002，19（4）：302-304，有删改.

[参考文献]

[1] 丁有钦，黄衍寿，冼绍祥，等. 强心片治疗胸痹心水证 62 例临床疗效观察 [J]. 新中医，1998（2）：15-17.

[2] 陈宇鹏，冼绍祥，黄衍寿. 保心康对家兔实验性心功能不全动物模型的药效学研究 [J]. 广州中医药大学学报，2002，19（1）：36-39.

[3] 王培勇，庞永政，万国华，等. 异丙肾上腺素致大鼠心脏肥大时的心肌线粒体钙转运变化 [J]. 北京大学学报（医学版），1997（5）：409-412.

[4] ENDOH M, BILNKS J R. Actions of sympathomimetic amines on the Ca^{2+} transients and contractions of rabbit myocardium：reciprocal changes in myofibrillar responsiveness to Ca^{2+} mediated through alpha-and beta-adrenoceptors [J]. Circulation Research，1988，62（2）：247.

[5] 郑广华. 细胞内信息系统 [M]. 广州：广东高等教育出版社，1988：64.

[6] 张贵生，金德山，李建华，等. CHF 患者 cAMP、cGMP 和 NE、ANF 的变化及临床意义 [J]. 山西医药杂志，1997（5）：399-401.

[7] 丁春平，张若莲，揭羽清，等. 充血性心力衰竭血浆中 cAMP、cGMP 变化的临床意义 [J]. 江西医药，1995（2）：78-80.

［8］李科民，连祖光，崔普坤，等．充血性心衰患者血浆中环核苷酸的变化及意义［J］．心脏杂志，1994（3）：136 – 138.

［9］张宝恒．人参对心脏血管系统的作用［J］．生理学报，1959（1）：1 – 7.

［10］石山，李增晞，吴秀英．附子对麻醉犬急性心肌缺血、左室功能和血液动力学的影响［J］．中医杂志，1981（12）：59 – 61.

［11］冯方，罗潜．毛冬青甲素对心脏功能和血流动力学的作用［J］．暨南理医学报（医学专版），1986（2）：22 – 29.

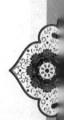

心力衰竭大鼠心室肌细胞表达 bax、
bcl-2 的性别差异及保心康的调节作用

罗承锋 黄衍寿 刘月婵 冼绍祥 洪永敦 刘煜德

各种器质性心脏病均可发展为心力衰竭，在此过程中心功能呈进行性恶化，其具体机制还不甚清楚，心肌细胞凋亡在充血性心力衰竭的发生发展过程中的作用日益受到重视。有研究者发现心力衰竭患者心肌细胞凋亡与性别有关。[1]笔者曾对压力超负荷大鼠心室肌细胞 bax、bcl-2 的表达进行了序列性的研究[2]，在本研究中笔者观察心力衰竭大鼠模型心室肌细胞 bax、bcl-2 表达的性别差异及保心康的干预作用。

1   材料与方法

1.1   动物及分组

普通级 SD 大鼠共 32 只，雌雄各半，体重 180~220 g，购自广州中医药大学实验动物中心（动物合格证号：医动字第 26-2001A001 号），随机分为 3 组，保心康组和蒸馏水组各 12 只，假手术组 8 只。

1.2   主要器材与试剂

牙科用不锈钢丝（上海牙科医械厂，批号：K417-01），分析天平（LIBRO R AEU-210，Shimadzu），抽滤器（NALGENE，Nalge ComPany），离心机（LD5-2A，北京医用离心机厂），光学显微镜（BH-2，OlymPus），流式细胞仪（EPICS ALT RA，Beckman Coulter）。Ficoll（Sigma，华美生物工程公司分装，批号：38H0588），多聚甲醛（广州化学试剂厂，批号：990101-36），Tween-80，小鼠抗大鼠 bax Ab-4（6A7）（Neomarkers，批号：714P010），小鼠抗大鼠 bcl-2αAb-4（10C4）（Neomarkers，批号 598P111），RPE 标记的羊抗小鼠 $F_{(ab')2}$ IgG（Serotec，批号：280901），封闭用羊血清（北京中山生物技术有限公司，批号：ZLI-9021），RPE 标记的羊 $F_{(ab')2}$ IgG（Southern Biotechnology Associate Inc，批号：J366-W490B）。

1.3   心力衰竭模型的复制

以腹主动脉缩窄法复制心力衰竭大鼠模型。[3]大鼠称重，10% 水合氯醛麻醉（0.35 mL/100 g，腹腔注射）后，暴露腹主动脉，并于双侧肾动脉上方钝性分离腹主动脉，用 4 号缝合线将腹主动脉和与腹主动脉平行放置的外径 0.6~0.9 mm 的牙科用不锈钢丝一并结扎，然后轻轻取出不锈钢丝，使腹主动脉截面积缩窄至原来的 25%~30%，造成腹主动脉狭窄，关腹。假手术组，钝性分离腹主动脉后，缝合线仅绕于腹主动脉上，并不缩窄。术后 3 天给予肌内注射青霉素（1800 U/100 g），以预防感染。

1.4 给药方法

保心康组从术后第 5 天开始给予灌胃，剂量为 0.4 片/100 g（每片保心康含生药 0.255 g，蒸馏水溶解）；蒸馏水组灌服等量的蒸馏水。两组均为每日 1 次，假手术组大鼠不灌胃。

1.5 取材与标本处理[4]

大鼠于术后第 30 天称体重（BW）后，麻醉；开胸，迅速取出心脏，分别称取整个心脏重量（CW）及左心室的重量（LVW），将左心室剪成 2 块，用针将心肌穿孔；置于 60% 甘油的 DMEM 的冻存管中，程序冷冻，最后保存于液氮中备用。病理取材：在取出心脏后，迅速取出肺，固定于 4% 多聚甲醛中，以便病理切片观察，用于评估造模效果。

1.6 心肌细胞的分离与纯化[4]

从液氮中取出保存的心脏，迅速放入 40 ℃ 水浴中解冻；用 DMEM 清洗心脏；将左心室剪碎成 1 mm³ 的小块，于 Krebs-Henseleit 液中吹打 10 min，以分离心肌细胞，必要时可重复 1 次；将含心肌细胞的溶液用 100 目网筛过滤，800 r/min 离心 5 min，0.1 mol/L PBS 清洗 2 次，800 r/min 离心 5 min；将沉淀轻轻加入 4% 的 Ficoll 中，400 r/min 离心 4 min，弃上清，沉淀即为高纯度的杆状心肌细胞。

1.7 bax、bcl‐2 的检测

将所分离出的心肌细胞计数，各取 1×10^6 个细胞，分别加入 4 支试管中；4% 多聚甲醛固定 60 min，1 500 r/min 离心，弃上清，PBS 清洗 2 次；将细胞重悬于 1% Tween‐80 中，30 min，1 500 r/min 离心，PBS 清洗 3 次；每管加入封闭用羊血清 100 μL，20 min，0.5% Tween‐80 清洗 1 次，PBS 清洗 2 次；每试管中加入 100 μL（1∶100）的小鼠抗大鼠 bax 或 bcl‐2 抗体，室温下孵育 30 min，加入 0.5% Tween‐80 孵育 5 ~ 10 min，1 500 r/min 离心，PBS 清洗 2 次；每试管中加入 5 μL RPE 标记的羊抗小鼠抗体或 10 μL RPE 标记的羊抗小鼠的同型对照，室温下孵育 30 min，加入 0.5% Tween‐80 孵育 5 ~ 10 min，1 500 r/min 离心，PBS 清洗 2 次；各试管中加入 PBS 400 μL，待上机检测。bax 和 bcl‐2 的检测，使用 Coulter 公司 ALTRA 流式细胞仪进行检测，结果用 bax、bcl‐2 的表达率和平均荧光强度表示。

1.8 统计学处理

实验结果以 $\bar{x} \pm s$ 表示，统计学分析用 SPSS for Windows 8.0 软件进行分析，均数之间的比较用独立样本的 t 检验。

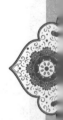

2 结 果

2.1 造模结果

保心康组 12 只大鼠中死亡 4 只，雌雄各 2 只，均于 3 天内死于急性心力衰竭；蒸馏水组 12 只大鼠中死亡 5 只，雌性 3 只，雄性 2 只，其中 4 只死于 3 天内，而 1 只雌性大鼠于术后第 10 天出现阵发性抽搐，于第 13 天死亡，解剖发现心脏增大，双侧肺明显瘀血，伴有胸腔积液；假手术组 8 只大鼠全部存活。心力衰竭大鼠模型总死亡率约为 30%，其死亡与急性压力超负荷有关。

2.2 3 组大鼠肺病理切片结果

大鼠肺脏病理切片显示，假手术组正常；蒸馏水组肺切片发现肺泡壁增厚，明显充血、水肿，其中 1 例发现部分肺泡内有渗出液，保心康组肺切片中，5 例基本正常，3 例少数肺泡壁有充血、水肿，见图 1。

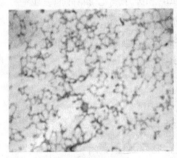 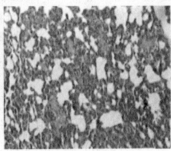 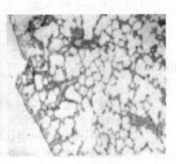

a. 假手术组肺切片　　　　b. 蒸馏水组肺切片　　　　c. 保心康组肺切片
（100×）　　　　　　　　（100×）　　　　　　　　（100×）

图 1　3 组大鼠肺病理切片结果图

2.3 各组雌、雄性大鼠心脏、左心室及心脏质量指数的比较

各组雌、雄性大鼠心脏、左心室及心脏质量指数（CMI）的比较见表 1。

表 1　各组雌、雄性大鼠心脏、左心室及 CMI 的比较 $(\bar{x} \pm s)$

组别	性别	n/只	BW/mg	CW/mg	LVW/mg	CMI
假手术组	雄性	4	$334.8 \pm 10.5^{\triangle}$	$1\,273.8 \pm 192.0^{\triangle}$	$841.0 \pm 191.5^{*}$	$3.8 \pm 0.5^{*}$
	雌性	4	268.5 ± 20.9	830.6 ± 45.7	564.3 ± 45.2	3.1 ± 0.2
蒸馏水组	雄性	4	$325.0 \pm 27.6^{\triangle}$	$1\,645.8 \pm 92.4^{\triangle}$	$1\,204.3 \pm 104.1^{\triangle}$	5.1 ± 0.5
	雌性	3	241.0 ± 19.3	$1\,031.0 \pm 43.3$	770.3 ± 77.5	4.3 ± 0.5

续上表

组别	性别	n/只	BW/mg	CW/mg	LVW/mg	CMI
保心 康组	雄性	4	$326.3 \pm 11.1^{\triangle}$	$1\ 165.5 \pm 94.7^{*}$	$789.3 \pm 55.4^{*}$	3.6 ± 0.3
	雌性	4	261.8 ± 22.8	957.0 ± 72.5	678.8 ± 63.0	3.7 ± 0.3

注：与同组雌性相比，$*P < 0.05$，$\triangle P < 0.01$。

2.4　各组大鼠心肌细胞中 bax、bcl - 2 表达情况

蒸馏水组大鼠左心室肌细胞表达 bax 蛋白与假手术组相似，但是 bcl - 2 的表达率则明显低于假手术组（$P < 0.05$），bax/bcl - 2 明显高于假手术组（$P < 0.01$）；保心康组大鼠左心室肌细胞中 bax、bcl - 2 的表达率与假手术组比较差异无统计学意义（$P > 0.05$），然而二者的比值则明显低于假手术组（$P < 0.05$），见表 2。

表 2　各组大鼠心肌细胞中 bax、bcl - 2 表达率的比较（$\bar{x} \pm s$）

组别	n/只	bax	bcl - 2
保心康组	8	$37.6 \pm 14.0^{\triangle}$	$48.4 \pm 11.0^{\triangle\triangle}$
蒸馏水组	7	54.1 ± 5.7	$25.6 \pm 3.5^{*}$
假手术组	8	46.1 ± 9.4	41.2 ± 5.5

注：与假手术组比较，$*P < 0.01$；与蒸馏水组比较，$\triangle P < 0.05$，$\triangle\triangle P < 0.01$。

2.5　各组雌、雄性大鼠左心室肌细胞 bax 和 bcl - 2 表达率的比较

各组雌、雄性大鼠左心室肌细胞 bax 和 bcl - 2 表达率的比较见表 3。

表 3　各组雌、雄性大鼠左心室肌细胞 bax 和 bcl - 2 表达率的比较（$\bar{x} \pm s$）

组别	性别	只	bax	bcl - 2
假手术组	雄性	4	46.4 ± 7.1	$40.9 \pm 5.2^{*}$
	雌性	4	45.9 ± 12.5	41.5 ± 6.5
蒸馏水组	雄性	4	50.9 ± 4.2	$22.8 \pm 0.4^{*}$
	雌性	3	58.4 ± 5.0	29.2 ± 0.8
保心康组	雄性	4	$29.0 \pm 7.1^{*}$	$40.6 \pm 9.0^{*}$
	雌性	4	46.2 ± 14.4	56.2 ± 6.1

注：与同组的标准相比，$*P < 0.05$。

从表 3 中可以看出，左心室肌细胞 bax 蛋白的表达率在假手术组和蒸馏水组内，雌雄性大鼠差异无统计学意义（$P > 0.05$），但在保心康组内，雄性表达率却明显低于雌性

（$P < 0.05$），bcl－2蛋白的表达率，在3组内，雄性均明显低于雌性大鼠（$P < 0.05$），而就bax/bcl－2而言，3组组内均与性别的相关性不大。

3 讨 论

近来，有人发现心力衰竭患者心肌细胞凋亡与性别有关，男性的凋亡率是女性的2倍，其具体机制目前尚不明确，可能与性激素有关，雌激素可促进心肌细胞IGF－1R磷酸化，而后者可上调诸如bcl－2、bcl－xl抑制细胞凋亡基因的表达，下调bax等促进细胞凋亡基因的表达，故而细胞凋亡减少。[1]

本研究结果显示，正常大鼠及主动脉缩窄致心力衰竭大鼠，雌性大鼠心脏、LVW较雄性为轻，正常雌性大鼠的CMI较雄性低，但雌性心力衰竭大鼠的CMI则与雄性无差别；雌性正常大鼠和心力衰竭大鼠bax蛋白的表达率分别与雄性的无差别，但无论是正常大鼠还是心力衰竭大鼠，雌性bcl－2的表达率均高于相应的雄性大鼠。由此看来，雌性大鼠之与雄性相比，可能对压力超负荷的具有更强的适应性代偿能力，或者较低的凋亡率，或者二者兼而有之。保心康组雌、雄性大鼠左心室肌细胞bcl－2的表达均升高，bax的表达均降低，说明保心康对雌、雄性大鼠均有保护作用。

保心康由人参、黄芪、熟附子、益母草、毛冬青等药物组成。方中以人参益心气、熟附子温心阳为君，臣以黄芪助人参补气，佐以益母草活血利水，毛冬青清热凉血活血利水，诸药配伍共奏益气温阳、活血通络、利水平喘之功效。现代药理研究表明：人参的主要药理活性成分人参皂苷对心血管系统具有调节作用，低浓度时能提高心脏收缩力，高浓度时则减弱心肌收缩力并减慢心率。另外，人参具有调节神经功能的作用；附子的水提取成分具有增加冠状动脉血流量及对抗心律失常的作用；黄芪皂苷Ⅳ具有心血管保护作用，能降低血浆中内皮素、心钠素、血浆肾素活性、血管紧张素Ⅱ浓度；益母草有增加冠状动脉血流量、减慢心率、降低血黏度、降低红细胞聚集性、降低血小板黏附性等作用；毛冬青甲素可减慢心率、抗血小板聚集、减轻血栓形成，具有降压和抗心律失常作用，并有一定程度的β受体阻滞作用。在主动脉缩窄的大鼠，左心室血管紧张素转化酶、血管紧张素Ⅱ合成增加[5]，体外实验表明，通过心室肌细胞的AT I途径，可激活蛋白激酶介导的钙依赖性内源性的核酸内切酶，导致心肌细胞的凋亡[6]，血管紧张素Ⅱ也可通过AT I而使bax表达上升，从而使心肌细胞凋亡增加[7]；β1受体可诱导心肌细胞的凋亡。因此，保心康调节基因及其蛋白表达，从而抑制心肌细胞凋亡的机制可能有：①通过降低后负荷，降低心肌氧耗，减少氧阴离子；②降低循环和局部AngⅡ水平；③阻断β1受体。

本文原载《临床心血管病杂志》，2007，23（2）：131－134，有删改．

[参考文献]

［1］GUERRA S, LERI A, WANG X, et al. Myocyte death in the failing human heart is gender dependent ［J］. Circ Res, 1999, 85 (9): 856 – 866.

［2］罗承锋, 黄衍寿, 刘月婵, 等. 压力超负荷大鼠心室肌细胞 bax、bcl – 2 表达的规律 ［J］. 广州中医药大学学报, 2004, 21 (1): 56 – 59.

［3］CHANG K C, SCHREUR J H, WEINER M W, et al. Impaired Ca^{2+} handling is an early manifestation of pressure-overload hypertrophy in rat hearts ［J］. Am J Physiol, 1996, 271 (2): 228 – 234.

［4］黄衍寿, 洪永敦, 罗承锋, 等. 成年大鼠心室肌细胞的超低温分离法 ［J］. 广州中医药大学学报, 2002, 19 (4): 289 – 291.

［5］DÍEZ J, PANIZO A, HERNÁNDEZ M, et al. Cardiomyocyte apoptosis and cardiac angiotensin-converting enzyme in spontaneously hypertensive rats ［J］. Hypertension, 1997, 30: 1 029 – 1 034.

［6］KAJSTURA J, CIGOLA E, MALHOTRA A, et al. Angiotensin Ⅱ induces apoptosis of adult ventricular myocytes in vitro ［J］. J Mol Cell Cardiol, 1997, 29 (3): 859 – 870.

［7］FORTUÑO M A, RAVASSA S, ETAYO J C, et al. Overexpression of bax protein and enhanced apoptosis in the left ventricle of spontaneously hypertensive rats: effects of AT1 blockade with losartan ［J］. H ypertension, 1998, 32 (2): 280 – 286.

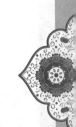

益气活血温阳利水法不同配伍对体外兔主动脉条收缩张力的影响

冼绍祥　黄平东　黄衍寿　沈淑静　洪永敦　刘煜德　周名璐

中医药治疗心衰有着悠久的历史，积累了丰富的临床经验，特别是近 20 年来，经过临床及实验研究，中医界对于心力衰竭的主要治疗大法已达成共识，亦即益气、活血、温阳、利水四大治法，但其作用机制仍不甚明确，且既往的研究多是针对围绕此四种治法所组方药的研究，而较少涉及四大治法各自在治疗心衰中所起作用的综合评价，四种治法配伍研究则更无人问津。本研究的目的在于，用血清药理学方法，综合研究益气、活血、温阳、利水法不同配伍对体外兔主动脉条的药理作用，探讨四种治法的作用机制，探求四种治法之间的配伍规律。

1　材　料

1.1　动物

普通级新西兰兔（合格证号：2001A067）30 只，雌雄各半，体重 2.5 kg 左右，购自广州中医药大学动物中心。

1.2　供试品

1.2.1　中药煎剂　分别选取益气、活血、温阳、利水四种治法代表药物，益气药选黄芪、红参；温阳药选附子、桂枝；活血药选毛冬青、益母草；利水药选车前子、葶苈子。分高、中、低剂量 3 个水平，大剂量为 20.0 g，中剂量为 10.0 g，小剂量为5.0 g。按 L_9（3^4）正交表设计，1 为低剂量，2 为中剂量，3 为高剂量，见表 1。中药生药由广州中药大学第一附属医院中药房提供，各药换算成兔的剂量后，以各剂量的10 倍作为高、中、低剂量，分别为 26.0 g、13.0 g、6.5 g，按正交表设计的剂量配伍组方，煎成 1：5 浓缩液。

表 1　L_9（3^4）正交表

组别	益气	温阳	活血	利水
1	1	1	1	1
2	1	2	2	2
3	1	3	3	3
4	2	1	2	3

续上表

组别	益气	温阳	活血	利水
5	2	2	3	1
6	2	3	1	2
7	3	1	3	2
8	3	2	1	3
9	3	3	2	1

1.2.2 克氏液（g/L） NaCl 16.9，KCl 0.35，$CaCl_2$ 0.28，$NaHCO_3$ 0.21，glucose 2.0。

1.2.3 5×10^{-5} mol/L 去甲肾上腺素（Norepinephrine，NE） NE（1 mg/mL）取 0.4 mL 加入蒸馏水至 40 mL，再取 28.2 mL 加至 60 mL。

1.2.4 2 mol/L 氯化钾（KCl） KCl 8.94 g 加入蒸馏水至 60 mL。

1.2.5 10 ml/L 酚妥拉明（Phentolamine，Phen） 酚妥拉明针原液（10 mg/mL）。

1.2.6 1×10^{-5} mol/L 维拉帕米（Verapamil，Ver） Ver（2.5 mg/mL）取 0.4 mL 加入蒸馏水至 10 mL，取 0.912 mL 加至 30 mL 即成。

1.3 仪器

YSD－4G 药理生理实验多用仪（安徽蚌埠医学院无线电二厂），美国 BIOPAC 多道生理信号采集分析系统，SC－15 数控超级恒温槽（上海天平仪器厂），麦氏浴槽，储气瓶（95% O_2 +5% CO_2），TD5 台式离心机。

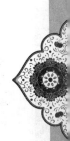

2 方 法

2.1 动物分组及给药

普通级新西兰兔 20 只，分为 10 组，每组 2 只，其中一组为空白对照组，其余 9 组为 L_9（3^4）正交表设定剂量的用药组，分别为中药 1~9 组。中药组用对应的中药浓缩液 20 mL 灌胃，空白对照组用蒸馏水 20 mL 灌胃，1 次/天，连续 3 天。新西兰兔 10 只，用以取主动脉条。

2.2 制备含药血清[1]

最后 1 次灌胃后 1~2 h，于兔颈总动脉取血，静置 4~6 h 后离心（3 000 r/min，30 min），取上清液，加热至 56 ℃ 30 min 灭活，放入低温冰箱（−80 ℃）保存备用。

2.3 体外实验[2]

放血处死动物后，开胸在横膈以上剪取主动脉，置饱和氧克氏液中，去除周围结缔组织，将血管套在与主动脉直径近似的细棒上，剪成宽 3 mm、长 1.5～2 cm 的螺旋条片，用眼科小镊轻轻摩擦血管内表面，破坏血管内皮。螺旋条片两端分别用 0 号丝线结扎，置于盛有恒温 37 ℃ 的 20 mL 克氏液的麦氏浴槽中，一端固定于通气钩上，一端连在张力换能器描记杆上，恒温 37 ℃ 左右，通 950 mL/L O_2 + 50 mL/L CO_2 混合气体，pH 7.35～7.45，调节前负荷为 2 g，稳定 90 min 后开始实验。用美国 BIOPAC 多道生理信号采集分析系统描记主动脉条的张力曲线。

2.3.1　含药血清对 NE、KCL 的作用　按拉丁方设计各血清的实验次序，先用 5×10^{-5} mol/L NE 0.1 mL、2 mol/L KCl 0.2 mL 处理标本，引起动脉条收缩，待其达到最大值后加入各血清样品 0.4 mL，观察 10 min，描记曲线。

2.3.2　含药血清对血管平滑肌 α 受体的影响　按拉丁方设计各血清的实验次序，先用 5×10^{-5} mol/L NE 0.1 mL、10 ml/L Phen 0.1 mL 处理标本，引起动脉条收缩，待其达到最大值后加入各血清样品 0.4 mL，观察 10 min，描记曲线。

2.3.3　含药血清对钙通道的影响　按拉丁方设计各血清的实验次序，先用 5×10^{-5} mol/L NE 0.1 mL、1×10^{-5} mol/L Ver 0.2 mL 处理标本，引起动脉条收缩，待其达到最大值后加入各血清样品 0.4 mL，观察 10 min，描记曲线。

2.4　统计学方法

记录主动脉条加含药血清前后的收缩张力，计算加含药血清后的收缩变化率（加血清前后收缩张力的差值/加血清前的收缩张力）。主动脉条收缩张力用"$\bar{x} \pm s$"表示。实验数据用 SPSS 10.0 软件包进行统计学分析，用 q 检验、方差分析法。

3　结　果

3.1　各类血清对 NE、KCl 干预后主动脉条收缩力的影响

各中药组含药血清对去甲肾上腺素和氯化钾引起的体外兔主动脉条收缩有较明显的抑制作用，与空白血清组相比差异有显著性（$P < 0.05$）。6 号血清对主动脉条收缩的抑制作用最强，且和其他中药组血清相比差异有显著性（$P < 0.05$），见表2。

表2　各类血清对 NE、KCl 干预后主动脉条收缩力的影响（$\bar{x} \pm s$）

血清号	n/只	NE、KCl 收缩力/g	NE、KCl 加血清收缩力/g	收缩抑制率 1
空白组	10	3.309 2 ± 0.575 1	3.477 5 ± 0.659 4	0.014 0 ± 0.006 3
1	10	3.584 6 ± 0.698 2	3.070 0 ± 0.568 5	0.141 7 ± 0.031 4*
2	10	3.394 7 ± 0.379 5	2.928 8 ± 0.365 6	0.138 2 ± 0.020 4*
3	10	3.590 8 ± 0.728 8	3.047 3 ± 0.588 1	0.149 8 ± 0.017 4*
4	10	3.330 5 ± 0.753 8	2.866 9 ± 0.562 1	0.139 0 ± 0.011 1*

续上表

血清号	n/只	NE、KCl 收缩力/g	NE、KCl 加血清收缩力/g	收缩抑制率 1
5	10	3.435 5 ± 0.740 4	2.925 1 ± 0.608 5	0.147 1 ± 0.020 0*
6	10	3.621 7 ± 0.837 5	2.845 8 ± 0.623 6	0.212 3 ± 0.016 0*△
7	10	3.647 2 ± 0.844 1	3.085 8 ± 0.659 9	0.150 0 ± 0.032 0*
8	10	3.381 8 ± 0.501 4	2.924 7 ± 0.415 9	0.133 9 ± 0.031 0*
9	10	3.478 8 ± 0.591 6	2.859 1 ± 0.483 8	0.178 2 ± 0.010 2*▲
总计	100	3.477 5 ± 0.659 4	2.981 6 ± 0.550 0	0.140 4 ± 0.052 2*

注：与空白组相比，*$P < 0.05$；与其他中药血清组相比，▲$P < 0.05$；与 1，2，4，5，8 号相比，△$P < 0.05$。

3.2 各类血清对 Phen、NE 干预后主动脉条收缩力的影响

各中药组含药血清对去甲肾上腺素和 Phen 引起的体外兔主动脉条收缩无明显的抑制作用，与空白血清组相比，差异无显著性（$P > 0.05$）；各组间相比，差异也无显著性（$P > 0.05$），见表 3。

表 3　各类血清对 Phen、NE 干预后主动脉条收缩力的影响（$\bar{x} \pm s$）

血清号	n/只	Phen、NE 收缩力/g	Phen、NE 加血清收缩力/g	收缩抑制率 2
空白组	10	2.426 3 ± 0.280 0	2.415 0 ± 0.279 1	0.002 6 ± 0.007 1
1	10	2.472 0 ± 0.313 1	2.467 5 ± 0.312 7	0.001 8 ± 0.008 5
2	10	2.442 7 ± 0.212 3	2.436 7 ± 0.214 5	0.002 6 ± 0.005 2
3	10	2.560 7 ± 0.353 9	2.553 1 ± 0.360 4	0.003 3 ± 0.005 3
4	10	2.442 8 ± 0.350 0	2.438 8 ± 0.341 0	0.001 2 ± 0.006 4
5	10	2.574 7 ± 0.444 2	2.563 2 ± 0.443 0	0.004 5 ± 0.006 4
6	10	2.560 3 ± 0.363 5	2.553 1 ± 0.357 0	0.002 6 ± 0.005 5
7	10	2.561 2 ± 0.372 9	2.553 3 ± 0.369 7	0.003 0 ± 0.004 8
8	10	2.436 9 ± 0.332 4	2.427 3 ± 0.338 8	0.004 4 ± 0.006 3
9	10	2.469 4 ± 0.277 6	2.471 7 ± 0.283 3	0.000 8 ± 0.008 4

3.3 各类血清对 Ver、NE 干预后主动脉条收缩力的影响

各中药组含药血清对 NE 和 Ver 引起的离体兔主动脉条收缩也有较明显的抑制作用，与空白血清组相比，差异有显著性（$P < 0.05$），见表 4。

表 4　各类血清对 Ver，NE 干预后主动脉条收缩力的影响 ($\bar{x} \pm s$)

血清号	n/只	Ver、NE 收缩力/g	Ver、NE 加血清收缩力/g	收缩抑制率 3
空白组	10	2.848 6 ± 0.432 3	2.823 0 ± 0.426 2	0.008 9 ± 0.003 7
1	10	2.913 0 ± 0.507 0	2.568 3 ± 0.395 3	0.116 0 ± 0.022 8 *
2	10	2.808 1 ± 0.243 2	2.485 0 ± 0.210 9	0.114 8 ± 0.018 6 *
3	10	2.941 2 ± 0.444 9	2.588 8 ± 0.373 1	0.118 9 ± 0.019 4 *
4	10	2.811 7 ± 0.498 6	2.484 0 ± 0.416 8	0.115 0 ± 0.016 6 *
5	10	2.911 1 ± 0.574 3	2.567 1 ± 0.500 8	0.117 8 ± 0.017 8 *
6	10	3.080 1 ± 0.677 1	2.550 3 ± 0.530 4	0.170 3 ± 0.017 6 * △
7	10	3.110 2 ± 0.716 6	2.721 0 ± 0.621 7	0.124 3 ± 0.022 0 *
8	10	2.886 0 ± 0.326 5	2.561 2 ± 0.265 8	0.111 5 ± 0.020 8 *
9	10	2.930 6 ± 0.398 0	2.499 0 ± 0.305 3	0.145 7 ± 0.019 6 * ▲

注：与空白组相比，* $P < 0.05$；与其他中药血清组相比，▲ $P < 0.05$；与 1，2，4，5，8 号相比，△ $P < 0.05$。

3.4　主动脉条试验各因素方差分析

依据含药血清对 NE 和 KCl 引起的离体兔主动脉条收缩的抑制率结果所做的方差分析显示各因素和结果相关性的强弱顺序为温阳、利水、益气、活血。最优方案为温阳药高剂量、利水药和益气药均中剂量、活血药低剂量，见表 5。

表 5　主动脉条试验各因素方差分析表

方差来源	离均差平方和	自由度	方差	F 值	显著性
益气	0.007 9	2	0.004 0	8.0	$P < 0.01$
温阳	0.029 8	2	0.014 9	29.8	$P < 0.01$
活血	0.003 1	2	0.001 6	3.2	$P < 0.05$
利水	0.011 1	2	0.005 6	11.2	$P < 0.01$
误差	0.040 4	81	0.000 5		

4　讨　论

采用血清药理学的方法，中药复方通过口服吸收后用含药血清进行体外实验，一方面可以克服中药粗制剂直接加入反应系统所带来的干扰，更接近药物在内环境中产生药理效应的真实过程，提高实验结果的可信度。另一方面，采用血清药理学方法有利于排除体外有作用而体内没有作用的药物，以及体外没有作用而体内有作用的药物，真实地反映药物的整体作用，避免盲目筛选药物。

血管是由内皮细胞、平滑肌细胞和成纤维细胞组成的活跃而完整的器官，多种细胞耦联在一起，通过复杂的自分泌和旁分泌作用而相互调节。细胞内游离 Ca^{2+} 浓度变化是血管平滑肌收缩的关键因素。一些兴奋性递质、激素或药物与细胞膜受体结合时，通过 G 蛋白在细胞中产生第二信使，继而引起平滑肌细胞中粗、细肌丝相互滑行的横桥循环，导致血管收缩。[3] 目前公认平滑肌细胞膜上对药物敏感的钙通道至少有两种：一种是受体操纵性钙通道（ROC），另一种是电位依赖性钙通道（PDC），分别为 NE 和高钾所激活。

实验结果显示中药组含药血清对 NE 和 KCl、NE 和 Ver 引起的体外兔主动脉条收缩有较明显的抑制作用，但对 NE 和 Phen 引起的体外兔主动脉条收缩无明显的抑制作用，表明由益气、温阳、活血、利水的代表药物的不同剂量配伍而成的复方均有不同程度的扩张血管的作用，即有血管扩张剂样作用，并提示该作用是通过阻滞 α 受体实现的，与钙通道的关系不大。这可能正是益气、温阳、活血、利水法治疗心力衰竭的机制之一。

西药的许多血管扩张剂因其不利于改善心衰患者神经内分泌异常而不能降低心衰患者的病死率，中药复方扩张血管的作用虽较为温和但同时具有改善神经内分泌的异常[4,5]、抗氧化和抑制心肌细胞凋亡的作用[6,7]，提示中医治疗心力衰竭具有多靶点的特性，不仅可以改善症状，更可能改善心衰患者的预后，这正是中医治疗心力衰竭的特色和优势所在。

主动脉条试验结果方差分析提示治心衰四法的血管扩张作用的强弱顺序为温阳、利水、益气、活血，最优方案为温阳高剂量、利水和益气均中剂量、活血低剂量，即为 6 号血清的配伍方案。这一结果与单味中药的药理实验结果在一定程度上相符合。如附子的有效成分去甲乌药碱有明显的扩张血管作用[8]，车前子的有效成分车前苷大剂量可引起血压降低。[9]

益气、温阳、活血、利水法治疗心力衰竭的疗效已为临床实践和实验研究所证实，但四类治法的常用药物超过 100 味，用所有的常用药物进行配伍研究是不科学和不现实的，本实验采用正交设计的方法对四类治法的代表药物的不同剂量水平进行组方，然后用血清药理学方法检测复方的药物血清对体外兔主动脉条的作用，四大治法各自的代表药物并不能完全等同于所属治法，但可以在较大程度上体现治法的作用，根据试验结果采用统计学方法进行分析以明确各种治法在心衰治疗中的不同地位并探求其最佳配伍，以期为临床用药提供实验依据。

本文原载《安徽中医学院学报》，2005，24（5）：33 – 36，有删改.

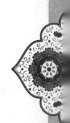

[参考文献]

[1] 赵万红，曹永孝，袁泽飞. 中药血清药理学的方法学探讨 [J]. 中药新药与临床药理，2002，13 (2)：122 – 124.

[2] 陈克敏. 实验生理科学教程 [M]. 北京：科学出版社，2001：2，106，128.

[3] 张镜如. 生理学 [M]. 北京：人民卫生出版社，1999：51.

[4] 蔡辉，胡婉英，董耀荣，等. 充血性心力衰竭大鼠心肌组织和血浆血管紧张素Ⅱ的改变及鹿角方的作用 [J]. 安徽中医临床杂志，1999，11 (3)：165 – 166.

[5] 黄衍寿，冼绍祥，陈宇鹏，等. 养心康对心肌肥大型心力衰竭大鼠血浆 ET、CGRP 含量的影响 [J]. 广州中医药大学学报，2002，19 (1)：40 – 42.

[6] 吴伟康，杨辉. 四逆汤对心衰大鼠血流动力学影响及机制探讨 [J]. 长春中医学院学报，2000，16 (7)：8 – 9.

[7] 王振涛，李敏. 活血注射液对心衰大鼠心肌细胞凋亡及 Bax、Bcl – 2 蛋白表达影响的实验研究 [J]. 中国病理生理杂志，2000，16 (10)：956.

[8] 周远鹏，江京莉. 附子的研究 V. 附子的强心有效成分之一：去甲乌药碱的实验及临床研究概况 [J]. 中药药理与临床，1992 (3)：43 – 46.

[9] 张振秋，等. 车前子的药效学研究 [J]. 中药材，1996 (2)：87 – 89.

益气温阳活血利水法对
心力衰竭兔模型神经内分泌的影响

沈淑静　黄平东　黄衍寿　冼绍祥

临床上以益气温阳活血利水法治疗心衰，常可取得较好疗效，但中药的作用机理尚不明确，几类药物的配伍比例较为模糊，有待进一步研究。本文用动物实验的方法，研究了益气、温阳、活血、利水四法对充血性力衰竭的作用，以及它们的最佳配伍比例，现报道如下。

1　材料与方法

1.1　动物

普通级新西兰兔72只，雌雄各半，体重2.5~3.0 kg，由广州中医药大学动物实验中心提供。

1.2　药物与试剂

结合文献报道及前期工作，益气药用红参（吉林产，编号18009-2）、黄芪（甘肃产，编号1032）；温阳药用附子（四川产，编号15031-2）、桂枝（广西产，编号11010）；活血药用益母草（广东产，编号13015）、毛冬青（广东产，编号1020）；利水药用车前子（江西产，编号15006）、葶苈子（广东产，编号15027）。以上药物均由广州致信药业有限公司提供。ET、ANP试剂盒由解放军总医院科技开发中心放免所提供。

1.3　主要仪器

TSN-695B型智能放免γ测量仪，上海日环科技投资有限公司产品。

1.4　动物分组与用药

选纯种新西兰兔72只，随机分为12组，包括3个对照组（假手术组、安慰剂组、阳性药组）和9个中药观察组，每组6只。中药组采用正交设计法，研究益气、温阳、活血、利水4个因素，分为高、中、低剂量3个水平，按$L_9(3^4)$正交表设计方案进行实验，分别为中药1~9组，见表1。用药以临床常用量为标准，采取统一剂量，小剂量水平各药均为5 g，中剂量水平各药均为10 g，大剂量水平各药均为20 g，再换算成相应的动物剂量，分别为6.5 g、13 g、26 g，按正交设计表组合成方。假手术组不用药，安慰剂组用生理盐水，阳性药组用地高辛（0.032 mg/kg体重）。

1.5 模型的建立

采用腹主动脉缩窄法造成兔压力超负荷型心力衰竭模型。中药组、阳性药组、安慰剂组均手术造模，假手术组行假手术。称重，戊巴比妥钠按 30 mg/kg 耳缘静脉注射麻醉，常规腹部备皮、消毒，无菌操作下开腹，于左肾动脉上方钝性分离腹主动脉，用银环套在腹主动脉上（直径 1.6 ～ 1.8 mm），调节银环直径使腹主动脉横截面积缩窄为原有的 30% 左右。假手术组仅游离腹主动脉并用 4 号线从下面穿过。

1.6 给药方法

中药组用药按正交设计的剂量组方，以 5 000 mL 水浸泡半小时后煎成 1 200 mL。术后第 4 天待动物胃肠功能恢复后开始灌药。中药组每只每次 20 mL 灌胃，安慰剂组灌服等量注射用水，阳性药组灌服地高辛（0.032 mg/kg 体重），每日 1 次，连续 10 天。

1.7 心钠素、内皮素的测定

采用放射免疫法进行测定，由广州中医药大学核医学教研室负责测定。

1.8 统计学方法

实验结果以均数 ± 标准差（$\bar{x} \pm s$）表示，统计学分析用 SPSS for Windows 10.0 软件分析，均数之间两两比较用 q 检验；根据正交统计的方差分析与极差分析，统计出理论上的最佳配伍比例。

表 1　L_9（3^4）正交设计表

组别	益气	温阳	活血	利水
1	1	1	1	1
2	1	2	2	2
3	1	3	3	3
4	2	1	2	3
5	2	2	3	1
6	2	3	1	2
7	3	1	3	2
8	3	2	1	3
9	3	3	2	1

注：1 为低剂量 6.5 g；2 为中剂量 13 g；3 为大剂量 26 g。

2 结 果

2.1 造模结果

72 只新西兰兔，造模后共死亡 14 只，解剖发现有胸水、腹水、肺充血，该实验动物的死亡率为 19.4%，主要原因是手术与灌胃失误的影响。

2.2 心钠素、内皮素的测定结果

中药各组的内皮素、心钠素水平均高于假手术组，低于安慰剂组，其中中药 2、5、6 组与安慰剂组相比无显著性差异，其余各组与安慰剂组相比有显著性或非常显著性差异（$P < 0.05$ 或 $P < 0.01$），阳性药组与中药组相比均无显著性差异，见表 2。

表 2 内皮素、心钠素的组间比较（$\bar{x} \pm s$）

组别	内皮素/（pg·mL^{-1}）	心钠素/（pg·mL^{-1}）
中药 1 组	128.912 0 ± 18.734 6[*]	187.936 0 ± 33.557 8[*]
中药 2 组	139.808 0 ± 24.984 7	191.570 0 ± 28.207 9
中药 3 组	134.403 3 ± 35.646 5[*]	172.403 3 ± 44.785 2[**]
中药 4 组	137.835 0 ± 39.280 7[*]	187.485 0 ± 28.937 1[*]
中药 5 组	142.234 0 ± 29.076 1	191.368 0 ± 19.202 9
中药 6 组	149.538 3 ± 32.095 6	196.906 7 ± 32.789 1
中药 7 组	128.826 0 ± 13.894 5[**]	179.842 0 ± 34.117 2[*]
中药 8 组	136.841 7 ± 32.719 7[*]	178.290 0 ± 22.809 4[*]
中药 9 组	133.614 0 ± 18.275 8[*]	183.732 0 ± 20.563 0[*]
阳性药组	131.035 7 ± 21.006 6[*]	173.932 5 ± 44.959 8[*]
安慰剂组	207.515 0 ± 27.501 6	262.640 0 ± 29.192 4
假手术组	123.610 0 ± 25.254 4[**]	169.425 0 ± 37.899 1[**]

注：与安慰剂组对比，*$P < 0.05$，**$P < 0.01$。

2.3 正交分析结果

正交分析结果，见表 3、表 4。表 3 方差分析结果显示：活血大剂量，益气、利水中剂量，温阳小剂量。表 4 方差分析结果显示：益气大剂量，活血、利水中剂量，温阳小剂量。

表3 益气、温阳、活血、利水对内皮素影响的方差分析

方差来源	离均差平方和	自由度	方差	F 值	显著性
益气	7 550	2	3 775	4.14	$P < 0.05$ *
温阳	3 600	2	1 800	1.975	$P > 0.05$
活血	18 815	2	9 407.5	10.32	$P < 0.01$ **
利水	6 605	2	3 302.5	3.62	$P < 0.05$ *
误差	32 824.7	36	911.8		

注：*表示该因素对实验结果有显著性影响；**表示该因素对实验结果有非常高的显著性影响。

表4 益气、温阳、活血、利水对心钠素影响的方差分析

方差来源	离均差平方和	自由度	方差	F 值	显著性
益气	26 627.2	2	13 313.6	7.51	$P < 0.01$ **
温阳	6 286	2	3 143	1.56	$P > 0.05$
活血	18 654	2	9 327	4.64	$P < 0.05$ *
利水	13 230	2	6 615	3.28	$P < 0.05$ *
误差	72 455.76	36	2 012.66		

注：*表示该因素对实验结果有显著性影响；**表示该因素对实验结果有非常高的显著性影响。

3 讨 论

3.1 充血性心力衰竭模型的复制

常用的充血性心力衰竭的造模方法有压力超负荷法、容量超负荷法、减弱心肌收缩力法等，成模时间从 7 天到 3 个月不等。主动脉缩窄法操作简单，创伤小，造价低，成功率高，应用较多。本实验采用缩窄腹主动脉横截面积至 30% 左右的方法造成压力超负荷心衰模型，术后 14 天形成慢性心衰，表现为饮食活动减少、呼吸加快等。安慰剂组的收缩舒张功能降低，说明手术兔心功能受损。

3.2 中医药改善神经内分泌异常的机理

心衰时神经内分泌系统激活，血浆血管活性物质水平升高，主要可分两类：一类舒张血管，排钠利尿；一类收缩血管，促进水钠潴留，并有正性肌力作用，对心衰的发生

发展、代偿失代偿等病理生理变化有重要影响。心钠素（ANP）和内皮素（ET）是心衰时的重要血管活性物质，循环 ANP、ET 水平常用来评价血流动力学异常和心衰严重程度及观察疗效、随访病情。ANP 是由心房肌合成与分泌的多肽物质，能够舒张血管，抑制肾素—血管紧张素（RAS）系统[1]，排钠，利尿，改善血流动力学异常，还可抑制 ET 的活性与缩血管效应。[2]张素珍等[3]研究发现心衰时适当补钠可促使 RAS 与 ANP 两大激素系统之间的活性恢复平衡。有人研究发现静脉应用 ANP 能显著抑制急性心梗后 1 个月时的左室重塑。[4]ET 是目前所知的缩血管作用最强的一种短肽，对正常心脏具有正性肌力作用，可刺激醛固酮释放、血管平滑肌细胞有丝分裂、诱导原癌基因和生长因子表达，致心肌肥大、心脏重构。[5]ET 促进钙离子内流和肌浆网释放钙离子，导致心肌挛缩，干扰心肌能量代谢，加剧心肌缺血损伤。而 ANP 可以抑制内皮素的活性，拮抗内皮素的缩血管效应。[2]ET 作为一种循环激素参与心衰的血流动力学变化和心肌损伤、心肌肥大等的病理过程。心衰早期 ET 升高是有益的，但又可促进氧自由基释放使血管内皮细胞受损而释放大量 ET，促进心肌肥大，引起心室重构；促使心肌能量代谢异常、血管收缩、心功能减退，血流动力学障碍加重，造成恶性循环。

实验采用益气、温阳、活血、利水四法合用治疗心衰，使心气充足，血行流畅，瘀血消除，气机通畅；肺脾肾气旺盛则水道通调，水饮从上、中、下三焦消退。药理研究显示益气、温阳药可以增加心肌收缩力，增加心输出量，从而改善动脉系统缺血，增加肾脏的血流，提高肾小球滤过率，增加尿钠尿量，减轻心脏前负荷。红参可扩张血管。桂枝能降低血浆 ET、ANP、PRA 和 AngⅡ浓度并利尿。活血药可降低血黏度、外周血管阻力，抗血栓，抗血小板聚集，改善微循环与静脉系统瘀血，有利于血流动力学异常的改善。利水药可促进钠水排出，减轻水钠潴留，减少血容量，降低心脏前负荷。

3.3　益气温阳活血利水法对心力衰竭兔模型神经内分泌的影响

本研究显示益气温阳活血利水法能显著降低血浆 ANP、ET 水平，与阳性药地高辛的作用相近，说明益气温阳活血利水法可能通过改善神经内分泌异常、降低血浆 ANP、ET 浓度而改善心衰，但本方所用中药较多，其降低血浆 ANP、ET 的具体机理还有待于进一步研究。益气、活血、利水法对 ANP、ET 的影响有显著性或非常高的显著性差异，温阳法对 ANP、ET 的影响无显著性差异。益气、活血、利水法与 ANP 有协同的作用。

结合正交分析与极差分析的结果，我们得到以下结论：改善心力衰竭的神经内分泌异常时，益气、活血药用大剂量 26 g，利水药用中剂量 13 g，温阳药用小剂量 6.5 g。

本实验结果提示：益气、温阳、活血、利水法可以降低高血压性心衰模型兔的血浆 ANP、ET 水平，改善心衰时神经内分泌异常，与阳性药地高辛的功效相近，益气、温阳、活血、利水四类药的最佳配伍比例为 4∶1∶4∶2。但实验受各种因素影响，实验误差在所难免，而且动物实验与临床有很大差距，以上结果仅供参考。

本文原载《中医研究》，2006，19（12）：19－21，有删改.

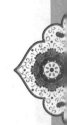

[参考文献]

[1] 陈红. 高血压病心衰研究的若干进展 [J]. 陕西医学杂志, 1994, 23 (2): 77.

[2] 刘建国. 慢性充血性心力衰竭患者血浆内皮素与心钠素的关系 [J]. 心肺血管病杂志, 1997, 16 (1): 37 - 38.

[3] 张素珍, 徐永, 万瑜, 等. 钠摄入量对心力衰竭大鼠心脏肾素—血管紧张素系统与心钠素的影响 [J]. 医学争鸣, 2002, 23 (12): 1 090 - 1 093.

[4] 林优, 蔫本肖庆, 和田厚丰, 等. 心房利钠肽抑制前壁心肌梗死重塑的疗效 [J]. 日本内科学会杂志, 2001, 90: 125.

[5] 王联发. 一氧化氮及内皮素与充血性心力衰竭 [J]. 医学综述, 1998, 4 (6): 287 - 289.

冼绍祥学术思想研究

益气温阳活血法对心力衰竭大鼠心肌
细胞线粒体通透性转变的影响

王陵军　冼绍祥　高梦夕　孙敬和　陈　洁

近年来心力衰竭（简称心衰）的发病率逐步增加。在我国，成年人心衰的患病率为 0.9%，目前 35～74 岁成年人有 420 万心衰患者[1]，随着我国人口的快速老龄化，心衰的患病率还会显著上升。心衰正成为我国心血管病领域的重要公共卫生问题。线粒体含有内膜和外膜，外膜对低分子溶质具有非特异的通透性，但内膜除了对特殊的载体外是不具有通透性的。在某些病理因素作用下线粒体通透性转变孔（mitochondrial permeability transition pore，mPTP）开放将导致线粒体通透性转变（mitochondrial permeability transition，MPT）。mPTP 开放会引起线粒体肿胀、线粒体膜电位降低、氧化磷酸化脱偶联，导致三磷腺苷（ATP）生成减少。MPT 与心肌细胞凋亡、坏死等密切相关。抑制心肌细胞线粒体通透性转变可有效改善心功能。心阳片在临床上治疗心衰已取得了良好的效果。本研究旨在探讨心阳片对心衰大鼠心肌细胞 MPT 的作用，以揭示益气温阳活血法防治心衰的作用机制。

1　材料与方法

1.1　动物

SD 大鼠 30 只，雄性，SPF 级，体重 250～300 g，购于广东省医学实验动物中心，动物合格证号：0094274，0094682。

1.2　试剂及仪器

线粒体分离试剂盒（美国 Sigma 公司，批号：MITOISO1）、ATP 检测试剂盒（碧云天生物技术研究所，批号：S0026）、心阳片（广州中医药大学第一附属医院，批号：130201）、IE33 彩色多普勒超声诊断仪（美国飞利浦公司）、多光谱微孔板阅读器（美国 Molecular Devices 公司）、低温高速离心机（美国 Beckman 公司）、分光光度计（中国上海分析仪器总厂）。

1.3　心衰模型复制[2]

大鼠称定质量后，以水合氯醛腹腔注射麻醉，暴露腹主动脉，并于双侧肾动脉上方钝性分离腹主动脉，用缝合线将腹主动脉和与腹主动脉平行放置的外径 0.6～0.9 mm 的不锈钢丝一并结扎，然后轻轻取出不锈钢丝，使腹主动脉截面积缩窄至原来的25%～30%，造成腹主动脉狭窄，关腹。对照组钝性分离腹主动脉后，缝合线仅绕于腹主动脉上，并不缩窄。术后 3 天内给予青霉素肌注（18 000 U/kg）预防感染。

1.4 分组

将大鼠随机分为对照组，模型组，心阳片低、中、高剂量组，每组 6 只。心阳片低、中、高剂量组在心衰复制后分别给予心阳片 140 mg/kg、281 mg/kg、562 mg/kg，用蒸馏水配成混悬液，分早晚 2 次灌胃给药，连续 2 周。对照组和模型组灌服等容积蒸馏水，1 次/天，连续 2 周。

1.5 大鼠心功能检测

各组大鼠麻醉后，胸部备皮，采用心脏彩超的方法检测各组大鼠左心室射血分数（LVEF）和左心室缩短分数（LVFS）值。

1.6 心肌细胞 MPT 检测

100 mg 心肌组织用剪刀剪碎，用 10 倍心肌组织体积的含有 0.25 mg/mL 胰酶的抽提缓冲液（10 mmol/L HEPES，pH7.5，200 mmol/L 甘露醇，70 mmol/L 蔗糖，1 mmol/L EGTA）重悬浮，冰上孵育 3 min，离心后去上清，加入 8 倍心肌组织体积的含 0.25 mg/mL 胰酶的抽提缓冲液，冰上孵育 20 min，加入终浓度为 10 mg/mL 的白蛋白溶液中和。离心后去上清，再用 8 倍体积抽提缓冲液清洗沉淀 2 次，离心去上清。将沉淀放置在 8 倍体积的抽提缓冲液中冰上匀浆 10 ~ 20 min。取 600 g，4 ℃离心 5 min，未破的细胞和胞核被沉淀。取上清，再取 11 000 g，4 ℃离心 10 min。去上清，按每 100 mg 组织 40 μL 储存液（10 mmol/L HEPES，pH7.4，250 mmol/L 蔗糖，1 mmol/L ATP，0.08 mmol/L ADP，5 mmol/L 丁二酸钠，2 mmol/L K2HPO4，1 mmol/L DTT）重悬浮沉淀。采用 Bradford 法测定各样品线粒体蛋白浓度，线粒体最终储存浓度为 100 mg/mL。通过运用分光光度计测量在 540 nm 吸光值的减少值（ΔA）来测量 MPT：将含有 0.5 mg 蛋白的线粒体孵育在 1 mL 的抽提缓冲液中，1 min 后加入 $CaCl_2$（终浓度为 150 μmol/L），检测含有线粒体的抽提缓冲液从 0 min（A0）到 15 min（A15）在 540 nm 的吸光值的减少值，$\Delta A = A_0 - A_{15}$。

1.7 心肌细胞内 ATP 含量的检测

利用荧光素酶生物发光法检测细胞内 ATP 的相对含量。取左心室心肌，剪碎后加入适当 ATP 检测裂解液，4 ℃，14 000 g，离心 5 min，取上清。加入 100 μL ATP 检测工作液到 96 孔板的检测孔，室温放置 3 ~ 5 min。在检测孔加入待测样品，迅速混匀，使用多光谱微孔板阅读器测定 RLU 值。

1.8 统计学分析

数据以均数 ± 标准差（$\bar{x} \pm s$）表示，采用 SPSS 13.0 统计软件对数据进行处理。方差齐时应用单因素方差分析的 LSD – t 检验，方差不齐时应用 Dunnett's T3、Repeated Measures 进行统计。

2 结 果

2.1 对心衰大鼠心功能的影响

对心衰大鼠心功能的影响，见图 1。与对照组比较，模型组 LVEF 和 LVFS 显著降低 （$P<0.01$）；与模型组比较，心阳片各剂量组 LVEF、LVFS 值较心衰组显著增加 （$P<0.01$）。

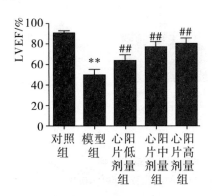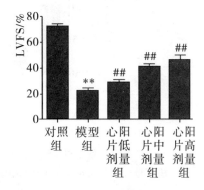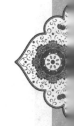

图 1　各组对心衰大鼠心功能指标 LVEF、LVFS 的影响

注：与对照组比较，$**P<0.01$；与模型组比较，$\#\#P<0.01$。

2.2 对心衰大鼠心肌细胞线 MPT 的影响

mPTP 开放可引起线粒体肿胀，从而导致线粒体在 540 nm 的吸光值下降。Ca^{2+} 是一种常用的 mPTP 开放诱导剂，Ca^{2+} 诱导后 mPTP 的变化反映了 mPTP 的初始状态。各组心肌细胞线粒体在 $CaCl_2$ 诱导处理后从 0 min （A_0） 到 15 min （A_{15}） 在 540 nm 处吸光值的减少值 （ΔA） 越大提示各组心肌细胞 mPTP 更开放，MPT 更明显。结果发现，与对照组比较，模型组 ΔA 显著增加 （$P<0.05$）；与模型组比较，心阳片中、高剂量组 ΔA 值显著减少 （$P<0.05$），见图 2。

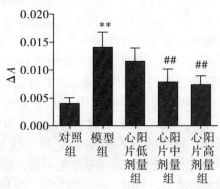

图 2　各组对心衰大鼠心肌细胞 MPT 的影响

注：与对照组比较，$**P<0.01$；与模型组比较，$\#\#P<0.01$。

2.3　对心衰大鼠心肌细胞 ATP 含量的影响

对心衰大鼠心肌细胞 ATP 含量的影响，见图3。模型组 ATP 相对含量为对照组的 $(42.21 \pm 3.10)\%$，较对照组显著减少（$P < 0.01$）；心阳片低、中、高剂量组 ATP 相对含量分别为对照组的 $(52.70 \pm 2.58)\%$、$(67.06 \pm 4.09)\%$ 和 $(69.67 \pm 5.48)\%$，均较模型组显著增加（$P < 0.01$）。

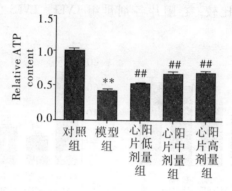

图3　各组对心衰大鼠心肌细胞 ATP 含量的影响

注：与对照组比较，$* * P < 0.01$；与模型组比较，$\#\# P < 0.01$。

3　讨　　论

心力衰竭是多种病因引起心肌损害的最终结果。急性冠脉综合征、冠状动脉粥样硬化和高血压是导致心力衰竭的主要原因。在中医经典文献中并无心力衰竭的病名，但有心衰之名。在大多中医经典文献中，众多医家均认为与心力衰竭相关性较强病名有心痹、心胀、心咳、心水、心脏衰弱和心脏停搏等。近年来，中医对心衰病因病机的认识已基本趋于一致，即为本虚标实之证，本虚为气虚、阳虚、阴虚，标实为血瘀、水停、痰饮。标本俱病，虚实夹杂，是心衰的病理特点。中医药治疗心力衰竭有着悠久的历史，积累了丰富的临床经验，尤其是近 30 年，经过广泛的临床和科学研究，中医界对心衰的主要治疗大法已经达成共识，即益气、温阳、活血、利水四大治法。这些治法在临床上已经取得了良好的效果。[3-4]心阳片是广州中医药大学第一附属医院心衰课题组以益气温阳活血为治法组成的中药复方，由吉林参、淫羊藿等组成，具有益气温阳、活血化瘀利水之功。临床和实验研究都已证明其能有效治疗心力衰竭。[2,5]线粒体受损是导致心肌细胞功能受损和存活率下降的重要性因素。线粒体损伤后一个重要的变化是线粒体通透性的转变，其中，mPTP 开放是重要原因。mPTP 开放，使本来不能通过线粒体内膜的离子（如 H^+ 等）、代谢产物、大分子物质可以从基质经过内膜漏出，引起线粒体肿胀、线粒体膜电位减低、膜间隙与基质间的 H^+ 梯度减小、氧化磷酸化脱偶联，导致 ATP 生成减少。mPTP 的开放，使线粒体能量产生不足，而心肌细胞能量不足将直接影响到心肌细胞的收缩和舒张能力。目前，在动物模型、线粒体遗传疾病的患者以及心血管疾病患者中找到了足够的证据证明线粒体能量转化的下降与心脏机械功能异常有着密切联系。[6-8]线粒体通透性转变孔开放导致的 MPT 与心肌细胞的凋亡、坏死等都有着密切关系。mPTP 被认为是心衰治疗的潜在靶点[9-10]，抑制心衰时 MPT 具有改善心功能和线粒体 ATP 合成的作用。本研究中益气温阳活血法代表方心阳片能改善心衰大鼠心功能，并具有抑制 MPT，促进心肌细胞 ATP 合成的作用。这为益气温阳活血法以及代表方心阳片在临床心力衰竭治疗的应用提供了实验依据。但目前心阳片抑制 MPT 保护心肌细胞的上游机制还需进一步研究，而且其抑制 MPT 保护心肌细胞的作用是通过抑制心肌细胞凋亡、坏死，还是调节心肌细胞自噬还需要进一步的实验研究来阐明。

本文原载《中药新药与临床药理》，2014，25（3）：276 - 279，有删改.

[参考文献]

[1] 卫生部心血管病防治研究中心. 中国心血管病报告 [M]. 北京：中国大百科全书出版社，2012：1 - 6.

[2] 冼绍祥，杨忠奇，汪朝辉，等. 心力衰竭中西医结合研究基础与临床 [M]. 上海：上海科学技术出版社，2011：110 - 116.

[3] 陈林榕，李创鹏，孙静，等. 益气温阳活血法治疗慢性心功能不全患者40例疗效观察 [J]. 新中医，2011，43（9）：9 - 11.

[4] 杨蕊琳，翟海英，郭蕾，等. 参附舒心汤对老年心衰患者血清中脑利钠肽的影响 [J]. 中国实验方剂学杂志，2012，18（6）：249 - 252.

[5] 吴伟，吴辉，李荣，等. 心阳片对急性失代偿性心力衰竭患者脑钠肽、超敏 C 反应蛋白及心功能的影响 [J]. 中药新药与临床药理，2011，22（2）：220 - 223.

[6] WILLEMSEN S, HARTOG J W, HUMMEL Y M, et al. Tissue advanced glycation end products are associated with diastolic function and aerobic exercise capacity in diabetic heart failure patients [J]. Eur J Heart Fail, 2011, 13 (1)：76 - 82.

[7] HARTOG J W, VOORS A A, SCHALKWIJK C G, et al. Clinical and prognostic value of advanced glycation end-products in chronic heart failure [J]. Eur Heart J, 2007, 28 (23)：2 879 - 2 885.

[8] KOYAMA Y, TAKEISHI Y, ARIMOTO T, et al. High serum level of pentosidine, an advanced glycation end product (AGE), is a risk factor of patients with heart failure [J]. J Card Fail, 2007, 13 (3)：199 - 206.

[9] HALESTRAP A P, PASDOIS P. The role of the mitochondrial permeability transition pore in heart disease [J]. Biochim Biophys Acta, 2009, 1787 (11)：1 402 - 1 415.

[10] SHAROV V G, TODOR A V, IMAI M, et al. Inhibition of mitochondrial permeability transition pores by cyclosporine A improves cytochrome C oxidase function and increases rate of ATP synthesis in failing cardiomyocytes [J]. Heart Fail Rev, 2005, 10 (4)：305 - 310.

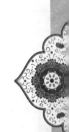

养心康对心功能不全动物模型的血流动力学研究

冼绍祥　徐志均　黄衍寿　刘小虹

采用手术缩窄兔的腹主动脉建立心脏压力超负荷心衰动物模型[1]，模拟心功能不全的状态，通过心功能的检测、神经内分泌指标的测定，探讨养心康对心衰动物模型的血流动力学作用及其抗心衰机制。

1　材料与方法

1.1　动物

纯种新西兰兔 40 只，体重 2～2.5 kg，雌雄各半，由广东省医学实验动物中心提供。

1.2　仪器

RM6000 型四道生理记录仪（日本光电公司生产）。

1.3　药物

养心康（广州中药一厂制备，主要由人参、黄芪、毛冬青等药组成。每片净重 0.3 g，含生药 0.255 g），心宝（汕头中药厂产品，主要由洋金花、鹿茸、人参等组成，60 mg/粒）。

1.4　分组

将随机分为空白组、模型组、心宝组、养心康高剂量组、养心康低剂量组 5 组，每组 8 只。

1.5　造模方法

术前禁食 8 h，肌注青霉素 40 万单位，用 1.5% 戊巴比妥钠（30 mg/kg）耳缘静脉注入麻醉，仰位固定，在无菌条件下，在腹正中线左侧约 1.5 cm，从肋弓下缘做一向下长约 10 cm 的切口，分离肌层，打开腹腔。在肾动脉分枝稍上处找到腹主动脉并分离此动脉，用游标卡尺量取腹主动脉直径，再放置相应内径的自制银环，造成腹主动脉狭窄，使缩窄后横截面积为原来的 30% 左右，关闭腹腔。术后 3 天内每天 1 次肌注青霉素 40 万单位。除空白组的动物行假手术，开腹而不缩窄腹主动脉外，其余 4 组的动物均进行上述造模手术。

1.6 处理方法

术后第 5 天，给予胃管灌药，养心康高剂量组用养心康 17 片溶于 15 mL 蒸馏水灌服；养心康低剂量组用 4 片溶于 15 mL 蒸馏水灌服；心宝组用心宝丸 1 粒溶于 15 mL 蒸馏水灌服；模型组和空白组灌服等量蒸馏水。以普通兔料喂养，动物房温度控制在 18～22 ℃。

1.7 观察指标及方法

1.7.1 一般情况 饮食、体重、活动频率等情况。

1.7.2 血流动力学指标的检测 术后第 20 天再次麻醉动物，由右颈总动脉插管，逆行插至左心室，导管通过血压换能器连接四道生理记录仪，描记血压、左室内压力曲线和微分曲线。读取心率、血压、左室收缩压、左室舒张末期压以及左室等容期压力最大变化速率等血流动力学指标。

1.7.3 一氧化氮（NO）、氧自由基测定 操作方法按试剂盒说明书进行。

2 结 果

2.1 腹主动脉缩窄程度

在动物尸解后，取出腹主动脉上的银环，再根据手术时测量的腹主动脉直径，计算该腹主动脉缩窄后实际横截面积与缩窄前横截面积的百分比。经统计学处理，高剂量组缩窄范围是（31.08±1.90）%，低剂量组缩窄范围是（30.25±2.11）%，心宝组缩窄范围是（32.61±2.46）%，模型组缩窄范围是（31.09±0.99）%，各组之间无显著性差异（$P > 0.05$）。

2.2 一般情况

2 天后各组动物均恢复进食，10 天后可见对照组动物活动减少，进食减少，反应迟钝，其余各组变化不明显；15 天后模型对照组动物呼吸频率增快，灌胃后尤甚；第 17 天模型对照组有 2 只动物死亡，解剖见其中 1 只心脏增大，肺充血，胸水约 15 mL，腹水 25 mL，肝大；1 只见心脏增大，肺充血，胸水约 10 mL，未见腹水；心宝组有 1 只动物灌药时误灌入肺死亡。

2.3 养心康对心功能不全模型动物血流动力学的改变

2.3.1 心率、血压的变化 表 1 结果表明：模型组心率加快，收缩压与舒张压均升高，与空白组比较均有显著性差异（$P < 0.05$ 或 $P < 0.01$），说明造模成功；养心康低剂量组与心宝组对其心率加快及血压升高改善不明显，养心康高剂量组心率减慢，血压下降，与模型组比较有显著性差异（$P < 0.01$）。

表 1 养心康对心功能不全模型动物心率、血压的影响（$\bar{x} \pm s$）

组别	N/只	心率/（次·min^{-1}）	血压/mmHg	
			收缩压	舒张压
养心康高剂量组	8	245.4 ± 19.3$^{\triangle}$	108.0 ± 7.3$^{\triangle\#}$	83.2 ± 5.6$^{\triangle\#\#}$
养心康低剂量组	8	285.1 ± 25.6$^{**\bigstar\bigstar}$	121.4 ± 14.6**	96.3 ± 8.7$^{**\triangle\triangle}$
心宝组	7	280.1 ± 14.6**	119.8 ± 10.6*	95.8 ± 9.9*
模型组	6	278.8 ± 27.8*	125.6 ± 16.3*	101.5 ± 16.2*
空白组	8	237.7 ± 17.6	104.3 ± 10.3	81.8 ± 8.7

注：与空白组比较，$*P<0.05$，$**P<0.01$；与模型组比较，$\triangle P<0.05$，$\triangle\triangle P<0.01$；与心宝组比较，$\#P<0.05$，$\#\#P<0.01$；与高剂量组比较，$\bigstar P<0.05$，$\bigstar\bigstar P<0.01$。

2.3.2　左室舒张末压力（LVEDP）及 $\pm\mathrm{d}p/\mathrm{d}t_{\max}$ 的变化　表 2 结果表明：模型组 LVEDP 升高，$+\mathrm{d}p/\mathrm{d}t_{\max}$ 与 $-\mathrm{d}p/\mathrm{d}t_{\max}$ 均降低，与空白组比较均有显著性差异（$P<0.05$ 或 $P<0.01$），说明造模成功；养心康低剂量组与心宝组对 LVEDP、$+\mathrm{d}p/\mathrm{d}t_{\max}$ 与 $-\mathrm{d}p/\mathrm{d}t_{\max}$ 的作用不明显；养心康高剂量组 LVEDP 下降，$+\mathrm{d}p/\mathrm{d}t_{\max}$ 与 $-\mathrm{d}p/\mathrm{d}t_{\max}$ 均升高，与模型组比较有显著性差异（$P<0.01$）。

表 2 养心康对心功能不全模型动物 LVEDP 及 $\pm\mathrm{d}p/\mathrm{d}t_{\max}$ 的影响（$\bar{x} \pm s$）

组别	N/只	LVEDP/mmHg	$+\mathrm{d}p/\mathrm{d}t_{\max}$	$-\mathrm{d}p/\mathrm{d}t_{\max}$
养心康高剂量组	8	3.72 ± 3.66$^{\triangle\triangle\#}$	7 840 ± 1 890$^{\triangle\triangle\#\#}$	7 240 ± 1 789$^{\triangle\triangle\#}$
养心康低剂量组	8	9.29 ± 4.09***	4 576 ± 981$^{***\bigstar}$	3 868 ± 1 188$^{***\bigstar}$
心宝组	7	8.03 ± 3.66**	5 285 ± 1 204**	4 904 ± 1 089*
模型组	6	11.44 ± 3.68**	5 108 ± 1 045**	4 257 ± 1 127*
空白组	8	2.81 ± 1.69	8 347 ± 1 922	7 357 ± 1 873

注：与空白组比较，$*P<0.05$，$**P<0.01$；与模型组比较，$\triangle P<0.05$，$\triangle\triangle P<0.01$；与心宝组比较，$\#P<0.05$，$\#\#P<0.01$；与高剂量组比较，$\bigstar P<0.05$，$\bigstar\bigstar P<0.01$。

2.4　对一氧化氮（NO）与氧自由基的影响

对一氧化氮（NO）与氧自由基的影响见表 3。表 3 结果表明：模型组 NO 升高，SOD 降低，LPO 升高，与空白组比较均有显著性差异（$P<0.05$ 或 $P<0.01$），说明造模成功。养心康低剂量组与心宝组对其 NO 升高改善不明显，对 SOD 的降低和 LPO 的升高改善不明显；养心康高剂量组可使 NO 降低，OD 升高，LPO 降低，与模型组比较有显著性差异（$P<0.01$）。

表3　养心康对心功能不全模型动物 NO、氧自由基活性的影响（$\bar{x} \pm s$）

组别	N/只	NO/（μmol · L^{-1}）	SOD/（kU · L^{-1}）	LPO/（μmol · L^{-1}）
养心康高剂量组	8	43.22 ± 18.92 *△	18.08 ± 5.12△△##	2.28 ± 1.18△△##
养心康低剂量组	8	76.53 ± 32.50 **	9.47 ± 3.80 **★★	4.03 ± 1.23 ***★
心宝组	7	74.43 ± 36.75 **	8.32 ± 2.99 **	5.08 ± 1.69 **
模型组	6	82.29 ± 37.19 *	8.06 ± 3.04 **	5.12 ± 1.78 **
空白组	8	24.65 ± 8.08	19.37 ± 4.54	1.99 ± 0.72

注：与空白组比较，* $P < 0.05$，** $P < 0.01$；与模型组比较，△ $P < 0.05$，△△ $P < 0.01$；与心宝组比较，# $P < 0.05$，## $P < 0.01$；与高剂量组比较，★ $P < 0.05$，★★ $P < 0.01$。

3　讨　　论

3.1　关于心衰动物模型的论证

本实验复制的心衰模型，是通过手术缩窄兔的腹主动脉，加重心脏后负荷，造成左室肥厚，左心衰竭。此模型的特点为易发生心衰，操作方便，重复性较好，造价低。但狭窄程度不易掌握，缩窄过松，不易形成心衰，过紧则死亡率高。经过摸索，实施腹主动脉横截面积缩窄范围为原来的30%左右，在20天内造成不同程度的心功能不全动物模型，而且有效地避免了动物高死亡率，可以认为缩窄程度是相对合理的。

模型组动物造模后进食活动减少，死亡动物发现有胸水、腹水、肺充血。而且，从血流动力学方面显示心率加快、血压升高、LVEDP升高、± dp/dt_{max}下降；神经内分泌的 NO、氧自由基异常，与空白组比较，其差异均存在显著性意义。因此可以认为，本模型是成功的，以这种动物模型来进行药效学的研究是可靠的。

3.2　对养心康的药效学作用分析

3.2.1　血流动力学指标的改善　高剂量组养心康能减缓心衰时心率的升高。心率的减慢，一方面减少心肌耗氧量，改善心肌收缩功能；另一方面延长了心室舒张期，改善了舒张功能和心肌供血，从而有助于心功能的恢复。心脏后负荷主要与动脉血压相关联，一般来说，后负荷降低，心输出量增加。养心康高剂量组能降低动脉血压，从而降低心脏后负荷，改善心衰情况。LVEDP 即左室舒张末压力，高剂量的养心康能降低心衰时的 LVEDP，减轻前负荷，而达到改善心功能的目的。+ dp/dt_{max} 是指心室等容收缩期中室内压上升的最大速率。而 - dp/dt_{max} 则是心室等容舒张期中室内压下降的最大速率。这是反映心脏收缩和舒张功能的常用指标。养心康高剂量组的 + dp/dt_{max}、- dp/dt_{max} 升高，与模型组比较均有显著性差异（$P < 0.01$），高剂量的养心康能改善心衰时的心脏收缩和舒张功能。

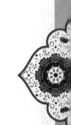

3.2.2　神经内分泌指标的改变　内源性一氧化氮（NO）是在血管内皮细胞中由一氧化氮合酶（NOS）催化底物左旋精氨酸而产生的。作为重要细胞信使的 NO，在缺乏任何载体的情况下，可以跨越细胞膜迅速扩散，激活可溶性的鸟苷酸环化酶，提高 cGMP 水平，引起细胞内钙浓度下降，从而导致血管舒张。由于 NO 是中介产物，很快就代谢为终产物硝酸盐和亚硝酸盐，因此其扩血管作用是短暂的，而对心脏的负性肌力作用却长期存在，进一步加重心衰。可以说，内源性 NO 的含量与心衰严重程度有高度相关性。高剂量养心康能够降低 NO 水平，而减轻心衰的程度。

心衰时由于心肌缺血细胞内 pH 值下降或血中儿茶酚胺类代偿性增加，产生大量的氧自由基和脂质过氧化反应增强，氧自由基可直接损害胞膜、线粒体及冠脉内皮，抑制钙进入肌浆膜，进一步损害心肌结构及功能，形成恶性循环。临床亦证实[3]：心衰时体内脂质过氧化增强，LPO 含量显著增高，SOD 活性显著降低，且与心衰程度相关。高剂量养心康能降低 LPO、升高 SOD，提示高剂量的养心康能刺激机体产生 SOD，清除过多的氧自由基，保护机体免受损害，可能是养心康抗心衰的机制之一。

3.3　对养心康的药理学作用的探讨

养心康由人参、黄芪、毛冬青等药物组成，功能：益气养阴，活血利水，用以治疗气阴两虚型心衰。现代中药药理学研究表明，方中诸药对心血管系统有不同程度的作用。人参的药理活性物质为人参苷，能加强心肌收缩力，减慢心率，其强心作用机理与促进儿茶酚胺的释放及抑制心肌细胞膜 $Na^+ - K^+ - ATP$ 酶活性有关，前者使细胞内 Na^+ 增加，促进 $Na^+ - Ca^{2+}$ 交换，使 Ca^{2+} 内流增加，作用与强心苷相似；此外还可扩张血管，双向调节血压。黄芪亦具有强心作用，使心排血量增加，并且明显地扩张外周血管，改善微循环。毛冬青有效成分为毛冬青甲素，可以抗血小板凝集，减轻血栓形成，减慢心率，增强心肌收缩力。[4]从各味药的药理作用以及本实验的结果分析，养心康的抗心衰机制可能和以下几方面有关：①直接加强心肌收缩力，扩张外周血管，降低心率、血压、LVEDP 增加 $\pm dp/dt_{max}$，减轻前后负荷，从而改善心脏舒缩功能。②调节神经内分泌功能，使紊乱的神经激素水平得以恢复。

本文原载《中药新药与临床药理》，2001，12（2）：91 - 94，130，有删改.

[参考文献]

[1] 徐叔云. 药理实验方法学［M］. 2 版. 北京：人民卫生出版社，1994：960.

[2] 杜晓军. 实验性心力衰竭的动物模型［J］. 重庆医科大学学报，1998，13（1）：74.

[3] 刘建国，陶桂华，王凤飞，等. 充血性心力衰竭治疗前后超氧化物歧化酶和脂质过氧化物的变化［J］. 中国循环杂志，1996，11（2）：95.

[4] 冼绍祥，丁有钦，邱卓巍，等. 毛冬青甲素对心衰模型兔心功能的影响［J］. 广州中医学院学报，1992，9（1）：35.

养心康片对慢性心功能不全模型兔 BNP 的影响

任培华　冼绍祥　杨忠奇　陈　洁

本研究通过观察养心康片对慢性心力衰竭模型兔左室功能和 BNP（B 型尿钠肽）的影响，进一步探讨养心康片的作用机制。

1　材料与方法

1.1　实验动物

实验动物选用纯种新西兰兔，体重 1.8～2.5 kg，雌雄各半，由广州中医药大学实验中心提供，许可证编号：SCXK（粤）2008－0020。

1.2　实验药物

养心康片由广州中一药业有限公司生产（0.4 g/片，内装 100 片，每片相当于生药 2 g），卡托普利由中美上海施贵宝制药有限公司生产（批号：0905032H）。

1.3　主要仪器

多功能酶标仪（美国 Becton Dickinson 公司），台式高速离心机（TGL－16G），电子天平（BS210S），－30 ℃冰箱，KQ3200E 型超声波清洗器，LG15－W 高速离心机，721 分光光度计。

1.4　分组与造模

实验前适应性饲养 3 天，将实验动物随机分成空白对照组和造模组（1∶5）。动物模型的建立参照 Mauric 方法[1]，结扎冠状动脉。空白对照组只开胸，预置缝线后不结扎冠脉。造模成功后，将造模组随机分成：实验对照组、卡托普利组、养心康片低剂量组（低剂量组）、养心康片中剂量组（中剂量组）、养心康片高剂量组（高剂量组）。

1.5　给药方法

各组在术后第 5 天开始给药：卡托普利组，给予卡托普利 1.2 mg/kg；养心康片低剂量组，给予养心康片 0.17 g/kg；养心康片中剂量组，给予养心康片 0.51 g/kg；养心康片高剂量组，给予养心康片 1.53 g/kg。将药物研磨成粉后加蒸馏水溶解，配成 15 mL 的溶液，每天一次灌胃。空白对照组和实验对照组给予等体积的蒸馏水，共 4 周。

1.6　BNP 的检测

实验结束后，兔耳中动脉取血，常规离心，取血清，－30 ℃冰箱保存，所有取材完毕后一起检测。BNP 的检测试剂盒为美国 ADL 公司产品，采用酶免法严格按照说明书操作。

1.7 统计学处理

数据统计采用 SPSS 15.0 软件，实验数据以"均数 ± 标准差"（$\bar{x} \pm s$）表示，统计方法应用单因素方差分析。多组间计量资料均数比较时先进行方差齐性的 Levene 检验，方差齐时，采用 One-Way ANOVA 的 LSD 法；方差不齐时，采用 One-Way ANOVA 的 Tamhane's T2 法。

2 结　果

2.1 养心康片对 BNP 的影响

养心康片对 BNP 的影响见表 1。表 1 显示实验对照组的 BNP 值最高，与其他各组比较，其差别有统计学意义（$P < 0.05$ 或 $P < 0.01$）。空白对照组 BNP 最低，与实验对照组和低剂量组比较，其差别有统计学意义（$P < 0.05$ 或 $P < 0.01$），与其他组比较其差别无统计学意义（$P > 0.05$）。

表 1　各组间 BNP 之间的差别（$\bar{x} \pm s$）

组别	n/只	BNP/（pg·mL^{-1}）
A 空白对照组	5	120.56 ± 7.50
B 实验对照组	5	612.24 ± 54.61*
C 卡托普利组	5	292.26 ± 89.86△
D 低剂量组	5	341.87 ± 85.89**△△
E 中剂量组	5	243.99 ± 52.50△
F 高剂量组	5	188.22 ± 51.83△

注：与 A 组比较，$*P < 0.01$，$**P < 0.05$；与 B 组比较，$△P < 0.01$，$△△P < 0.05$。

3 讨　论

大量研究表明，BNP 可作为心力衰竭的血浆标志物。欧洲心脏病协会制定的心力衰竭指南已将血浆 BNP 水平作为一个心力衰竭诊断的客观指标。[2] Mukoyama 等[3] 研究发现慢性心力衰竭病人血浆 BNP 浓度较正常升高，且与心力衰竭严重程度成正比。邵宁等[4] 研究发现心源性呼吸困难患者血浆 BNP 水平明显高于非心源性呼吸困难患者 [（803 ± 457）pg/mL 与（72 ± 34）pg/mL，$P < 0.01$]；BNP ≥ 100 pg/mL 诊断充血性心力衰竭的敏感性为 92.7%，特异性为 91.4%，阳性预测值为 90.8%，阴性预测值为

93.1%；BNP 水平与 NYHA 心功能分级呈正相关（$P < 0.01$），表明快速测定 BNP 有助于鉴别心源性呼吸困难与非心源性呼吸困难有重要意义。此外，BNP 水平还可以判断心衰的预后，动态观察 BNP 水平的变化，还可以评价治疗措施的疗效。本研究结果表明，本实验心衰模型造模成功，且经干预后，养心康各组和卡托普利组的 BNP 水平有了明显降低，除低剂量组外，其他各组与空白对照组比较其差别无统计学意义，表明养心康有降低心衰模型动物血浆 BNP 的作用。养心康各组和卡托普利组比较，BNP 的差别虽然无统计学意义，但养心康高剂量组 BNP 值最低，表明增加剂量可以提高药物的疗效，呈一定的剂量相关性。

本文原载《世界中医药学会联合会内科专业委员会成立暨首届国际中医内科学术论坛》，2001：122 - 125，有删改.

[参考文献]

[1] PYE M P, BLACK M, COBBE S M. Comparison of in vivo and in vitro haemodynamic function in experimental heart failure：use of echocardiography [J]. Cardio Res, 1996, 31：873 - 881.

[2] Guidelines for the diagnosis and treatment of chronic heart failure：the task force for the diagnosis and treatment of chronic heart failure, European society of cardiology [J]. European Heart Journal, 2001, 22：1 527 - 1 560.

[3] MUKOYAMA M, NAKAO K, HOSOSDA K, et al. Brain natriuretic peptide is a novel cardiac hormone in humans：evidence for an exquisite dual natriuretic peptide system, atrial natriuretic peptide and brain natriuretic peptide [J]. J Clin Invest, 1991, 87 (4)：1 402.

[4] 邵宁，徐惠民，吴兆增，等. 床旁快速检测 BNP 鉴别急性呼吸困难的临床意义 [J]. 放射免疫学杂志，2008，21 (1)：82 - 83.

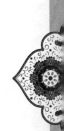

养心康对慢性心功能不全兔心室重构的影响

任培华　冼绍祥　孙敬和　杨忠奇

本研究通过观察养心康对慢性心力衰竭模型兔心室重构的影响，探讨本方的作用机制。

1　材料与方法

1.1　动物

纯种新西兰兔，体重 1.8~2.5 kg，雌雄各半，由广州中医药大学实验动物中心提供，动物许可证号：SCXK（粤）2008-0020。

1.2　药品与试剂

养心康（由红参、黄芪、麦冬、五味子、毛冬青、益母草、葶苈子等组成，广州中一药业有限公司生产），规格：0.4 g/片，每片相当于生药 2 g；卡托普利（中美上海施贵宝制药有限公司生产，批号：0905032H）；细胞凋亡检测试剂盒（德国 Roche 公司，批号：20090623）；戊巴比妥钠（武汉银河化工有限公司，批号：20090411）。

1.3　仪器

电子天平（BS210S）、BX50 光学显微镜（日本 OLYMPUS）、AO 超薄切片、日立 H-600 透射电镜。

1.4　分组、造模与给药

取新西兰兔 25 只，适应性饲养 3 天，造模成功后随机分成 5 组，即模型组，卡托普利组，养心康高、中、低剂量组，并设空白对照组，每组 5 只。参照 Mauric[1] 方法造模，取 3% 戊巴比妥钠（30 mg/kg）耳缘静脉麻醉后，将兔仰卧位固定于手术台，接肢导联及胸导联描记体表心电图，碘伏消毒，沿胸骨左缘切口，切断左侧第 3、4 肋软骨，充分暴露心脏，并保持两侧胸膜完整。于左冠状动脉前降支距主动脉根部冠脉开口 3~5 mm 处结扎冠状动脉，肉眼观察结扎后冠状动脉供血区域颜色变暗，搏动减弱，再次描记体表心电图，出现 ST 段呈弓背向上型抬高提示造模成功，逐层缝合胸腔及皮肤。术后每天肌注青霉素 20 万单位预防感染，连续 5 天。空白对照组只开胸，预置缝线后不结扎冠脉。各组在造模后第 5 天开始给药，卡托普利组给予卡托普利 1.2 mg/kg，养心康高、中、低剂量组分别给予养心康 1.53 g/kg、0.51 g/kg 和 0.17 g/kg，空白对照组和模型组给予等体积的蒸馏水，均为灌胃给药，每日 1 次，连续 4 周。

1.5　室壁厚度的测定

耳缘静脉注入 5 mL 空气处死动物，迅速取出心脏，沿左室横切面切开，用游标卡尺测定左室前壁的厚度。

1.6　心脏指数的测定

测量动物体重和心脏重量，计算心脏重量与体重的比值，即为心脏指数（g/kg）。

1.7　心肌细胞凋亡分析

细胞凋亡采用凋亡细胞原位检测法（Tunel 法）。在高倍镜（400×）下观察，以细胞核呈黑色或深蓝色为阳性结果。每组每个心肌标本各取 1 张切片，每张切片计数 5 个高倍视野（400×），计算心肌细胞凋亡指数（阳性细胞数/总细胞数），作为心肌细胞凋亡数量的半定量参数。

1.8　透射电镜观察

取模型兔的新鲜心脏左室前壁近心尖处的心肌组织，大小为 $1\sim2\ mm^3$，3% 戊二醛固定，制作电镜标本后观察。电镜标本的制作和观察由广东军区广州总医院电镜室协助完成。

1.9　统计学处理

采用 SPSS 15.0 统计学软件进行分析，数据以均数 ± 标准差（$\bar{x}\pm s$）表示，应用单因素方差分析，多组间计量资料均数比较时先进行方差齐性的 Levene 检验，方差齐时，采用 One-Way ANOVA 的 LSD 法；方差不齐时，采用 One-Way ANOVA 的 Tamhane's T2 法。

2　结　果

2.1　各组心脏指数、室壁厚度和凋亡指数的比较

模型组心脏指数最高，空白对照组的心脏指数最低，各组与模型组比较，心脏指数均有显著的降低，差异具有显著性（$P<0.05$ 或 $P<0.01$）。模型组室壁厚度最薄，经药物治疗后，各给药组心室厚度均有所增加，差异具有显著性（$P<0.05$ 或 $P<0.01$）。各组间凋亡指数的比较显示，模型组的凋亡指数最大，养心康各剂量组明显优于卡托普利组（$P<0.05$ 或 $P<0.01$），见表 1。

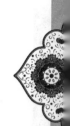

表 1　各组心脏指数、室壁厚度和凋亡指数的比较（$\bar{x} \pm s$，$n = 5$）

组别	剂量/ （g·kg^{-1}）	心脏指数/ （g·kg^{-1}）	室壁厚度/mm	凋亡指数/%
空白对照组	—	2.35 ± 0.22**	4.72 ± 0.58**	5.20 ± 1.30**
模型组	—	3.09 ± 0.35	3.58 ± 0.19	35.00 ± 2.23
卡托普利组	0.001 2	2.71 ± 0.24*	4.22 ± 0.32*	29.80 ± 3.11**
养心康低剂量组	0.17	2.69 ± 0.09	4.18 ± 0.45*	26.40 ± 3.13**△
养心康中剂量组	0.51	2.65 ± 0.24*	4.62 ± 0.47**	17.80 ± 2.38**△△
养心康高剂量组	1.53	2.40 ± 0.11*	4.70 ± 0.48**	10.80 ± 1.92**△△

注：与模型组比较，$*P < 0.05$，$**P < 0.001$；与卡托普利组比较，$\triangle P < 0.05$，$\triangle\triangle P < 0.01$。

2.2　养心康片对各组心肌细胞超微结构的影响

2.2.1　空白对照组　可见正常肌小节，肌丝完整，明暗带结构清晰，Z线、M线清楚，可见线粒体及肌浆网，结构清楚，数量正常。细胞核核膜清楚，染色质分布正常（图1）。

2.2.2　模型组　肌小节变形，心肌细胞肌丝断裂，排列紊乱，肌膜水肿，肌膜下局部线粒体增多，嵴消失，明暗带结构模糊，Z线增粗，M线不清晰。细胞核核膜部分溶解、消失，边缘欠规则，染色质分布异常（图2）。

2.2.3　卡托普利组　心肌细胞肌丝有断裂，排列较紊乱，肌膜水肿，肌膜下局部线粒体增多，嵴模糊部分肌细胞崩解，明暗带结构模糊，细胞核核膜有溶解、消失，边缘尚规则，染色质分布异常（图3）。

2.2.4　养心康低剂量组　心肌细胞肌丝有断裂，排列较紊乱，肌膜水肿，肌膜下局部线粒体增多，密度尚可，嵴模糊，明暗带结构模糊，Z线增粗，细胞核核膜有溶解、消失，染色质分布异常（图4）。

2.2.5　养心康中剂量组　心肌细胞肌丝偶有断裂，排列尚可，肌膜轻度水肿，肌膜下局部线粒体数量尚可，密度正常，嵴膜欠清楚，嵴存在，明暗带结构欠清楚。细胞核核膜偶有溶解消失（图5）。

2.2.6　养心康高剂量组　肌小节可见，肌节结构基本清楚，肌丝尚完整，明暗带结构较清晰，可见Z线、M线，线粒体及肌浆网数量增多，结构正常，嵴结构基本清楚。细胞核核膜清楚，染色质分布基本正常（图6）。

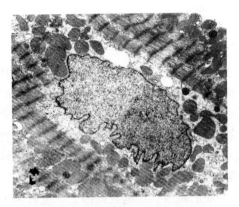

图1 空白对照组（5 000×）

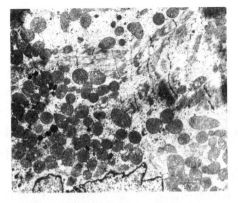

图2 模型组（5 000×）

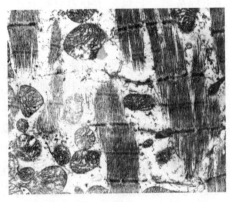

图3 卡托普利组（12 000×）

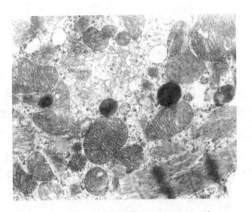

图4 养心康低剂量组（15 000×）

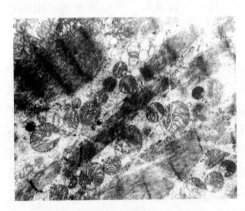

图5 养心康中剂量组（10 000×）

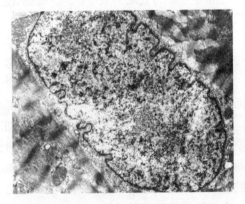

图6 养心康高剂量组（8 000×）

3 讨 论

格林伯格（Greenberg）[2]指出心室重构是心衰的决定性机制。心室重构是由一系列复杂的分子和细胞机制导致的心肌结构、功能和表型的变化。这些变化包括心肌细胞肥大、凋亡、胚胎基因和蛋白质再表达，心肌细胞外基质量和组成的变化等，临床上主要表现为心肌质量、心室容量的增加和心室形状的改变。[3]心室重构是心脏的重要代偿机制之一，它使心室能够承受增高的负荷。但是心室重构的持续发展，心脏长时间承受异常的高负荷后最终将导致失代偿，引起心力衰竭的发生。心力衰竭过程中心室重构受许多因素的影响，主要包括交感神经系统和 RAAS 系统的激活，细胞炎症因子、生长因子和过氧化物等因素的影响，这些因子可能最终都是通过改变心室重构的途径来影响心力衰竭的进程和预后的。心室重构是心衰重要的病理生理基础，它贯穿于心力衰竭发生和发展的全过程，防止或减缓心室重构是心力衰竭治疗的根本措施。

养心康治疗慢性心力衰竭临床疗效确切，其作用机制可能与改善心室重构有关。本实验采用结扎冠脉的方法复制心衰模型，模型动物在心梗发生后，梗死区膨胀、非梗死区心肌的反应性肥厚，导致心脏质量等心室重构参数的改变。[4]本研究选用心脏指数、左室前壁厚度和细胞凋亡作为评价指标，观察养心康防治心室重构的作用。结果显示，模型组心脏指数最高，养心康各剂量组与模型组比较，心脏指数均有明显降低（$P < 0.05$或 $P < 0.01$）。模型组室壁厚度最薄，各给药组心室厚度均有所增加（$P < 0.05$或$P < 0.01$）。表明养心康可以防止模型动物心脏左室前壁变薄和心脏代偿性增大，保持心脏的正常生理结构，防止心室重构，从而改善心功能。心肌细胞凋亡与心室重构的发生发展密切相关，细胞凋亡导致心肌细胞的大量丢失，引起心脏结构的改变，最终导致心力衰竭的发生。结果显示模型组的凋亡指数最大，养心康各剂量组凋亡指数明显低于模型组（$P < 0.01$）。

电镜结果显示养心康片高剂量组肌小节可见，肌节结构基本清楚，肌丝尚完整，明暗带结构较清晰，线粒体及肌浆网数量增多，结构正常，嵴结构基本清楚，未见明显肿胀。细胞核核膜清楚，染色质分布基本正常。而空白对照组的肌小节变形，心肌细胞肌丝断裂，排列紊乱，肌膜水肿，肌膜下局部线粒体增多，密度增高，嵴消失，内质网扩张，部分肌细胞崩解，明暗带结构模糊，细胞核核膜部分溶解、消失，边缘欠规则，染色质分布异常。卡托普利组、养心康低剂量组和中剂量组的电镜超微结构改变介于两者之间。结果表明养心康可以改善心衰模型兔心脏的超微结构，有防止心衰模型兔心室重构的作用，并与剂量有一定的相关性。总之，养心康有助于改善心脏功能，可以作为慢性心力衰竭传统疗法的补充。

综上所述，养心康可以减少心脏指数，改善心衰模型兔心脏的超微结构，保护心肌细胞，改善心肌细胞凋亡，防治心衰模型兔心室重构。

本文原载《中药新药与临床药理》，2012，23（1）：58－60，有删改.

[参考文献]

[1] PYE M P, BLACK M, COBBE S M. Comparison of in vivo and in vitro haemodynamic function in experimental heart failure: use of echocardiography [J]. Cardiovascular Research, 1996, 31 (6): 873 – 881.

[2] GREENBERG B. Treatment of heart failure: state of the art and prospectives [J]. Journal of Cardiovascular Pharmacology, 2001, 38 (Suppl 2): S59 – 63.

[3] 刘宗莲, 徐淑文. 陈鼎祺治疗心力衰竭的经验 [J]. 中医杂志, 2000, 4 (41): 204 – 205.

[4] SUN Y. Myocardial repair/remodelling following infarction: roles of local factors [J]. Cardiovascular Research, 2009, 81 (3): 482 – 490.

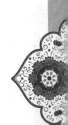

养心康片对慢性心功能不全模型兔心功能，TNF-α、IL-6和ET-1的影响

任培华　冼绍祥　杨忠奇　陈　洁

慢性心力衰竭（Chronic Heart Failure，CHF）是由于多种原因引起的心室充盈或射血能力受损的一种临床综合征，是多种心脏疾病的终末阶段。有研究[1]结果显示：我国慢性心力衰竭（以下简称心衰）患病率为0.9%，其中男性为0.7%，女性为1.0%。心衰不仅严重影响患者的生活质量，而且预后差，病死率高。本课题组采用养心康片治疗慢性心力衰竭取得了比较令人满意的疗效。养心康片是本课题组对应用中医药方法治疗心衰进行了大量的临床和实验研究后取得的研究成果，先后荣获广东省中医药管理局科技进步一等奖和广东省科委科技进步三等奖。研究显示[2,3]，养心康片能剂量依赖性地改善心衰模型的血流动力学指标，延缓心衰的进程，降低模型动物血清一氧化氮水平，并可减轻心肌、肝细胞的水肿，改善肺瘀血。临床研究[4]显示，养心康片治疗充血性心力衰竭的临床总有效率为80%，疗效优于对照组。有研究表明复杂的细胞因子网络参与了心力衰竭的发展，其能够通过相应的机制促进心室重构，引起收缩功能障碍。本研究通过观察养心康片对慢性心力衰竭模型兔心功能、肿瘤坏死因子-α（TNF-α）、白细胞介素-6（IL-6）和内皮素-1（ET-1）的影响，进一步探讨本方的作用机制。

1　材　　料

1.1　动物

实验动物选用纯种新西兰兔，体重1.8~2.5 kg，雌雄各半，由广州中医药大学实验中心提供，许可证编号：SCXK（粤）2008-0020。

1.2　药物

养心康片（由红参、黄芪、麦冬、五味子、毛冬青、益母草、葶苈子等组成）由广州中一药业有限公司生产（0.4 g/片，内装100片，每片相当于生药2 g），卡托普利由中美上海施贵宝制药有限公司生产（批号0905032H）。

1.3　试剂

TNF-α（批号20090625）和IL-6（批号20090701）的检测试剂盒由上海亚培生物科技有限公司提供，ET-1的检测试剂盒为美国ADL公司产品。

1.4　仪器

IE33 彩色多普勒超声诊断仪（美国飞利浦公司）、多功能酶标仪（美国 Becton Dickinson 公司）、台式高速离心机（TGL－16 g）、721 分光光度计（苏州江东精密仪器有限公司）。

2　方　　法

2.1　分组与造模

实验前适应性饲养 3 天，将实验动物随机分成空白对照组和造模组（1∶5）。动物模型的建立参照 Mauric 方法[5]，结扎冠状动脉。空白对照组只开胸，预置缝线后不结扎冠脉。造模成功后，将造模组随机分成模型组、卡托普利组、养心康片低剂量组、养心康片中剂量组、养心康片高剂量组，每组 5 只，共 30 只。

2.2　给药方法

各组在造模后第 5 天开始给药：卡托普利组，给予卡托普利 1.2 mg/kg；养心康片低、中、高剂量组分别给予养心康片 0.17 g/kg、0.51 g/kg、1.53 g/kg。将药物研磨成粉后加蒸馏水溶解，配成 15 mL 的溶液，每天 1 次 1 g。空白对照组和模型组给予等体积的蒸馏水，共 4 周。

2.3　心脏彩超检测

造模后第 4 天和实验结束后第 2 天行心脏彩超检测。用 3% 戊巴比妥钠耳缘静脉麻醉，用脱毛剪给兔胸部脱毛，备皮后仰卧位于诊查床上，采用美国飞利浦公司 IE33 彩色多普勒超声诊断仪，以探头频率 1～5 MHz，行经胸超声心动图检查。M 型超声于胸骨旁长轴切面测量左室射血分数（LVEF）、左室短轴缩短率（LVFS）和左室舒张末容积（LVEDV），以上数据均测量 3 个心动周期取平均值。

2.4　TNF－α、IL－6 和 ET－1 的检测

实验结束后，兔耳中动脉取血，常规离心，取血清，所有取材完毕后一起检测，采用酶免法严格按照说明书操作。

2.5　统计学处理

数据统计采用 SPSS 15.0 软件，实验数据以 $\bar{x} \pm s$ 表示，统计方法应用单因素方差分析。多组间计量资料均数比较时先进行方差齐性的 Levene 检验，方差齐时，采用 One-Way ANOVA 的 LSD 法；方差不齐时，采用 One-Way ANOVA 的 Tamhane's T2 法。$P < 0.05$ 有统计学意义。

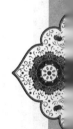

3　结　果

3.1　造模后 4 天各组 LVEDV、LVEF、LVFS 的比较

造模后 4 天造模各组的 LVEDV 与空白对照组相比均有升高，其中模型组，养心康片中、高剂量组与空白对照组比较，其差别有统计学意义（$P < 0.05$）。造模各组间 LVEDV 比较其差别无统计学意义，见表 1。

表 1　各组造模后 4 天 LVEDV、LVEF、LVFS 的比较（$\bar{x} \pm s$, $n = 5$）

组别	剂量/（g·kg^{-1}）	LVEDV/mL	LVEF/%	LVFS/%
空白对照组	—	2.14 ± 0.94	83.60 ± 3.57	48.40 ± 3.78
模型组	—	3.51 ± 0.66*	62.80 ± 7.77**	31.14 ± 5.37**
卡托普利组	1.2 × 10^{-3}	3.15 ± 1.03	62.24 ± 3.27**	30.14 ± 2.04**
养心康片低剂量组	0.17	3.08 ± 0.77	59.60 ± 5.90**	28.72 ± 3.64**
养心康片中剂量组	0.51	3.56 ± 0.76*	66.56 ± 3.61**	33.24 ± 2.73**
养心康片高剂量组	1.53	3.44 ± 0.59*	60.04 ± 9.31**	29.20 ± 5.81**

注：与空白对照组比较，*$P < 0.05$，**$P < 0.01$。

3.2　给药 4 周后各组 LVEDV、LVEF、LVFS 的比较

给药 4 周后模型组的 LVEDV 最高，空白对照组的 LVEDV 最低，卡托普利组，养心康片中、高剂量组与模型组比较，其差别有统计学意义（$P < 0.05$）。模型组和养心康片低剂量组与空白对照组比较，其差别有统计学意义（$P < 0.01$）。各组间 LVEF 和 LVFS 比较，空白对照组最高，模型组最低，养心康片中、高剂量组与模型组比较，其差别有统计学意义（$P < 0.01$）。模型组、卡托普利组和养心康片低剂量组与空白对照组比较，其差别有统计学意义（$P < 0.01$），见表 2。

表 2　给药 4 周后各组 LVEDV、LVEF、LVFS 的比较（$\bar{x} \pm s$, $n = 5$）

组别	剂量/（g·kg^{-1}）	LVEDV/mL	LVEF/%	LVFS/%
空白对照组	—	2.20 ± 1.14	83.60 ± 2.79	48.20 ± 3.27
模型组	—	4.12 ± 1.19**	64.80 ± 12.07**	33.20 ± 9.36**
卡托普利组	1.2 × 10^{-3}	2.90 ± 0.75△	68.60 ± 4.93**	34.60 ± 3.20**
养心康片低剂量组	0.17	3.58 ± 0.72*	70.20 ± 8.13*	36.20 ± 6.14*
养心康片中剂量组	0.51	2.71 ± 0.42△	79.00 ± 5.45△△,▲	43.60 ± 5.41△△,▲
养心康片高剂量组	1.53	2.83 ± 0.37△	78.60 ± 4.50△△,▲	43.60 ± 4.50△△,▲

注：与空白对照组比较，*$P < 0.05$，**$P < 0.01$；与模型组比较，△$P < 0.05$，△△$P < 0.01$；与卡托普利组比较，▲$P < 0.05$。

3.3 对 TNF-α 及 IL-6 的影响

空白对照组 TNF-α 的值最低，与养心康片高剂量组相比，其差别无统计学意义，与其余各组比较其差别有统计学意义（$P < 0.01$）。模型组 TNF-α 值最高，与其他各组比较，其差别有统计学意义（$P < 0.05$ 或 $P < 0.01$）。同样，空白对照组 IL-6 的值最低，与模型组、卡托普利组和养心康片低剂量组比较，其差别有统计学意义（$P < 0.05$ 或 $P < 0.01$）。与养心康片中剂量组和高剂量组相比，IL-6 的差别无统计学意义。模型组 IL-6 值最高，与其他各组比较，其差别有统计学意义（$P < 0.01$），见表3。

表3　给药4周后各组间 TNF-α、IL-6 的比较（$\bar{x} \pm s$，$n = 5$）

组别	剂量/（g·kg^{-1}）	TNF-α/（g·L）	IL-6/（g·L）
空白对照组	—	38.12 ± 8.27	31.29 ± 8.32
模型组	—	10316 ± 10.35**	209.47 ± 50.94**
卡托普利组	$1.2 × 10^{-3}$	8471 ± 13.39**,△△	114.90 ± 27.79**,△△
养心康片低剂量组	0.17	86.41 ± 10.03**,△	76.93 ± 31.95*,△,▲
养心康片中剂量组	0.51	68.84 ± 5.40**,△△,▲#	59.78 ± 16.48△△,▲▲
养心康片高剂量组	1.53	44.28 ± 9.03△△,▲▲,#,★	48.43 ± 10.08△△,▲▲

注：与空白对照组比较，$*P < 0.05$，$**P < 0.01$；与模型组比较，$△P < 0.05$，$△△P < 0.01$；与卡托普利组比较，$▲P < 0.05$，$▲▲P < 0.01$；与养心康片低剂量组比较，$\#P < 0.01$；与养心康片中剂量组比较，$★P < 0.01$。

3.4 对 ET-1 的影响

各组间 ET-1 比较，空白对照组的 ET-1 值最高，与其他各组比较，其差别有统计学意义（$P < 0.01$）。空白对照组 ET-1 最低，与空白对照组和卡托普利组比较，其差别有统计学意义（$P < 0.05$ 或 $P < 0.01$），与其他组比较其差别无统计学意义（$P > 0.05$），见表4。

表4　各组间 ET-1 之间的比较（$\bar{x} \pm s$，$n = 5$）

组别	剂量/（g·kg^{-1}）	ET-1/（ng·mL^{-1}）
空白对照组	—	0.82 ± 0.09
模型组	—	2.05 ± 0.71*
卡托普利组	$1.2 × 10^{-3}$	1.31 ± 0.29**△
养心康片低剂量组	0.17	1.15 ± 0.19△

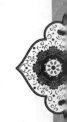

续上表

组别	剂量/$(g \cdot kg^{-1})$	$ET-1/(ng \cdot mL^{-1})$
养心康片中剂量组	0.51	$1.15 \pm 0.10^{\triangle}$
养心康片高剂量组	1.53	$0.97 \pm 0.09^{\triangle}$

注：与空白对照组比较，$*P < 0.05$，$**P < 0.01$；与模型组比较，$\triangle P < 0.05$。

4 讨 论

慢性心力衰竭是由于多种原因引起的心室充盈或射血能力受损的一种临床综合征，是多种心脏疾病的终末阶段。现代医学认为慢性心力衰竭时存在神经—内分泌系统的过度激活，并以心室重构为主要特征。[6]目前治疗以提高心衰患者的生活质量，改善远期预后，降低死亡率为主要目标，而探索有效的中西医结合治疗措施是达到这个目标的重要途径。养心康片是本课题组对应用中医药方法治疗心力衰竭进行了大量的临床和实验研究后取得的研究成果。养心康片以人参补益心气、麦冬养心阴为君，臣以黄芪、五味子分别助人参、麦冬补气养阴，佐以益母草、毛冬青活血利水，葶苈子泻肺消肿；诸药配伍共奏益气养阴、活血利水之功效。

实验研究显示[2]，大剂量养心康能明显降低心衰模型动物的心率、收缩压、左室舒张末压、心室等容收缩期中室内压上升的最大速率（$+dp/dt_{max}$）及心室等容舒张期中室内压下降的最大速率（$-dp/dt_{max}$），且呈剂量依赖性。徐志均[3]研究表明，高剂量的养心康能有效地减轻心肌、肝细胞的水肿，改善肺瘀血。本实验研究结果显示养心康片可以降低心衰模型兔的舒张末容积，提高其左室射血分数和缩短率，改善心衰模型兔的心功能，疗效优于卡托普利组。其疗效与剂量呈一定的相关性。

细胞因子是由各种免疫细胞和某些非免疫细胞经刺激产生的一类小分子多肽，是细胞间信号传递系统，目前大量研究证实复杂的细胞因子网络参与了心力衰竭的发展，能够通过相应的机制促进心室重构，引起收缩功能障碍。唐发宽等[7]研究发现慢性心衰患者的血清 TNF-α 水平较正常对照组显著升高，TNF-α 水平在比索洛尔治疗前与 LVEF 显著负相关，随着病情的好转其水平逐渐降低，且不同的心功能分级之间有统计学意义。古普塔（S. Gupta）等[8]的研究发现，TNF-α 的水平在心力衰竭患者中明显升高，主要来源于心脏，其升高程度与心脏疾病的严重程度呈正相关，TNF-α 可能会直接导致心力衰竭的进展。许多研究结果证实患者心衰时血浆中 IL-6 水平显著增高，且随心衰的加重而升高。张伟英[9]等研究发现慢性心衰患者血浆 IL-6 水平明显高于对照组（$P < 0.01$），并与左室射血分数、左室舒张末期内径、左室收缩末期内径、心胸比值显著相关（$P < 0.05$）。

内皮素（ET）系统是一组由 21 个氨基酸组成的结构和功能相似的异构体肽，包括 ET-1、ET-2 和 ET-3[10]，其中 ET-1 主要来源于血管内皮、心内膜、心肌细胞，具有强烈的缩血管作用。[11]大量试验表明，ET-1 与慢性心力衰竭有着密切的关系。

（W. Kiowski）等[12]研究发现，在慢性心衰的过程中合并有血浆 ET，尤其是 Big ET 及 ET－1 水平的显著升高，它们的升高与心搏出量的减少、体循环和肺循环阻力的增高及心肌重构、肥厚和纤维化有关。升高的血浆 ET－1 浓度不仅和心力衰竭的症状和血流动力学的严重程度呈正相关，而且影响患者的预后。

本研究结果显示，养心康片可以降低心衰模型兔血清的 TNF－α、IL－6 及 ET－1 水平，呈一定的剂量相关性。表明养心康片具有抗细胞因子及内皮素的作用，其改善心衰的作用可能与降低模型动物体内细胞因子水平及改善血管内皮功能的作用有关。

本文原载《中国实验方剂学杂志》，2012，18（6）：237－240，有删改.

[参考文献]

［1］中华医学会心血管病学分会，中华心血管病杂志编辑委员会. 中国部分地区 1980，1990，2000 年慢性心力衰竭住院病例回顾性调查［J］. 中华心血管病杂志，2002，30（8）：450.

［2］冼绍祥，徐志均，黄衍寿，等. 养心康对心功能不全动物模型的血流动力学研究［J］. 中药新药与临床药理，2001，12（2）：91.

［3］徐志均. 养心康对心衰兔模型的药效学研究［J］. 中华实用中西医杂志，2005，18（6）：191.

［4］刘华荣，刘少波，阮蓉，等. 养心康和保心康治疗充血性心力衰竭的临床研究［J］. 中国临床医学，2001，8（3）：253.

［5］GREENBERG B. Treatment of heart failure：state of the art and prospectives［J］. Journal of Cardiovascular Pharmacology，2001，38（Suppl 2）：S59－63.

［6］GREENBERG B J. Treatment of heart failure：state of the art and prospectives［J］. J Cardiovasc Pharmacol，2001，38（Suppl 2）：S59.

［7］唐发宽，华宁，陆宏，等. 比索洛尔治疗慢性充血性心力衰竭对血清 IL－6 和 TNF－α 水平的影响［J］. 细胞与分子免疫学杂志，2008，24（12）：1 177.

［8］GUPTA S，TRIPATHI C D. Current status of TNF blocking therapy in heart failure［J］. Indian Journal of Medical Sciences，2005，59（8）：363－366.

［9］张伟英，巢毅，黄琦磊. 心功能不全患者血浆 TNF－α、IL－6、IL－10 水平与心功能状态的关系［J］. 福建医科大学学报，2007，41（6）：565.

［10］COWBURN P J，CLELAND J G. Endothelin antagonists for chronic heart failure：do they have a role?［J］. European Heart Journal，2001，22（19）：1 772－1 784.

［11］THIBAULT G，DOUBELL A F，GARCIA R，et al. Endothelin-stimulated secretion of natriuretic peptides by rat atrial myocytes is mediated by endothelin A receptors［J］. Circulation Research，1994，74（3）：460－470.

［12］KIOWSKI W，SUTSCH G，OECHSLIN E，et al. Hemodynamic effects of bosentan in patients with chronic heart failure［J］. Heart Failure Reviews，2001，6（4）：325－334.

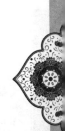

温胆片对高架十字迷宫实验小鼠的抗焦虑作用

刘小河 周 平 孙大定 杨忠奇 冼绍祥

温胆汤是《三因极一病证方论》中的经典名方，具有理气化痰、清胆和胃的功效，并有镇静、抗焦虑、中枢性肌松弛作用，能协调大脑兴奋和抑制过程，改善情感性精神障碍[1,2]。温胆片由温胆汤去生姜、大枣加郁金组成，全方具有理气化痰、清胆和胃、宁心解郁的功效，1998 年被广东省食品药品监督局批准为广州中医药大学第一附属医院的医院制剂。本研究通过小鼠高架十字迷宫（EPM）实验，观察温胆片抗焦虑的作用。

1 材料与方法

1.1 动物

健康雄性昆明种小鼠 50 只［实验动物合格证号：0097976，许可证号：SCXK（粤）2008 – 0002］，SPF 级，体重 16 ~ 18 g。由广东省医学实验动物中心提供。

1.2 药品

温胆片，为医院制剂，购于广州中医药大学第一附属医院药房（批号：110722），规格为 0.25 g/片。温胆片成人用量为每次 4 片，每日 3 次。试验用药低、中、高剂量分别为临床成人等效剂量（按成人 60 kg 体重计算）的 2 倍、4 倍及 8 倍，用双蒸水配成所需浓度的混悬液，配好的药液存于 4 ℃冰箱中备用。地西泮片（批号：100401，山东平原制药厂生产），成人抗焦虑每日用量为 10 mg，小鼠用量为临床成人等效剂量（按成人 60 kg 体重计算），用双蒸水配成所需的混悬液，配好的药液存于 4 ℃冰箱中备用。

1.3 实验装置（自制）

高架十字迷宫参考文献方法制作[3,4]。本迷宫由木板制成（1 cm 厚），结构是两个相对的开放臂（长 × 宽分别为 35 cm × 5 cm）、两个相对的封闭臂（长 × 宽 × 高分别为 35 cm × 5 cm × 10 cm）及一个连接四只臂的中央平台（5 cm × 5 cm）。即开放臂—中央平台—开放臂或封闭臂—中央平台—封闭臂，此二者互相垂直成为"十"字形状和围绕在开放臂边缘的 1 cm 高的矮挡板组成（目的是防止动物在探究过程中不慎滑下迷宫）。其中两个相对闭臂上部是敞开的。四个臂及中央平台均为黑色，整体固定于木制的支架上，使迷宫底板到距实验室地面 50 cm 处。

1.4 动物分组及给药

小鼠随机分为 5 组，即正常对照组、地西泮组、温胆片低剂量组（以下简称温低组）、温胆片中剂量组（以下简称温中组）及温胆片高剂量组（以下简称温高组），每组 10 只。在广州中医药大学第一附属医院动物实验中心 SPF 级动物实验室饲养，室温 24 ℃，湿度 45%，不限食水，保持安静。基础饲料常规饲养 1 周后，其中温低组按 0.9 mg/kg、温中组按 1.8 mg/kg 及温高组按 3.6 mg/kg 剂量给药；西药组给予已配制的地西泮混悬液（1.5 mg/kg）灌胃，正常对照组灌服等体积的双蒸水。各组连续给药 10 天，于第 10 天末次灌胃 1 h 后，于 10:00—16:00 采用小鼠高架十字迷宫进行行为测试。实验前 5~7 天每天抚摸动物 1~2 min，减少无关应激刺激对本实验的影响。

1.5　行为学观测方法

操作室内光线较暗（以 1.5 m 距离处能区分小鼠细微活动的最低亮度为准）并保持恒亮，室温 24 ℃ 左右，保持安静。迷宫放置于操作间的一角。迷宫测试前将每只小鼠放入一个 35 cm×5 cm×10 cm 塑料盒中，任其自由探究 5 min 后迅速置于迷宫的中央平台处，使其头部正对其中一个开放臂，释放后即开始记录行为学各项指标，每只小鼠测试 5 min。观测人员在距离测试箱 1.5 m 处分别观察记录动物的活动。

1.6　行为学观察指标

①进入开放臂次数（open arm entry，OE）：进入到任一开放臂的次数，以小鼠四个爪子均进入到臂内为准，中途一个爪子从该臂中完全退出则为该次进入活动完成；②进入开放臂时间（open arm time，OT），单位：s；③进入封闭臂次数（close arm entry，CE）：进入到任一封闭臂的次数，以小鼠四个爪子均进入到臂内为准；④进入封闭臂时间（close arm time，CT），单位：s；⑤OE 百分率 = OE/（OE + CE）×100%；⑥OT 百分率 = OT/（OT + CT）×100%；⑦进入开放臂和封闭臂的总次数（OE + CE）：表示大鼠的运动活力；⑧向下探究次数（head dipping，HD）：小鼠置身于中央平台或开放臂时，一边用前爪抓住迷宫边缘，一边把头部和肩部伸出开放臂的边缘向迷宫外面探究的行为次数；⑨封闭臂内后腿直立次数（rearing，RE）：小鼠在封闭臂内前腿抬起以后腿支持使身体竖立的次数。

1.7　统计学处理方法

数据以均数 ± 标准差（$\bar{x} \pm s$）表示，运用统计软件 SPSS 17.0 进行分析。先进行正态分布检验，计量资料进行单因素方差分析（One-Way ANOVA），方差不齐者用秩和检验。

2　结　果

2.1　温胆片对小鼠 OE 百分率、OT 百分率、OE + CE 的影响

温胆片对小鼠 OE 百分率、OT 百分率、OE + CE 的影响见表 1。与正常对照组比较，地西泮组和温胆片各组的 OE 和 OT 百分率均有不同程度的增高，其中地西泮组、温高组显著高于正常对照组（$P < 0.05$）。与地西泮组比较，温低、中、高组的 OE 百分

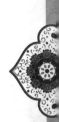

率差异无统计学意义（$P > 0.05$）。温胆片 3 组之间呈一定的量效关系，但差异无统计学意义（$P > 0.05$）。

表 1　各组小鼠 OE、OT 和 OE + CE 比较（$\bar{x} \pm s$）

组别	剂量/（$g \cdot kg^{-1}$）	n/只	OE/%	OT/%	OE + CE/次
正常对照组		10	27.29 ± 8.42	24.59 ± 10.63	22.17 ± 7.35
地西泮组	1.5	10	42.25 ± 7.38△	42.33 ± 11.17△	20.90 ± 4.99
温低组	0.9	10	36.37 ± 7.68	35.43 ± 8.65	24.20 ± 7.61
温中组	1.8	10	38.98 ± 13.69	38.60 ± 13.34	19.40 ± 3.17
温高组	3.6	10	42.35 ± 8.56△	40.20 ± 6.27△	22.20 ± 5.57

注：与正常对照组比较，△$P < 0.05$。

与正常对照组比较，地西泮组、温低组、温中组、温高组的 OE + CE 差异均无统计学意义（$P > 0.05$）。

2.2　温胆片对小鼠 HD 和 RE 的影响

温胆片对小鼠 HD 和 RE 的影响见表 2。与正常对照组比较，地西泮组、温低组、温中组、温高组的 HD 值均有降低趋势，但差异无统计学意义（$P > 0.05$）。与地西泮组比较，温低、中、高组的 HD 值有差异但无统计学意义（$P > 0.05$）。温低、中、高组 3 组间的 HD 值差异也无统计学意义（$P > 0.05$）。

与正常对照组比较，地西泮组及温胆片低、中、高组的 RE 值均有下降趋势，其中地西泮组、温中组及温高组显著低于正常对照组（$P < 0.05$，$P < 0.01$）。与地西泮组比较，温低、中、高组 RE 值有差异但无统计学意义（$P > 0.05$）。温低、中、高组 3 组间的 RE 值差异也无统计学意义（$P > 0.05$）。

表 2　各组小鼠的 HD 和 RE 比较（$\bar{x} \pm s$）

组别	剂量/（$g \cdot kg^{-1}$）	n/只	HD/次	RE/次
正常对照组		10	9.20 ± 4.10	19.56 ± 7.28
地西泮组	1.5	10	8.67 ± 5.20	11.89 ± 3.26
温低组	0.9	10	7.60 ± 4.22	14.10 ± 4.77△
温中组	1.8	10	7.50 ± 3.84	10.90 ± 4.01△△
温高组	3.6	10	7.70 ± 2.75	11.80 ± 3.16△△

注：与正常对照组比较，△$P < 0.05$，△△$P < 0.01$。

3　讨　论

本实验所采用的高架十字迷宫（EPM）是利用动物对新异环境的探究特性与对高悬敞开臂的恐惧形成动物的矛盾冲突状态，评价药物的抗焦虑作用，是一种非条件反射模型。EPM 是筛选抗焦虑或焦虑源性药物的标准工具，是评价抗焦虑药是否有效的实验[5,6]。在面对新奇刺激和高悬敞开臂时，小鼠同时产生探究的冲动和恐惧，这就造成了探究—回避的冲突行为，从而产生焦虑，使小鼠进入封闭臂的次数和时间均明显多于开放臂，而抗焦虑药能明显增加小鼠进入开放臂的次数和时间。观察指标以小鼠进入开放臂的百分比（OE%）和在开放臂停留时间的百分比（OT%）反映小鼠的焦虑状态，焦虑小鼠的 OE% 和 OT% 明显降低，具抗焦虑作用的药物则使两者升高；以开放臂和中央平台区 HD 次数反映在非保护区内的探索行为，代表小鼠对陌生环境的好奇探究或因惊恐而寻求逃避，与焦虑程度有一定相关性；而封闭臂 RE 值也可用来观察药物有无镇静作用及镇静强度；以开放臂和封闭臂总进入次数（OE + CE）反映小鼠总的运动能力，而抗焦虑药物不改变入臂总次数，但镇静剂可降低开臂、闭臂的入臂总次数，同时减少开臂的活动，兴奋剂可增加入臂总次数，但一般不改变开臂探究的比例。EPM 模型常用来筛选作用于中枢神经系统的药物，对安定类药物较为敏感，结果稳定可靠。

本实验结果中，正常对照组小鼠的 OE% 和 OT% 分别为 27.29 ± 8.42、24.59 ± 10.63，表明正常小鼠较少进入或停留于开放臂，而趋向探究封闭臂，而地西泮组和温高组小鼠的 OE% 和 OT% 值分别为 42.25 ± 7.38 和 42.33 ± 11.17、42.35 ± 8.56 和 40.20 ± 6.27，较正常对照组显著增加（$P < 0.05$），说明这两组的小鼠对开放臂和非保护区的探究增加，提示地西泮和温胆片（在高剂量的情况下）有抗焦虑作用。与正常对照组比较，地西泮组、温中组及温高组的小鼠封闭臂 RE 值下降（$P < 0.05$，$P < 0.01$），表明地西泮和温胆片中、高剂量有镇静作用。综合 EPM 小鼠各项指标影响的结果来看，温胆片在不增加 OE + CE 值的情况下能使 OE 和 OT 百分率增加，对 HD 值影响不大，降低 RE 值，与地西泮的作用相当，提示其具有抗焦虑作用，且以温胆片高剂量效果最好，其量效关系呈正性相关。

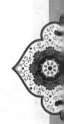

本文原载《中药新药与临床药理》，2012，23（5）：519 – 521，有删改.

[参考文献]

[1] 贺又舜，袁振仪，瞿延晖，等. 温胆汤镇静镇痛抗惊厥的实验研究 [J]. 中国中医药科技，1997，4（4）：226.

[2] 傅俊英，贺又舜，袁振仪，等. 温胆汤对小鼠整体行为影响的实验研究 [J]. 湖南中医学院学报，1999，19（1）：7.

[3] 魏伟，吴希美，李元建. 药理实验方法学 [M]. 北京：人民卫生出版社，2010：651 – 652.

[4] 吴立坤，张建军，李伟，等. 采用高架十字迷宫实验优选抗焦虑复方中药制剂中当归和川芎的制备工艺 [J]. 中华中医药志，2009，24（5）：641 – 645.

[5] DAWSON G R, TRICKLEBANK M D. Use of the elevated plus-maze in the search for novel anxiolytic agents [J]. Trends Pharmacol Sci, 1995, 16：33 – 36.

[6] KULKARNI S K, REDDY D S. Animal behavioral models for testing antianxiety agents [J]. Methods Find Exp Clin Pharmacol, 1996, 18：219 – 230.

温胆片对焦虑模型大鼠行为学
和单胺类神经递质的影响

刘小河 杨忠奇 冼绍祥 杨明晔 沈淑静 黄 灿 袁天慧 王 琼

焦虑症在普通人群中很常见，流行病学调查显示焦虑症患病率有增高趋势[1,2]。焦虑症严重影响了患者的学习、生活和工作，而中医药在治疗焦虑症方面具有一定的潜力和优势。温胆片具有理气化痰、清胆和胃、宁心解郁的功效，1998 年被广东省食品药品监督局批准为广州中医药大学第一附属医院的院内制剂，深受广大患者欢迎。本研究运用大鼠空瓶应激法复制焦虑模型，观察温胆片对焦虑大鼠行为学和海马组织单胺类神经递质的影响，现报道如下。

1 材料与方法

1.1 实验动物及分组

健康 SPF 级 SD 大鼠 60 只，雄性，体重 180 ± 20 g［合格证号：0099184，许可证号：SCXK（粤）2008－0020］，由广州中医药大学实验动物中心提供。在广州中医药大学第一附属医院动物实验中心 SPF 级动物实验室饲养，室温 24 ℃，湿度 45％。经过检疫期后，按体质量均衡随机分成 6 组，即空白对照组，模型组，西药组，温胆片低、中、高剂量组（中药低、中、高剂量组）。

1.2 实验药品

温胆片为广州中医药大学第一附属医院院内制剂，购于广州中医药大学第一附属医院中药房（批号为 110722），规格为 0.25 g/粒，药物组成为法半夏、竹茹、枳实、郁金、陈皮、茯苓、甘草。成人用量为每次 4 粒，每日 3 次。大鼠用药低、中、高剂量分别为临床成人用量（按成人 60 kg 计算）的 2 倍、4 倍及 8 倍。用双蒸水配成所需浓度的混悬液，其中温胆片低剂量组浓度为 0.060 g/mL，温胆片中剂量组浓度为 0.120 g/mL，温胆片高剂量组浓度为 0.240 g/mL。地西泮片购于广州中医药大学第一附属医院西药房。成人抗焦虑每日用量 10 mg，临床用量为按成人 60 kg 服用计算单位体质量日服药量，大鼠用量为人用量的等效剂量，用双蒸水配成浓度为 0.1 mg/mL 的混悬液，配好的药液存于 4 ℃冰箱中备用。

1.3 主要试剂和仪器

5-羟色胺（5-HT）盐酸盐、盐酸多巴胺（DA）及重酒石酸去甲肾上腺素（NE），对照品均由中国药品生物制品检定所提供（供含量测定用）；2695 高效液相色谱仪、2475 荧光检测器、Empower 色谱工作站（美国 Waters 公司）；色谱柱：Hypersil

C18（250 mm×4.6 mm，5 μm）。

1.4 造模方法[3,4]

每组大鼠分 2 笼喂养，即每笼喂养 5 只大鼠，方便大鼠饮水和观察行为。各组大鼠给予 1 周适应期，在适应期间各组大鼠自由进食饮水，经过 1 周适应期后，进行定时喂水训练 1 周。定时喂水训练为每日 2 次，即每天早 9:00—9:10 和晚 21:00—21:10 给水，其余时间撤去水瓶不给水。定时喂水期结束后开始应激实验，在上述 2 个时间段内给予不确定空瓶刺激，共 3 周。具体方法为：除空白对照组外，在定时喂水期间给予各组动物空瓶刺激诱发其情绪应激，1 次/天，早或晚，刺激的给予是无规律的。3 周内具体刺激时程见表 1。情绪刺激 1 周后开始给药。

表 1 造模程序

时间/天	1	2	3	4	5	6	7	8	9	10	11	12	13	14	15	16	17	18	19	20	21
9:00—9:10	N	ES	N	ES	ES	N	ES	N	N	ES	N	N	ES	ES	N	ES	N	ES	ES	N	ES
21:00—21:10	ES	N	ES	N	N	ES	N	ES	ES	N	ES	ES	N	N	ES	N	ES	N	ES	N	N

注：N 为给水；ES 为空瓶刺激。

1.5 给药、大鼠行为观察及取材

空瓶刺激 1 周后开始给药。空白对照组和模型组每日给予 10 mL/kg 双蒸水灌胃；西药组每日按 10 mL/kg 灌服配制好的地西泮混悬液；中药低、中、高剂量组每日按 10 mL/kg 给予配制好的相应浓度的温胆片混悬液，连续给药 2 周。给药 1 周后开始观察大鼠行为，在空瓶刺激 10 min 内观察大鼠的行为。末次给药 1 h 后，用 100 mg/L 水合氯醛按 3 mL/kg 腹腔注射麻醉。立即断头处死，迅速取出大脑于冰盘上快速分离出海马，放入无菌低温冻存管中，称质量，根据预测试的结果，以 1:3 加入预冷的体积分数 5% 过氯酸（即 1 μg 的脑组织加入 3 μL 的 5% 过氯酸），超声匀浆，15 000 r/min 低温 4 ℃ 离心 20 min，取上清液用于神经递质测定。

1.6 指标测定

1.6.1 行为学观察 测定的行为指标包括：攻击（咬或推撞空瓶和笼子）、探究（前后左右地运动和光顾水瓶所在位置）以及修饰行为（梳理皮毛和洗脸）。观察分析动物行为的具体方法是将空瓶刺激的 10 min 等分为 4 个时间段，在每个时间段内记录每只动物上述 3 种行为，行为出现即为 1，否则为 0。10 min 内 4 次观察的总分在 0~4 之间。从给药 1 周后开始观察大鼠行为，共观察 7 天，取其平均值。

1.6.2 大鼠海马组织中的 5-HT、NE 及 DA 含量检测 采用高效液相色谱仪检测大鼠海马组织的神经递质含量。

1.7 统计方法

各组数据以均数 + 标准差（$\bar{x} \pm s$）表示，运用统计软件 SPSS 17.0 进行处理。先进

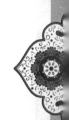

行正态分布检验，计量资料进行 ANOVA 单因素方差分析（One-Way ANOVA），多组均数之间做两两比较，方差不齐者用秩和检验。

2 结 果

2.1 行为学指标

表 2 结果显示：与空白对照组比较，模型组大鼠攻击行为次数和探究行为次数显著增加，差异有统计学意义（$P < 0.05$ 或 $P < 0.01$），而大鼠修饰行为次数显著减少且差异有统计学意义（$P < 0.01$）。与模型组比较，西药组，中药低、中、高剂量组大鼠攻击行为次数均显著降低，差异有统计学意义（$P < 0.05$ 或 $P < 0.01$），大鼠探究行为次数和修饰行为次数均有所增加。

表 2　各组大鼠行为学情况比较（$\bar{x} \pm s$）

组别	N/只	攻击/分	探究/分	修饰/分
空白对照组	10	0.00 ± 0.00	0.24 ± 0.31	3.76 ± 0.31
模型组	10	$2.64 \pm 0.38^{**}$	$0.86 \pm 0.21^{*}$	$0.47 \pm 0.27^{**}$
西药组	10	$1.81 \pm 0.46^{\triangle}$	1.34 ± 0.38	0.87 ± 0.31
中药低剂量组	10	$1.58 \pm 0.39^{\triangle\triangle}$	$1.58 \pm 0.38^{\triangle\triangle}$	0.84 ± 0.27
中药中剂量组	10	$1.70 \pm 0.64^{\triangle\triangle}$	1.19 ± 0.46	$1.10 \pm 0.37^{\triangle}$
中药高剂量组	10	$1.61 \pm 0.51^{\triangle\triangle}$	$1.43 \pm 0.18^{\triangle}$	0.96 ± 0.42

注：与空白对照组比较，$*P < 0.05$，$**P < 0.01$；与模型组比较，$\triangle P < 0.05$，$\triangle\triangle P < 0.01$。

2.2 各组大鼠海马组织中 5 – HT、NE 及 DA 含量检测结果

表 3 结果显示：与空白对照组比较，模型组大鼠海马组织中 5 – HT、NE 及 DA 含量显著升高，差异有统计学意义（$P < 0.05$ 或 $P < 0.01$）；各给药组均可显著降低 5 – HT 含量，西药组、中药高剂量组均可显著降低 NE、DA 含量，中药中剂量组也可显著降低 DA 含量（均 $P < 0.05$ 或 $P < 0.01$）。

表 3　各组大鼠海马组织单胺类递质的含量比较（$\bar{x} \pm s$）

组别	N/只	5 – HT/(ng · mg^{-1})	NE/(ng · mg^{-1})	DA/(ng · mg^{-1})
空白对照组	8	6.80 ± 1.69	153.94 ± 48.07	48.47 ± 22.17
模型组	8	$13.77 \pm 5.62^{**}$	$283.72 \pm 75.83^{*}$	$105.91 \pm 41.04^{*}$
西药组	8	$1.81 \pm 0.46^{\triangle}$	$154.61 \pm 68.44^{\triangle}$	$45.42 \pm 20.14^{\triangle}$
中药低剂量组	8	$1.58 \pm 0.39^{\triangle}$	195.76 ± 74.72	64.41 ± 29.31

续上表

组别	N/只	5－HT/(ng·mg^{-1})	NE/(ng·mg^{-1})	DA/(ng·mg^{-1})
中药中剂量组	8	1.70±0.64$^{\triangle}$	182.15±49.81	43.67±12.39$^{\triangle\triangle}$
中药高剂量组	8	1.61±0.51$^{\triangle\triangle}$	165.90±57.32$^{\triangle\triangle}$	52.07±26.98$^{\triangle}$

注：与空白对照组比较，$*P<0.05$，$**P<0.01$；与模型组比较，$\triangle P<0.05$，$\triangle\triangle P<0.01$。

3 讨 论

抑郁和焦虑是与应激密切相关的症状，大多数抑郁和焦虑的患者都曾经历严重的心理应激事件。抑郁和焦虑动物模型就是将动物置于一系列应激性环境中（潜在的、实际的、急性的或慢性的威胁），使其产生情绪障碍。利用空瓶刺激诱发定时喂水动物的情绪应激模型是元晓丽等[5]所建立的一种新的情绪应激动物模型。与以往的利用电击等建立的条件反射性情绪应激模型比较，这种模型排除了物理应激的干扰，是一种相对纯粹的心理应激动物模型。本研究结果显示：空白对照组大鼠几乎没有攻击行为，得分为零，探究行为也较少，主要表现为修饰行为。大鼠修饰行为主要表现为梳理皮毛和洗脸，表明大鼠处于正常的情绪状态，基本没有情绪应激反应。模型组大鼠与空白对照组大鼠正好相反，空瓶刺激期间主要表现为攻击行为，探究行为显著增加，修饰行为显著降低。经治疗后，与模型组大鼠比较，中药低、中、高剂量组大鼠攻击行为明显降低，探究和修饰行为相对增加，表明大鼠趋于比较正常的情绪状态。大鼠攻击、探究及修饰3种行为综合比较，以中药高剂量组的抗焦虑效果更优。

脑内5－HT代谢失调与很多精神疾病的发病密切相关，如抑郁、焦虑症、强迫症、惊恐障碍等，目前对这些疾病的治疗是通过调节脑内5－HT来完成的。[6]对大多数有效的抗焦虑作用的5－羟色胺神经递质的观察提示这种神经递质在焦虑的潜在病因方面可能是非常重要的。[7]药理研究发现用甲麦角林进行5－HT受体的阻滞会引发焦虑。电生理研究显示：氯硝西泮可抑制5－HT能神经元的放电，减少5－HT的转换和释放。而能够减少5－HT能神经元放电的药物如苯二氮䓬类药和丁螺环酮，具有抗焦虑作用。[7]本研究结果显示：与模型组大鼠比较，地西泮西药组大鼠海马5－HT的含量显著减少，表明地西泮可能是通过减少海马组织5－HT的释放起到抗焦虑作用。同理，与模型组大鼠比较，中药低、中、高组大鼠海马5－HT的含量显著减少，表明温胆片抗焦虑作用与地西泮类似，可能是通过减少海马组织5－HT的释放起到抗焦虑作用。

NE在中枢究竟是抑制性还是兴奋性的递质，目前尚不能肯定，可能随部位不同而异。NE所引起的生理效应也很难用简单的术语"兴奋""抑制"来表达。有人认为，脑内NE减少，可表现出精神抑郁；反之，过量可表现出狂躁。[8]根据一些动物实验观察到，NE可引起动物嗜睡，体温降低，出现摄食行为。在某些类型的焦虑可能与去甲肾上腺素神经元的过度兴奋有关。在焦虑患者的血液和脑脊液中发现去甲肾上腺素和它的主要代谢产物3－甲氧基－4－羟基苯乙二醇（MHPG）浓度升高。[9]焦虑症具有警觉

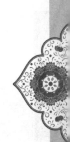

程度升高和交感神经活动增加的表现，提示焦虑症患者 NE 能活动增加。很多研究者从脑脊液、血和尿中寻找 NE 能活动增加的证据，不少结果都支持焦虑发作时有 NE 能活动增加这一观点。[10] 本研究结果显示：与空白对照组比较，模型组大鼠海马组织的 NE 含量显著升高，支持焦虑发作时脑内 NE 释放增加观点。与模型组比较，经治疗后西药组和中药低、中、高剂量组大鼠海马 NE 含量均降低，表明地西泮和温胆片均可减少大鼠焦虑时脑内 NE 的含量，抗焦虑的作用可能与此有关。

DA 是 NE 生物合成的前体，作用于 5 种不同的受体亚型，影响运动活性、认知过程、情绪、动机和神经内分泌功能。DA 能与焦虑的系统关系目前尚不明确，精神抑制剂能缓解焦虑又都具有降低 DA 能传递的特征，提示 DA 能系统可能在焦虑机制中起作用。[11] 本研究结果显示：与空白对照组比较，模型组大鼠脑内海马组织的 DA 含量显著增多，表明大鼠焦虑可能与海马组织 DA 含量增多有关；与模型组比较，西药组和中药低、中、高剂量组海马组织的 DA 含量均降低，表明温胆片抗焦虑作用可能与海马组织的 DA 释放减少相关。

焦虑症在中医中属于情志病、心病范畴，根据其症状和病因可归属到"惊""恐""惊悸（心悸）""不寐""火郁""百合病""脏躁""奔豚病"等范畴。焦虑情绪与痰浊、火热的关系密切。焦虑症之人善惊，惊者乃痰因火动也。基于焦虑症的发病特点，广州中医药大学第一附属医院常用温胆片治疗焦虑症，疗效显著。温胆片出自经典名方《三因极一病证方论》之温胆汤，由温胆汤去生姜、大枣加郁金组成，具体方药是法半夏、竹茹、枳实、郁金、陈皮、茯苓和甘草，方中法半夏燥湿化痰，降逆和中止呕，消痞散结；竹茹清热化痰，止呕除烦；郁金清心解郁，枳实行气消痰，佐以陈皮理气燥湿；茯苓健脾利湿，用甘草作使药协调诸药，全方具有理气化痰、清胆和胃、宁心解郁的功效。用温胆片治疗焦虑症符合其中医病机特点。

总之，本研究结果提示：温胆片能降低焦虑模型大鼠攻击行为的次数而显示出抗焦虑作用，以温胆片高剂量组作用最佳。焦虑症的发生与大鼠海马组织内的神经递质释放相关，可能是因海马组织内单胺类神经递质 5 - HT、NE 及 DA 含量增多引起。经治疗后，各治疗组 5 - HT、NE 及 DA 含量均下降，提示温胆片对大鼠海马组织的单胺类神经递质均有降低作用，其抗焦虑症的作用机制可能与降低脑内海马组织单胺类神经递质的释放有关。

本文原载《广州中医药大学学报》，2012，29（6）：674 - 678，有删改.

[参考文献]

[1] 12 地区精神疾病流行病学调查协作组. 各类精神病、药物依赖、酒依赖及人格障碍的调查资料分析 [J]. 中华神经精神科杂志，1986，19（2）：70.

[2] 石其昌，章健民，徐方忠，等. 浙江省 15 岁及以上人群各类精神疾病流行病学调查 [J]. 中华预防医学杂志，2005，39（4）：229.

[3] 邵枫，林文娟，陈极寰. 慢性情绪应激对大鼠行为的影响及变化趋势 [J]. 中国行为医学科学，2003，12（1）：5.

［4］李宁，唐启盛，赵瑞珍，等．慢性焦虑应激大鼠行为学的变化及中药丹栀逍遥散的干预作用［J］．北京中医药大学学报，2009，32（12）：826.

［5］元晓丽，林文娟．焦虑和抑郁动物模型的研究方法和策略［J］．心理科学进展，2005，13（3）：327.

［6］王海生，孙德清．神经精神系统临床药理学［M］．北京：化工工业出版社，2010：60－61.

［7］王秀兰，赵伟秦，张淑文．临床药物治疗学（精神性疾病）［M］．8版．北京：人民卫生出版社，2007.

［8］江开达．精神病学［M］．北京：人民卫生出版社，2005：6.

［9］SULLIVAN G M, COPLAN J D, KENT J M, et al. The noradrenergic system in pathological anxiety: a focus on panic with relevance to generalized anxiety and phobias［J］. Biological Psychiatry, 1999, 46（9）：1 205.

［10］袁勇贵，吴爱勤，张心保，等．焦虑和抑郁障碍病的血浆单胺类神经递质研究［J］．临床精神医学杂志，2001，11（3）：129.

［11］萧信生．神经递质与中枢神经系统疾病［M］．南京：南京大学出版社，1988：11.

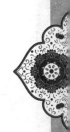

温胆片对高架十字迷宫实验大鼠脑组织
神经递质 GABA、Glu 含量的影响

黄海阳　冼绍祥　杨忠奇

温胆汤是中医历史经典化痰名方，具有理气化痰、清胆和胃等功效，主治大病后痰证引起的虚烦不眠。该方临床疗效显著，历代医家运用广泛。温胆片是在温胆汤的基础上加减而成，在理气化痰、清胆和胃作用上佐以清心解郁，于 1998 年获批成为广州中医药大学第一附属医院院内制剂。现代药理实验和临床研究均初步证实[1,2]，温胆片具有抗焦虑的作用。本研究运用高架十字迷宫（EPM）建立焦虑动物模型，并探讨温胆片对 EPM 大鼠脑组织神经递质 γ－氨基丁酸（GABA）、谷氨酸（Glu）含量的影响。

1　材料与方法

1.1　动物

健康雄性 Wistar 大鼠 70 只，SPF 级，体重 150～180 g，中山大学实验动物中心提供［实验动物生产许可证号：SCXK（粤）2011－0029；实验动物质量合格证号：44008500003344］。室温 20～25 ℃，湿度 40%～70%，照明采用 12 h/12 h 昼夜明暗交替。大鼠饲养在无毒、耐高压、耐高温、耐腐蚀的塑料盒中，环境设施符合实验动物 SPF 级等级要求，动物实验遵守国际实验动物伦理学要求。

1.2　药物及试剂

温胆片（供试品）颗粒，规格为每袋 1 kg（广州中医药大学科技产业园有限公司工程中心，批号：20130929）；安神温胆丸（对照品），规格 7.5 g/板×6 板/盒（吉林金泉宝山药业集团股份有限公司，批号：20121202）；地西泮片（对照品），规格为每片 2.5 mg×100 片（山东省平原制药厂，批号：130301）；RIPA 裂解液（北京康为世纪生物科技有限公司，批号：00101312）；大鼠 γ－氨基丁酸酶联免疫测试盒（批号：H16820150308），谷氨酸测试盒（批号：20150307），南京建成生物工程研究所。

1.3　仪器

XR－Xg201 大鼠高架十字迷宫（上海欣软信息科技有限公司），XR－Xmaze Super Maze 动物行为分析软件（上海欣软信息科技有限公司），XW－80A 涡旋混合器（上海琪特分析仪器有限公司），1510 全波长酶标仪（赛默飞世尔科技有限公司），BS－110S 电子天平（北京赛多利斯天平有限公司），Tg－16W 台式微量高速离心机（长沙湘智离心机仪器有限公司）。

1.4 动物分组及给药

广州中医药大学第一附属医院院内制剂温胆片，规格为每片 0.25 g，含药量为每片 3.3 g 生药，临床拟用剂量为每次 4 片，每日 3 次，口服，90 天为 1 疗程。供试品每克含药量为 13.58 g 生药。按成人 60 kg 体重计算，则温胆片成人每日生药用量为 0.66 g/kg。大鼠等效剂量约为 4.13 g 生药/kg。本实验设低、中、高 3 个剂量组，分别等效于临床拟用剂量的 1、2、4 倍（按体重计算）。安神温胆丸和地西泮剂量与温胆片中剂量相当，即等效于其临床剂量的 2 倍，如表 1 所示。Wistar 大鼠经适应性喂养后，随机分为正常对照组，模型对照组，温胆片低、中、高剂量组，安神温胆丸组，地西泮组，共 7 组，每组 10 只。正常对照组分 2 笼，一笼 5 只，其余各组大鼠均单笼饲养。具体方法如下：正常对照组不做特殊处理，其他组每天定时早晨 8:00—8:10 和晚 20:00—20:10 给大鼠饮水 10 min，其他时间撤掉水瓶不给水，训练 7 天。定时给水训练结束后，开始做应激实验，在每天早晨 8:00—8:10 和晚 20:00—20:10 进行不确定空瓶刺激，维持每天 1~2 次，持续 6 周。在不确定空瓶刺激期间，灌胃给药。第 6 周末次给药 2 h 后，所有大鼠进行高架十字迷宫行为学实验，实验开始前，大鼠均提前 2 h 进入实验室适应环境。

表 1　温胆片对 Wistar 大鼠药效学试验剂量设计

组别	剂量/ $(g \cdot kg^{-1} \cdot d^{-1})$	给药体积/ $(mL \cdot kg^{-1} \cdot d^{-1})$	相当于临床等 效剂量倍数
正常对照组	—	20	—
模型对照组	—	20	—
温胆片低剂量组	4.13	20	1
温胆片中剂量组	8.26	20	2
温胆片高剂量组	16.52	20	4
安神温胆丸组	3.13	20	2
地西泮组	3.13×10^{-3}	20	2

1.5 实验操作

实验开始前，先将每只大鼠分别单独放入一个 60 cm × 60 cm × 35 cm 塑料盒中，任其自由活动 5 min 后转移到 EPM 的中央平台上，头部正对一个开放臂，释放后开始记录行为学检测指标，每只大鼠持续 5 min。观测者在距离大鼠 1.5 m 外观察大鼠的活动。间歇期用湿布擦拭清洁高架十字迷宫，保持干净，再进行下一只大鼠的测试。

1.6 行为学检测指标

记录 5 min 内大鼠的活动情况：进入开放臂的次数（OE）；进入封闭臂的次数（CE）；进入开放臂的时间（OT），单位：s；进入封闭臂的时间（CT），单位：s。利用以上数据分别计算出：进入开放臂和封闭臂的总次数（OE + CE），以此表示大鼠的活动能力；进入开放臂的次数占总入臂次数的比例：OE% = OE/(OE + CE) × 100%；进入开放臂的时间占总入臂时间的比例：OT% = OT/(OT + CT) × 100%。以 OE% 和 OT% 作为抗焦虑作用的疗效评定指标。

1.7　脑组织神经递质测定

大鼠高架十字实验结束后，立即断头处死，迅速取出大脑，称取质量后置于组织冷冻管中用液氮快速冷冻，随后于 − 80 ℃ 低温冰箱中冻存待用。在进行神经递质含量测定时将大鼠脑组织从冰箱中取出，准确称取组织质量，按大鼠脑组织质量（g）：生理盐水体积（mL）= 1∶9 的比例，加入生理盐水，冰水浴条件下匀浆，2 500 r/min，离心 10 min，取上清液待测，检测大鼠脑组织 γ − 氨基丁酸（GABA）及谷氨酸（Glu）含量。

1.8　统计学处理方法

运用软件 SPSS 20.0（One-Way ANOVA）进行处理，以 $P < 0.05$ 为差异具有统计学意义。计量资料做方差齐性检验，若 $P > 0.05$ 则方差齐，多组均数比较用 One-Way ANOVA，两组间比较用 LSD-t test；若 $P < 0.05$ 方差不齐，则采用 One-Way ANOVA 并用 Brown-Forsythe 校正，两组间比较用 Dunnett's T3 test。各组数据均以均数 ± 标准差（$\bar{x} \pm s$）表示。

2　结　　果

2.1　行为学检测结果

行为学检测结果见表2。与正常对照组比较，模型对照组大鼠进入开放臂的时间及次数百分比明显减少（$P < 0.01$）。与模型对照组比较，温胆片各剂量组大鼠进入开放臂的时间及次数百分比增加（$P < 0.01$，$P < 0.05$）；温胆片各组间虽呈一定的量效关系，但组间比较差异无统计学意义（$P > 0.05$）。与正常对照组比较，模型对照组的入臂总次数差异无统计学意义（$P > 0.05$）；与模型对照组比较，各药物组的入臂总次数差异无统计学意义（$P > 0.05$）。

表 2　温胆片对高架十字迷宫大鼠的影响（$\bar{x} \pm s$）

组别	剂量/ ($g \cdot kg^{-1} \cdot d^{-1}$)	n/只	入臂总次数/次	进入开放臂次数 百分比/%	进入开放臂时间 百分比/%
正常对照组	—	10	9.20 ± 2.25	41.48 ± 20.09	31.60 ± 18.38
模型对照组	—	10	7.10 ± 2.33	19.00 ± 12.92 △△	6.20 ± 2.87 △△
温胆片低剂量组	4.13	10	8.60 ± 2.72	34.67 ± 10.97 **	21.07 ± 10.22 **

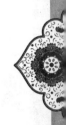

续上表

组别	剂量/ $(g \cdot kg^{-1} \cdot d^{-1})$	n/只	入臂总次数/次	进入开放臂次数 百分比/%	进入开放臂时间 百分比/%
温胆片中剂量组	8.26	10	7.20 ± 2.35	$38.42 \pm 7.74^{**}$	$23.34 \pm 15.71^{**}$
温胆片高剂量组	16.52	10	9.40 ± 2.72	$34.40 \pm 12.70^{*}$	$26.32 \pm 12.84^{**}$
安神温胆丸组	3.13	10	9.10 ± 3.73	$34.40 \pm 14.91^{*}$	$21.00 \pm 12.89^{**}$
地西泮组	3.13×10^{-3}	10	8.20 ± 3.88	$42.98 \pm 17.37^{**}$	$22.66 \pm 11.58^{**}$

注：与正常对照组比较，$\triangle\triangle P < 0.01$；与模型对照组比较，$*P < 0.05$，$**P < 0.01$。

2.2 神经递质检测结果

神经递质检测结果见图1、图2。与正常对照组比较，模型对照组大鼠脑组织的 GABA 含量降低，Glu 含量升高，差异有统计学意义（$P < 0.01$）；与模型对照组比较，温胆片低、高剂量组均能升高大鼠脑组织 GABA 含量，尤以高剂量组效果更突出（$P < 0.01$），且高剂量组能明显降低 Glu 含量（$P < 0.05$）；地西泮组能升高 GABA 含量及降低 Glu 含量，使之接近正常水平，差异有统计学意义（$P < 0.01$）。温胆片各组间虽呈一定的量效关系，但组间比较差异无统计学意义（$P > 0.05$）。

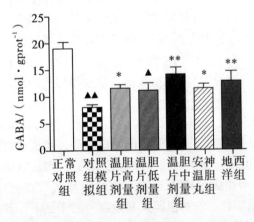

图1 高架十字迷宫大鼠大脑组织 GABA 含量示意图

注：与正常对照组比较，▲$P < 0.05$，▲▲$P < 0.01$；
与模型对照组比较，$*P < 0.05$，$**P < 0.01$。

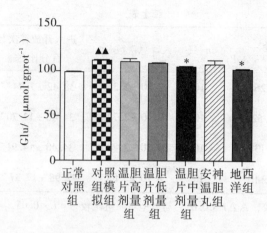

图2 高架十字迷宫大鼠大脑组织 Glu 含量示意图

注：与正常对照组比较，▲$P < 0.05$，▲▲$P < 0.01$；
与模型对照组比较，＊$P < 0.05$，＊＊$P < 0.01$。

3 讨 论

本实验阳性药采用安神温胆丸和地西泮进行对照观察，安神温胆丸是全中药制剂，有和胃化痰、安神定志的功效，临床上用于心胆虚怯，心悸不安，虚烦不寐，在临床上对失眠和心悸不安有较好疗效。选择安神温胆丸作为阳性对照药，是鉴于它有较好的临床疗效，其药物组成和功效与温胆片相似，两者有较高的可比性。地西泮是苯二氮䓬类药物，为中枢神经系统抑制剂，主要用于治疗焦虑，镇静催眠，还可用于抗癫痫和抗惊厥。地西泮在抗焦虑方面应用广泛，有见效快、疗效确切的特点，故本实验选取该两种药物进行对照观察。

EPM 是一种能有效评价大鼠焦虑状态的动物模型，作为非条件反射模型，它利用动物对新异环境的探究特性和对高悬敞开臂的恐惧心理，形成动物的矛盾行为，以进入开放臂次数的百分数（OE%）和在开放臂停留时间的百分数（OT%）反映动物的焦虑状态。[3] 本实验显示，模型组大鼠进入开放臂的时间及次数百分比明显少于正常对照组，说明造模成功；在温胆片、安神温胆丸和地西泮的干预下，各组均明显增加了大鼠进入开放臂的时间及次数百分比，说明温胆片和阳性对照药安神温胆丸和地西泮有着相似的药效，可显著改善 EPM 模型大鼠的焦虑症状。神经递质在中枢神经系统中起到传递信息的作用，脑内神经递质可分为 4 类：单胺类、氨基酸类、肽类和其他类。前期实验研究[4]表明，温胆片可通过降低大鼠脑内单胺类神经递质 5 - 羟色胺（5 - HT）、去甲肾上腺素（NE）和多巴胺（DA）的含量而起到抗焦虑作用。本实验是选取氨基酸类神经递质 GABA、Glu 为研究指标对温胆片干预神经递质做进一步的研究。埃姆里克（Emrich）等[5]在 1980 年首次发现了 GABA 在神经性疾病中的重要作用，GABA 是人体中枢神经系统中重要的抑制性神经递质，大脑中 GABA 水平下降会导致抑郁、紧张、焦虑、失眠等神经系统症状，增强 GABA 能的活性能有效地治疗焦虑症。[6] Glu 是兴奋性神经递质，与多巴胺系统相互作用，调节脑内神经活动的兴奋性状态和抑制状态的平衡，研究发现神经中枢的谷氨酸系统过度兴奋可诱发焦虑症状。[7] GABA 和 Glu 是脑内重要的氨基酸递质，其含量水平是评定脑神经元兴奋或抑制指标之一。神经网络存在着微妙的兴奋与抑制平衡，神经递质通过神经分泌网路的精细调节来维持稳态平衡，如稳态失衡，就可能产生焦虑、抑郁等精神疾病。[8]

本实验显示，与正常对照组比较，模型组大鼠脑组织中 GABA 含量下降，使神经元的兴奋控制失常，导致焦虑症的发病。温胆片低、高剂量组可升高 GABA 的含量，高剂量组同时可降低 Glu 含量发挥其抗焦虑作用。说明温胆片可能通过提升抑制性神经递质含量，来调节兴奋和抑制的动态平衡从而起到抗焦虑作用，其作用效果与地西泮相似。

本文原载《中药新药与临床药理》，2015，26（5）：631－635，有删改.

[参考文献]

[1] 刘小河. 温胆片治疗焦虑症的临床运用和实验研究 [D]. 广州：广州中医药大学，2012.

[2] 王文秀. 温胆片治疗广泛性焦虑症（痰热内扰证）临床疗效观察 [D]. 广州：广州中医药大学，2012.

[3] 李宁，唐启盛，赵瑞珍，等. 慢性焦虑应激大鼠行为学的变化及高架十字迷宫的测评 [J]. 中华中医药学刊，2010，28（4）：711－713.

[4] 刘小河，杨忠奇，冼绍祥，等. 温胆片对焦虑模型大鼠行为学和单胺类神经递质的影响 [J]. 广州中医药大学学报，2012，29（6）：674－678.

[5] EMRICH H M, ZERSSEN D, KUSSLING W, et al. Effect of sodium valproate on mania：the GABA － hypothesis of affective disorders [J]. Arch Psychiatr Nervenkr, 1980, 229（1）：1－16.

[6] DUZZIONI M, CALIXTO A V, DUARTE F S, et al. Modulation of anxiety in rats evaluated in the elevated T-maze：evidence of the relationship between substance P and diazepam [J]. Behavioural Brain Research, 2008, 187（1）：140－145.

[7] CORTESE B M, PHAN K L. The role of glutamate in anxiety and related disorders [J]. CNS Spectr, 2005, 10（10）：820－830.

[8] 秦晋之. 蜘蛛香环烯醚萜类成分抗焦虑药效及作用机制研究 [D]. 成都：西南交通大学，2009.

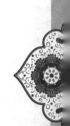

补肾活血方动员急性心肌梗死大鼠骨髓干细胞的研究

童晓云　杨忠奇　冼绍祥　赵立诚

急性心肌梗死后，少量骨髓干细胞能自行迁移到心肌损伤部位，在局部微环境下定向增殖分化修复组织，参与坏死心肌组织的再生，但这种生理性反应不能完全修复大量坏死组织。使用干细胞动员剂如粒细胞集落刺激因子（G－CSF）能有效动员骨髓造血干细胞，从而大幅度提高外周血骨髓干细胞水平，有可能达到治疗心肌梗死的目的。补肾活血法是治疗缺血性心血管疾病的重要方法，我们在临床观察到自拟的补肾活血方对急性心肌梗死患者具有较好的临床疗效。本研究着重比较不同剂量补肾活血方与G－CSF对急性心梗大鼠外周血 CD34$^+$细胞的动员作用，观察动员的骨髓干细胞对坏死的心肌组织的修复作用，进而初步探讨其作用机制。

1　材料与方法

1.1　实验动物

健康成年雄性 Wistar 大鼠 150 只，体重（200 ± 20）g，购自广州中医药大学动物实验中心（实验动物质量合格证号为 0014709、0014723、0014938，动物实验设施证明编号为 0010472）。

1.2　主要试剂

基因重组人粒细胞集落刺激因子（rhg－CSF，商品名：津恤力）购自山东格兰百克公司；兔抗大鼠 CD34$^+$IgG 型单克隆抗体和 SABC 试剂盒由博士德生物工程公司生产；CD34$^+$－F1TC 抗体购自 Santa Cruz 公司；CD45$^+$－PE 抗体购自 Biolegend 公司；溶血素购自深圳晶美。

1.3　药物制备

补肾活血方（熟地、当归、菟丝子、丹参、补骨脂、鸡血藤、川芎和益母草）由广州中医药大学第一附属医院中药房鉴定为正品；熟地、当归、菟丝子、丹参、补骨脂、鸡血藤、川芎和益母草剂量比例为 1.5:1:1.5:1.5:1.5:1.5:1:1，由广州中医药大学第一附属医院制剂室制备。制剂方法：清水冲洗，然后用清水浸泡 2 h，常规煎煮 3 次，每次 40 min，合并 3 次滤液，3 000 r/min 离心 10 min，取上液，60 ℃水浴浓缩，低剂量组每毫升含生药 1 g，高剂量组每毫升含生药 3 g，4 ℃保存。

1.4　主要设备

小动物呼吸机 TKR－200C 型，江西省特力麻醉呼吸设备有限公司生产；流式细胞仪 ALTRA 型，美国 COULTE 公司生产；BI – 2000 图像分析系统为成都泰盟科技有限公司生产，均由广州中医药大学第一附属医院提供。

1.5　动物分组与处理

将建立急性缺血模型存活后的所有大鼠编号（150 只大鼠成功造模并存活至实验结束共 96 只）并随机分为 4 个组：空白组、基因重组人粒细胞集落刺激因子（rhG – CSF）组、补肾活血方（简称 BS）低剂量组与 BS 高剂量组，每组 24 只。造模成功后 3 h，空白组灌蒸馏水 3 mL/d，共 5 天，并给予生理盐水皮下注射 5 天；rhG – CSF 组大鼠灌蒸馏水 3 mL/d，共 5 天，rhG – CSF 皮下注射 5 天；BS 低剂量组灌补肾活血方低浓度 3 mL/d，共 5 天，生理盐水皮下注射 5 天；补肾活血方高剂量组灌补肾活血方高浓度 3 mL/d，共 5 天，生理盐水皮下注射 5 天。造模后 1 天和 5 天每组各处死大鼠 8 只，2 周后处死所有大鼠。

1.6　大鼠心肌梗死模型制备

采用结扎大鼠左冠状动脉前降支造成心肌梗死模型。大鼠用 10% 水合氯醛腹腔注射麻醉后（3 mL/kg）经口腔气管插管，接呼吸机，在第三、四肋间沿下位肋骨上缘切开肋间肌打开胸腔，在左心耳与肺动脉圆锥之间平左心耳下缘缝扎左前降支近端，缝扎后可见左室前壁及心尖部颜色变暗、搏动减弱，立即关胸，依次缝合肌肉层和皮肤。术后肌注青霉素 3 天以预防感染。

1.7　检测指标与测定方法

1.7.1　心脏内取血检测外周血 CD34+ 细胞　采用流式细胞仪 ISHAGE 法。取试管加入 5 μL CD45+ – PE 抗体（Biolegend 公司）及 10 μL CD34+ – F1TC 抗体（Santa Cruz 公司），阴性对照加入 5 μL CD45+ – PE 抗体及 10 μL IgG – F1TC，每管内加入 100 mL 枸橼酸钠（EDTA）抗凝全血，混匀后暗箱孵育 30 min。每管加入 2 mL 溶血素（深圳晶美公司）充分混匀。室温下避光孵育 10 min。加入 2 mL 磷酸盐缓冲液（PBS），1 000 r/min 离心 5 min。弃上清液。加入 0.5 mL 的 PBS 混匀，上流式细胞仪（美国 COULTE 公司；ALTRA）分析。

1.7.2　心脏病理切片　在复制大鼠心肌梗死模型后 1 天、5 天和 14 天后分别各处死大鼠 8 只，取出心脏，在左心室游离壁正中沿心脏长轴切成两半，以 10% 甲醛固定，乙醇脱水，石蜡包埋。分别做 HE 染色观察病理变化和免疫组织化学检测心肌 CD34+ 细胞。免疫组织化学染色采用 SABC 法，按试剂盒说明书进行。两组均设阴性对照，以 0.01 mol/L PBS 代替兔抗大鼠 CD34+ 单克隆抗体。

1.7.3　比较不同组间血管密度　每个切片在心肌梗死区及周围任取 3 个视野（400 ×）计数血管数目，累计后取平均值作为每个视野血管密度值。

1.8　统计分析

用 SAS 软件进行 t 检验，数据以 $\bar{x} \pm s$ 表示。

2　结　果

2.1　各组外周血 CD34$^+$细胞比例

如表1所示，急性心肌梗死1天后测各组间的 CD34$^+$细胞比例无明显差异（$P > 0.05$）。5天后各组测值较1天时均明显升高（$P < 0.01$），与空白组心肌梗死5天后测值比较，BS 高剂量组与 rhG – CSF 组呈显著增高（$P < 0.01$）；BS 高剂量组心肌梗死5天后测值虽略低于 rhG – CSF 组测值，但两组间比较无显著性差异（$P = 0.59$，$P > 0.05$）；造模5天后 BS 低剂量组与空白组比较亦具有显著差异（$P < 0.05$）。2周后空白组、rhG – CSF 组及 BS 低剂量组测值基本恢复至动员前水平，BS 高剂量组测值虽有下降，但仍维持在较高水平，与其余3组相比具有显著差异（$P < 0.01$）。

表1　各组外周血 CD34$^+$阳性细胞比例（$\bar{x} \pm s$）

组别	1天（$n = 8$）	5天（$n = 8$）	14天（$n = 8$）
空白组	0.44 ± 0.15	$1.13 \pm 0.25^{\triangle}$	0.57 ± 0.15
rhG – CSF 组	0.59 ± 0.14	$3.31 \pm 0.87^{**\triangle}$	0.89 ± 0.29
BS 低剂量组	0.53 ± 0.15	$1.77 \pm 0.46^{*\triangle}$	0.74 ± 0.25
BS 高剂量组	0.55 ± 0.19	$2.49 \pm 0.62^{**\triangle}$	$1.91 \pm 0.34^{\blacktriangle}$

注：与造模1天后同组间测值比较，$^{\triangle}P < 0.01$；与造模5天后空白组测值比较，$*P < 0.05$，$**P < 0.01$；与造模14天后 CSF 组测值比较，$^{\blacktriangle}P < 0.01$。

2.2　各组心肌组织的病理学变化

造模后1天：各组梗死灶周围均可见较多充血、出血，rhG – CSF 组与 BS 低剂量组、BS 高剂量组梗死灶可见少数单个核细胞浸润（见图1），免疫组化检测呈 CD34$^+$；而空白组心肌梗死灶浸润的炎症细胞以中性粒细胞为主，未见 CD34$^+$单个核细胞浸润。

造模后5天：rhG – CSF 组与 BS 低剂量组、BS 高剂量组梗死灶可见较多单个核细胞浸润（见图2），免疫组化检测呈 CD34$^+$，梗死灶周围可见少量 CD34$^+$心肌细胞样细胞，其胞核较大而圆，位于细胞中央，胞浆少而深染，梗死灶周围可见大量新生小血管。NS 组梗死灶见少数新生血管及较多纤维母细胞增生。梗死灶周围可见少数 CD34$^+$单个核细胞生长。

造模后14天：rhG – CSF 组与 BS 低剂量组、BS 高剂量组瘢痕面积明显少于空白组，梗死灶可见较多单个核细胞浸润，免疫组化检测呈 CD34$^+$，并见较多 CD34$^+$心肌细胞样细胞，梗死灶周围可见大量新生小血管（见图3）。空白组可见较大片心肌瘢痕组织，呈散在片状分布，心肌组织排列有序的基本结构被破坏，瘢痕化（见图4）。

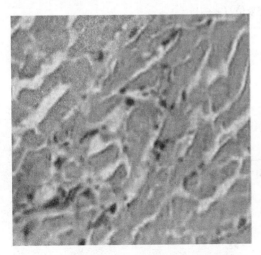

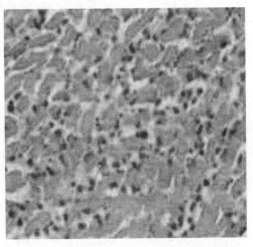

图1　各动员组（BS 低剂量、BS 高剂量、rhG－CSF）造模后 1 天，梗死灶可见少数单个核细胞浸润（HE 染色 400×）

图2　各动员组（BS 低剂量、BS 高剂量、rhG－CSF）造模后 5 天，梗死灶可见较多单个核细胞浸润（HE 染色 400×）

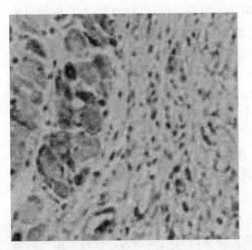

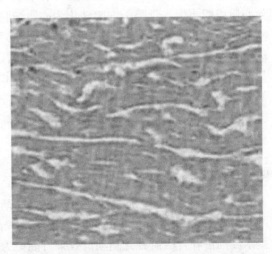

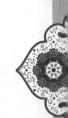

图3　各动员组（BS 低剂量、BS 高剂量、rhG－CSF）造模后 14 天，梗死灶可见 CD34$^+$ 单个核细胞浸润，梗死灶周围可见 CD34$^+$ 心肌细胞样细胞生长，可见新生小血管（免疫组化染色 400×）

图4　空白组造模后 14 天，可见较大片心肌疤痕组织，呈散在片状分布（HE 染色 400×）

2.3　各组血管密度检测

如表 2 所示，急性心肌梗死 5 天及 14 天后，各组心肌梗死区血管密度值较造模 1 天后均明显增高（$P < 0.01$），其中 rhG－CSF 组与 BS 低剂量组、BS 高剂量组心肌梗死区血管密度均明显高于空白组（$P < 0.01$）。

表2 各组血管密度值 ($\bar{x} \pm s$)

组别	1 天 ($n=8$)	5 天 ($n=8$)	14 天 ($n=8$)
空白组	3.17 ± 0.92	$7.90 \pm 1.77^{\triangle}$	9.82 ± 1.23
rhG – CSF 组	3.38 ± 1.31	$18.73 \pm 4.12^{*\triangle}$	$19.78 \pm 3.95^{\blacktriangle}$
BS 低剂量组	3.66 ± 1.14	$13.60 \pm 2.96^{*\triangle}$	$15.74 \pm 2.72^{\blacktriangle}$
BS 高剂量组	4.15 ± 1.36	$15.80 \pm 6.25^{*\triangle}$	$18.24 \pm 4.17^{\blacktriangle}$

注：与造模 1 天后同组比较，$\triangle P < 0.01$；与造模 5 天后空白组比较，$* P < 0.05$；与造模 14 天后空白组比较，$\blacktriangle P < 0.01$。

3 讨　论

目前多项研究证明骨髓干细胞有向缺血组织归巢的特征，心肌梗死后骨髓干细胞能自行迁移到心肌损伤部位，在心脏环境中横向分化为心肌细胞、血管内皮细胞，参与坏死心肌组织再生。骨髓干细胞转化为心肌细胞取决于组织损伤环境的存在和足够数量的干细胞。[1-3]因此，"归巢"时间窗内，足够数量和活力的骨髓干细胞至关重要。使用动员剂动员后，外周血干/祖细胞可能较正常数量增高数十倍，增殖分化能力明显增强，从而有可能修复再生梗死心肌组织。rhG – CSF 是骨髓干细胞强有力的动员剂，Orlic 等[1]对急性心肌梗死小鼠应用干细胞因子（SCF）和 rhG – CSF 动员外周血干细胞，3 天后测观察组外周血干细胞明显提高，且有新生心肌细胞和血管，心功能及生存率均明显优于对照组。

本研究通过测定急性心肌梗死大鼠外周血 CD34$^+$细胞数以观察骨髓干细胞动员情况。急性心肌梗死 5 天后 rhG – CSF 组、BS 高剂量组及 BS 低剂量组的 CD34$^+$细胞均明显升高，且前二者间无显著性差异，可见高剂量补肾活血方可能具有与 rhG – CSF 相似的动员效果；2 周后除 BS 高剂量组仍维持较高水平外，其余各组 CD34$^+$值明显降低，提示高剂量补肾活血方骨髓动员效果可能更为持久。本研究结果表明，补肾活血中药也许能加强心肌梗死后骨髓干细胞的增殖能力，促进骨髓干细胞进入外周血液，使外周血 CD34$^+$细胞数量增加。

本研究的病理切片中，造模 5 天后 rhG – CSF 组与不同剂量补肾活血方组大鼠心梗区均可见大量 CD34$^+$单个核细胞浸润，空白组梗死灶周围亦可见少数 CD34$^+$单个核细胞生长，考虑可能是心肌梗死发生后，骨髓来源的干细胞迁移入缺血心肌。此外，rhG – CSF 组与不同剂量补肾活血方组的病理切片还可见到与浸润的单个核细胞的胞核相似，但较大而圆，位于细胞中央，胞浆少而深染的细胞，其免疫组化检测 CD34$^+$细胞也呈阳性，推测可能是浸润的骨髓干细胞正向心肌细胞分化的早期，故形态幼稚。梗死灶周围可见大量新生血管，心肌梗死区血管密度明显高于空白对照组，推测其原因，可能是由于骨髓干细胞中含有造血干细胞（HSC）、间充质干细胞（MSC）及内皮前体细胞等多种成分，在 rhG – CSF 或补肾活血方作用下，同时也动员了内皮前体细胞，从而可能进一步向血管内皮细胞分化。心肌细胞样细胞、血管内皮细胞等作用的修复可能造成 rhG – CSF 组与 BS 低剂量组、BS 高剂量组 2 周后瘢痕组织少于 NS 组的原因。

由于目前有研究者对干细胞能否在心脏内分化为心肌细胞提出质疑，如默里（Murry）等[4]和鲍尔萨姆（Balsam）等[5]发现接受特异性标记造血干细胞注射的小鼠都没有心肌细胞生成。尼格伦（Nygren）等[6]则发现，内源的干细胞与心肌梗死区边缘的正常心肌细胞发生了细胞融合，而不是转化为心肌细胞，因此，我们在研究中发现的这种分化早期、形态幼稚的心肌细胞样细胞，究竟是骨髓干细胞归巢后横向分化而来，还是在 rhG – CSF 或补肾活血方直接作用下所致，或者是归巢的干细胞与宿主心肌细胞发生融合，尚有待进一步观察研究。

中医学很早就认识到肾与骨髓及血液生成关系密切。《黄帝内经》曰："肾藏精，主骨生髓"；"骨者，髓之府"；"髓者，骨之充也"。精血同源，肾精不仅可化生为肾气，也能化生为血液，故补肾益精中药可有生髓化血作用。根据该理论开展中医药对骨髓干细胞生物学的研究由来已久，大量实验研究及临床研究均证实补肾活血中药具有增强骨髓干细胞增殖的作用。

中医学认为，心肾之间关系密切，肾为五脏六腑之本，心肾同属少阴。在生理状况下，心肾相交，水火相济。心的诸般功能有赖于肾气温煦与滋养，肾精亏耗，命门火衰则心脉失养，心失温煦，心阳不振，血脉失于温运，痹阻不畅，发为心痛，故补肾固本、活血通络是治疗冠心病不容忽视的重要方法。

目前已有不少实验研究报道中药单体或复方可干预骨髓干细胞向心肌细胞或血管内皮细胞的分化。如汪朝晖等[7]发现，人参总皂苷可体外诱导大鼠 MSCs 分化为心肌样细胞。韩丽华等[8]发现益气活血方能够促进心肌梗死后大鼠缺血心肌局部血管新生。杨庆有等[9]发现益气温阳活血方对心肌梗死模型大鼠具有良好的动员骨髓干细胞作用。曾意荣等[10]研究发现补肾活血中药含药血清能促进对大鼠 MSCs 在体外增殖。王宁元等[11]发现人参皂苷 Rg1 通过刺激心肌局部组织分泌 rhG – CSF 可诱导骨髓细胞游走至心肌组织进而向血管内皮细胞分化，但对补肾活血中药动员骨髓干细胞的研究尚未见报道。

本研究表明，急性心肌梗死后可出现骨髓干细胞的自发动员作用。不同剂量的补肾活血方均有可能通过加强骨髓干细胞的增殖能力，促进骨髓干细胞进入外周血液，致外周血 CD34$^+$ 细胞数量增加，并有可能流入心肌梗死的部位，进而分化为心肌细胞与血管内皮细胞等，从而起到修复治疗心肌梗死的作用。较之 rhG – CSF，补肾活血中药疗效确定，作用持久，可能有较好的临床应用前景，其确切机理有待进一步探讨。

本文原载《中国中医基础医学杂志》，2008，14（8）：588 –591，有删改.

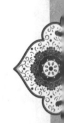

[参考文献]

[1] ORLIC D, KAJSTURA J, CHIMENTI S, et al. Mobilized bone marrow cells repair the infarcted heart, improving function and survival [J]. Proceedings of the National Academy of Sciences of the United States of America, 2001, 98 (18): 10 344 – 10 349.

[2] FUCHS S, BARROUR R, ZHOU Y F, et al. Transendocardial delivery of autologous bone marrow enhances collateral perfusion and regional function in pigs with chronic experimental myocardial ischemia [J]. Journal of the American College of Cardiology, 2001, 37 (6): 1 726 – 1 732.

[3] KOBAYASHI T, HAMANO K, LI T S, et al. Enhancement of angiogenesis by the implantation of self bone marrow cells in a rat ischemic heart model [J]. Journal of Surgical Research, 2000, 89 (2): 189 – 195.

[4] MURRY C E, SOOMPAA M H, REINECKE H, et al. Haematopoietic stem cells do not transdifferentiate into cardiac myocytes in myocardial infarcts [J]. Nature, 2004, 428 (6983): 664 – 668.

[5] BALSAM L B, WAGERS A J, CHRISTENSEN J L, et al. Haematopoietic stem cells adopt mature haematopoietic fates in ischaemic myocardium [J]. Nature, 2004, 428 (6983): 668 – 673.

[6] NYGREN J M, JOVINGE S, BREITBACH M, et al. Bone marrow-derived hematopoietic cells generate cardiomyocytes at a low frequency through cell fusion, but not transdifferentiation [J]. Nature Medicine, 2004, 10 (5): 494 – 501.

[7] 汪朝晖, 冼绍祥, 杨忠奇, 等. 人参总皂甙诱导骨髓间充质干细胞分化为心肌样细胞的实验研究 [J]. 广州中医药大学学报, 2006, 23 (2): 100 – 103.

[8] 韩丽华, 王振涛, 索红亮, 等. 益气活血方促心梗后大鼠缺血心肌血管新生及对 bFGF 影响的研究 [J]. 四川中医, 2006, 24 (8): 16 – 18.

[9] 杨庆有, 陆曙, 龚少愚, 等. 益气温阳活血方对心肌梗死模型大鼠骨髓干细胞的动员作用和左室重构的影响 [J]. 中国中医药信息杂志, 2007, 14 (3): 24 – 25.

[10] 曾意荣, 樊粤光, 刘红, 等. 补肾活血中药对大鼠骨髓间充质干细胞体外增殖的影响 [J]. 中国组织工程研究, 2008, 12 (8): 1 581 – 1 585.

[11] 王宁元, 吕传江, 陈学海, 等. 人参皂甙 Rg1 诱导骨髓干细胞游走分化促进家兔心肌梗死后心肌血管内皮细胞再生的研究 [J]. 中国中西医结合杂志, 2005, 25 (10): 916 – 919.

补肾活血化痰法对自发性高血压
大鼠左心室纤维化的影响

王 琼 冼绍祥 杨忠奇 吕冰清 周 政 段 骄 唐雅琴

高血压左心室纤维化是由高血压发展为心血管风险事件如猝死、心肌梗死、心力衰竭等的关键过程，高血压心脏病每年上升幅度为 2.08%。高血压左心室纤维化机制错综复杂，与肾素—血管紧张素—醛固酮系统、细胞凋亡、细胞外基质降解失调等相关。[1] 近年来转化生长因子 TGF – β1 通路在高血压左心室重构中的作用越来越凸显[2,3]，TGF – β 是一种多功能蛋白质，可以影响多种细胞的生长与分化，促进细胞肥厚、细胞外基质沉积、纤维化，在心肌细胞[4,5]、成纤维细胞[6] 中表达和调控。在小鼠主动脉缩窄心肌肥厚模型中，心肌 TGF – β1 及下游分子 Smads 的表达较假手术组增高[7]，在血管紧张素 Ⅱ 诱导的 Smad 3 基因敲除小鼠和野生型小鼠致心肌肥大模型中，两种小鼠都表现出血压升高，而 Smad 3 基因敲除小鼠并未表现出心肌纤维化，TGF – β1 水平也并未上调[8]，提示 Smad 3 在高血压性心室重构过程中发挥了重要的作用。研究表明，补肝肾、调痰瘀法[9,10] 可改善自发性高血压大鼠心血管重构过程。本研究探讨了补肾活血化痰法可否通过抑制 TGF – β1 经典通路中 Smad 3 的表达延缓自发性高血压大鼠左心室重构过程，现报道如下。

1   材料与方法

1.1   实验动物

20 只 12 周龄自发性高血压大鼠（SHR）和 10 只正常血压大鼠（WKY 大鼠），雄性，无特定病原体（SPF）级，购自北京维通利华公司 ［合格证号：SCXK（京），2012 – 0001］。

1.2   药物与试剂

补肾活血化痰中药主要由菟丝子、牛膝、莱菔子等组成。根据 2010 年版《药理实验方法学》中介绍的方法，等效剂量人鼠换算 = （总生药量/70 kg）×0.018，计算得出中药剂量为 10.35 g/kg。聚合酶链反应（PCR）引物由广州威佳生物科技公司合成；兔抗 Smad 3 抗体为美国 ABCOM 公司产品（批号：ab52903）。

1.3   动物分组及给药

根据 Stata 12.0 软件生成随机数字，将 20 只自发性高血压大鼠随机分为 10 只模型组及 10 只中药组，并选取 10 只 WKY 大鼠作为正常对照组。3 组大鼠给予同体积中药灌胃，每日 1 次，并根据动物体重调整给药剂量。

1.4 动物取材

干预 12 周后，应用 100 mg/L 水合氯醛麻醉动物（按照体质量 100 g 给予 0.3 mL，计算水合氯醛剂量），然后开胸，迅速取出大鼠的心脏，蒸馏水洗净，滤纸吸干，沿房室沟剪去左右心房，剪去主动脉、肺动脉，沿着室间隔剪去右心室，剩下为左心室。从左心室中间部位分别取 3 小块组织，其中 2 块置液氮中，再转移至 −80℃ 冰箱中保存备用，1 块置于体积分数 10% 中性福尔马林固定液中。

1.5 Masson 染色

取福尔马林溶液固定组织，常规包埋，石蜡切片，厚度约为 3 μm，脱蜡漂洗，苏木素染液 5～10 min，Masson 复合染色液 5～10 min，苯胺蓝液复染 5 min，体积分数 1% 冰醋酸水处理 1 min，体积分数 95% 酒精脱水多次，封片。

1.6 逆转录—聚合酶链反应（RT – PCR）法检测 Smad 3 mRNA 表达

取 −80℃ 冰箱保存的大鼠心肌组织 100 mg，按照 Trizol 试剂说明书提取心肌组织总 RNA，计算 RNA 的提取总量。逆转录反应后进行 PCR 扩增。各基因 PCR 扩增的引物序列见表 1。采用 Glite 900BW 凝胶成像系统测出 Smad 3 的表达强度，以 β – actin 为内参对照。

表 1　基因 PCR 扩增的特异性引物序列

基因名称	序列（5'–3'）	扩增长度
Smad 3	Forward primer：TAACTTCCCCGCTGGCATT	102
	Reverse primer：TGCTTCATCTGGTGGTCGCTA	
β – actin	Forward primer：TGTGCCCATCTATGAGGGTTAC	150
	Reverse primer：ATGTCACGCACGATTTCCCT	

1.7 免疫印迹试验（Western blot）法检测 Smad 3 蛋白表达

取心室组织剪碎，提取心肌组织总蛋白，BCA 蛋白浓度检测试剂盒测蛋白浓度，经电泳后，转移至聚偏二氟乙烯（PVDF）膜上，脱脂牛奶封闭液中室温下封闭30 min，加已稀释好的兔抗 Smad 3 4℃过夜；TBST 缓冲液洗膜 3 次后加羊抗兔二抗，37℃反应 1 h，洗膜。采用增强化学发光法（ECL）试剂盒显影曝光，对特异陡条带进行半定量分析。同时使用甘油醛 – 3 – 磷酸脱氢酶（GAPDH）的蛋白含量作为内参对照。

1.8 统计方法

采用 Stata 12.0 软件进行统计学分析，计量资料采用方差分析，多样本均数间的两两比较采用 LSD – t，以 $P < 0.05$ 为差异有统计学意义。

2　结　果

2.1 各组大鼠左心室心肌组织纤维化水平比较

如图 1 结果显示：采用 Masson 染色法检测各组大鼠心肌组织纤维化情况，图中蓝色表示左心室心肌纤维化水平，模型组蓝色部分明显增多，纤维化水平明显高于正常对照组，中药组纤维化部分少于模型组。

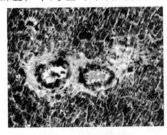 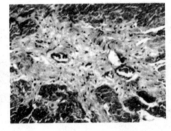 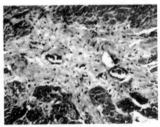

a. 正常对照组　　　　　　　　b. 模型组　　　　　　　　c. 中药组

图1　各组大鼠左心室心肌病理形态比较（Masson 染色，200×）

2.2　各组大鼠左心室心肌组织 Smad 3 蛋白表达比较

如图2、图3 结果显示：模型组心肌组织中 Smad 3　mRNA 与蛋白水平明显升高，与正常对照组比较，差异有统计学意义（$P < 0.05$）；中药组心肌组织中 Smad 3　mRNA 与蛋白水平明显降低，与模型组比较，差异有统计学意义（$P < 0.05$）。

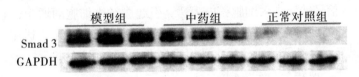

Smad 3

GAPDH

图2　各组大鼠心肌组织 Smad 3 蛋白表达凝胶电泳图

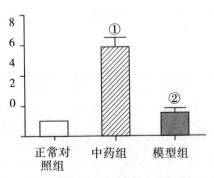 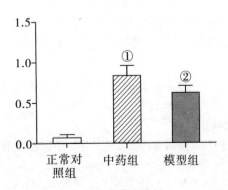

a. Smad 3　mRNA 表达　　　　　　　　b. Smad 3 蛋白表达

图3　各组大鼠心肌组织 Smad 3　mRNA 蛋白表达水平比较

注：与正常对照组比较，①$P < 0.05$；与模型组比较，②$P < 0.05$。

3 讨　论

中医认为"肾为先天之本"，《黄帝内经·素问·上古天真论》说："丈夫……五八肾气衰，发堕齿槁……六八阳气衰竭于上，面焦发鬓斑白……八八天癸竭，精少，肾脏衰，形体皆极。"肾为水脏，主藏精，为阴阳之本，人到一定年龄就会出现肾气不足的现象。现代人生活中或恣食肥甘厚腻、饮酒过多，或过度劳倦，损伤脾胃，水湿内停，聚湿生痰，致痰浊中阻，即所谓"厚味酿痰，或沉溺于酒，皆为酿痰之媒"。高血压病起病缓慢隐匿，病程长，缠绵难愈。清代医家叶天士认为，久发频发之恙，必伤及络，络乃聚血之所，久病必瘀闭，正所谓久病入络，久病入血，终而久病成瘀。故中医理论上提出补肾活血化痰法改善高血压病症状，保护靶器官损害。

自发性高血压大鼠出生后随鼠龄不断升高，6 个月达血压高峰，4 周龄时已经出现心脏质量增加，之后随着血压升高进一步出现心血管并发症，如心肌肥厚、心室纤维化、肾脏损害等，与人类高血压过程相似，是研究高血压发病机制和筛选降压药物及靶器官保护的理想动物模型。TGF－β1 信号通路是高血压心肌纤维化形成的重要机制[11]，其中 Smad 3 是重要的下游分子[12]，在持续高血压刺激下，TGF－β1 激活，进一步偶联 Smad 3 分子[13]，将信号转导进入细胞核内表达，引起成纤维细胞的增生，心肌细胞肥大，基质增生，导致心肌纤维化发生[14]，所以抑制 Smad 3 分子转导表达环节是至关重要的。本研究结果显示：补肾活血化痰中药可抑制 Smad 3 mRNA 和蛋白表达，减轻大鼠左心室心肌纤维化，逆转左心室重构。

传统中药主要通过多靶点作用机制发挥临床治疗效果，本研究只初步探讨了其抗心肌纤维化机制中的一个方面。由于 TGF－β1 信号通路网络错综复杂[15]，TGF－β1 信号通路分为经典 Smad 信号通路和非 Smad 信号通路，我们下一步将继续深入探讨补肾活血化痰中药抗心肌纤维化的其他作用机制。

本文原载《广州中医药大学学报》，2017，34（3）：397－400，有删改.

［参考文献］

［1］陈伟伟，高润霖，刘力生，等. 中国心血管病报告 2013 概要［J］. 中国循环杂志，2014（7）：487.

［2］AIM ENDRAL J L, SHICK V, ROSENDORFF C, et al. Association between transforming growth factor-beta (1) and left ventricular mass and diameter in hypertensive patients［J］. J Am Soc Hypertens, 2010, 4 (3)：135.

［3］KOTABASHI N, DANNER T, ZAIMAN A L, et al. Pivotal role of cardiomyocyte TGF-beta signaling in the murine pathological response to sustained pressure overload［J］. J Clin Invest, 2011, 121 (6)：2 301.

［4］PARKER T G, PACKER S E, SCHNEIDER M D. Peptide growth factors Call provoke "fetal" contractile protein gene expression in rat cardiac myocytes［J］. J Clin Invest, 1990, 85 (2)：507.

［5］ DOBACZEWSKI M, CHEN W, FRANGOGIANNIS N G. Transforming growth factor（TGF）：B signaling in cardiac remodeling［J］. J Mol Cell Cardiol, 2011, 51（4）：600.

［6］ MAUVIEL A. Transforming growth factor-beta：a key mediator of fibrosis［J］. Methods Mol Med, 2005, 117：69.

［7］ ZHOU H, YANG H X, YUAN Y, et al. Paeoniflorin attenuates pressure overload：induced cardiac remodeling via inhibition of TGF beta/Smads and NF－kappaB pathways［J］. J Mol Histol, 2013, 44（3）：357.

［8］ HUANG X R, CHUNG A C, YANG F, et al. Smad 3 mediates cardiac inflammation and fibrosis in angiotensin Ⅱ：induced hypertensive cardiac remodeling［J］. Hypertension, 2010, 55（5）：1165.

［9］ 唐靖一, 胡婉英, 王英杰. 补肾化痰法对老年高血压患者心血管重构的影响［J］. 上海中医药杂志, 2005, 39（8）：10.

［10］ 柳琳. "调肝肾、祛痰瘀" 治法方药逆转 SHR 血管重构的作用机理研究［D］. 广州：广州中医药大学, 2007.

［11］ REDONDO S, SANTOS-GALLEGO C G, TEJERINA T. TGF－beta 1：a novel target for cardiovascular pharmacology［J］. Cytokine Growth Factor Rev, 2007, 18（3－4）：279.

［12］ BUJAK M, FRANGOGIANNIS N G. The role of TGF－beta signaling in myocardial infarction and cardiac remodeling［J］. Cardiovasc Res, 2007, 74（2）：184.

［13］ GRAF K, SCHAEFER-GRAF U M. Is Smad 3 the key to inflammation and fibrosis in hypertensive heart disease［J］. Hypertension, 2010, 55（5）：1 088.

［14］ DOBACZEWSKI M, CHEN W, FRANGOGIANNIS N G. Transforming growth factor（TGF）－beta signaling in cardiac remodeling［J］. J Mol Cell Cardiol, 2011, 51（4）：600.

［15］ FRANGOGIANNIS N G. Targeting the transforming growth factor（TGF）－beta cascade in the remodeling heart：Benefits and perils［J］. J Mol Cell Cardiol, 2014, 76：169.

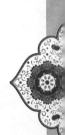

教育管理篇

我们成为国家重点专科专病数
最多的医院之一，靠什么

50多年来，广州中医药大学附属第一医院坚持中医特色，倡导中西医结合，不断挖掘传承岭南中医学术、古方精髓，创新发展中医药文化精华，医疗、教学、科研齐头并进，努力打造"名医、名科、名院"，现已发展成为全国中医技术力量最雄厚的中医医院之一。

1 医院概况

广州中医药大学第一附属医院创建于1964年，是一所集医疗、教学、科研、康复、预防和保健于一体的大型综合性中医医院。我们医院有3块牌子——广州中医药大学第一附属医院、广州中医药大学第一临床医学院、广东省中医临床研究院，3块牌子是一套人马。我们的专家是医疗、教学、科研三位一体的。从临床医学院的角度来讲，我们医院是全国4所最早成立的中医药大学的临床医学院之一。

我们医院在1993年成为全国首批三级甲等中医医院和全国示范中医医院；1994年因无偿救治身患双侧股骨头坏死的好军嫂韩素云而饮誉全国，受到江泽民等领导同志的赞扬和社会的好评；2008年升格为副厅级的事业单位；2009年被广东省人民政府授予广东省中医名院称号；2015年获批组建广东省中医临床研究院；2015年获批成立广州中医药大学岭南医学研究中心；2016年获批成为广东省中医临床研究基地。

1.1 医院规模

我们医院占地面积5万多平方米，建筑面积超过20多万平方米，编制床位是2 200张，开设4个门诊部，全院职工2 600多人。

1.2 人才队伍

在人才队伍建设方面，我们拥有我国首届国医大师邓铁涛教授，以及著名中医、中西医结合专家欧明、王建华教授等为代表的一批全国知名专家。拥有16位全国老中医药专家学术经验继承指导老师，27位广东省名中医，40位广东省中医药专家学术经验继承指导老师，高级职称的专家有500多人。医院最大的优势是在学校的旁边，我们是学校最早的临床医学院，拥有大学的众多资源，这成就了广州中医药大学第一附属医院的底蕴和优势。

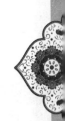

1.3 医疗业务

近年来医院门诊量平均每年超过300万人次，住院病人超过5万人次，平均住院日9.49天，病床使用率约96%。

1.4 培训基地

我们院从2010年开始在全国中医系统率先建立起中医专科医师的培训基地，后来才开始有国家培训基地建设的要求，将住院规培和专科医师的培训有机结合起来。整个项目，由我们自己投资建设，包括教材的编写、整个管理体系的建立、管理方法的具体落实，每年招收一批专科医师进行培训。

我们院是中华医学会麻醉学分会气道管理培训基地，这个培训基地面向全国招收中医院和西医院的专家。另外，我们院也是广州唯一一家全国区域神经阻滞的培训基地，全国胸腔镜心脏手术培训基地——是中国医师协会指定的三家全国培训基地之一。另外，我们院是国家第一批膏方人员的培训机构，中国健康促进基金会骨病防治基地，是省的血液透析培训基地，是广东省基层常见病多发病中医适宜技术的省级推广基地，是全国中医药文化宣传教育基地，广东省中医医院的中医药文化建设培训基地。

1.5 专科建设

我院是国家重点专科专病数量最多的医院之一，具体有：

（1）国家临床重点专科7个：内分泌科、脾胃病科、肿瘤科、耳鼻喉科、骨伤科、妇科和临床药学。

（2）国家中医药管理局的重点专科14个：骨伤科、针灸科、肿瘤科、耳鼻喉科、妇科、内分泌科、心血管病科、急诊科、脾胃病科、脑病科、风湿病科、重症医学科、护理学、临床药学。

（3）另外，我们有广东省临床重点专科3个，这是西医的专科。中医院不单要在中医行业里立足，西医方面，我们有机会时也要参与。对于中医院而言，第一个定位是医院，第二个定位是中医院，第三个定位是具有鲜明中医药特色的中医院，所以，我们应该要把中医做得很好，西医的也应该要争取。

（4）还有省级重点专科28个，中医药强省项目中医临床重点专科8个，广东省中医名科5个，包括中医运动康复科，在广东省范围内我们是第一个拿这样牌子的医院。

（5）急诊方面，我院急诊科是最早加入广州市"120"急救指挥中心的中医医院。急救出车范围50平方千米，医院的急诊量非常大，经常一天的量超过1 000人次，年急诊病人数超过20万人次。

（6）心血管专科，由国医大师邓铁涛教授和全国著名中西医结合专家欧明教授于1964年创建。现任学科带头人为冼绍祥教授。心血管专科是美国心脏病学会专业优秀示范中心；广东省首批具备心导管介入资质单位；针对广东地区冠心病、高血压等常见病多发病，研制出具有中医特色的院内制剂10余种；开展了冠心病介入诊疗、起搏器植入和射频消融技术等诊疗项目。

（7）骨伤科由岭南骨伤科宗师、国家名老中医何竹林和蔡荣创建，1988 年著名中西医结合股骨头坏死专家袁浩教授创立髋关节病专科。现任学科带头人为何伟教授。骨科也是全国骨病的专病专科。该专科患者来自全国各地及海外，是国内诊治髋关节病最多、治疗手段最丰富的专科之一。1994 年采用独创的中西医结合保髋方法，无偿救治身患双侧股骨头坏死的好军嫂韩素云获得成功，延后关节置换 20 年。

（8）以调经、助孕、安胎为主要特色的国家临床重点专科——中医妇科，由我国中医妇科泰斗罗元恺创建。现为全国中医妇科主任委员单位。现任学科带头人为罗老的女儿罗颂平教授。中医的妇科有一个很大的特点，学科建设、专科建设、课程建设、教学团队建设等方面均进入了国家级的行列。

（9）以提高生存质量与生存期为主要目标的国家临床重点专科——肿瘤科，由全国著名中医肿瘤专家周岱翰教授创建于 1987 年。现任专科带头人为林丽珠教授。周老是全国最早提出"带瘤生存"理念的肿瘤专家，为现代西医同行所接受并写入诊疗指南，我们研发的鹤蟾片是国内第一个治疗肺癌的中成药。

（10）以经方治疗糖尿病并发症的国家临床重点专科——内分泌科（糖尿病专科），是全国重点专科，由全国著名伤寒学家熊曼琪教授创建，为全国中医防治糖尿病协作组组长单位。现任专科负责人是朱章志教授。

广州中医药大学建校 60 周年来经历两次教育部的教学评估，大学两次评估的最大特色是经典回归临床。内分泌专科是我院 3 个经典课程回归临床所设立的重点专科之一。该专科以"用中医经典指导临床实践，在临床实践中发展中医经典"为宗旨，建立 2 型糖尿病、糖尿病合并心脏病、糖尿病周围神经病变的六经症候辨识标准，形成中西医结合优势的糖尿病诊疗常规。

（11）突出中医治疗手段的国家临床重点专科——耳鼻喉科，是中华全国中医药学会耳鼻喉专业委员会主委单位，中医耳鼻喉科博士、硕士学位授权点。现任学科带头人为阮岩教授。该专科在防治耳鸣耳聋、鼻咽癌、变应性鼻炎、鼻窦炎、鼻息肉、鼻出血、慢性咽喉疾病等方面均达到国内先进水平，是多届全国教材的主编单位。

（12）传统与现代交融的全国重点专科——针灸科。现任专科负责人为庄礼兴教授。针灸科的靳瑞教授的靳三针疗法、张家维教授的飞针疗法、杨文辉教授的 CT 定位围针法等特色疗法享誉国内外。

（13）为孕妇提供中西医保驾护航的产科。我们医院在 2009 年开设了产科、新生儿科，成为广州市三甲医院中首家开设产科的中医医院。

（14）一直追踪学科最新进展的——麻醉科。我院麻醉科坚持中西医结合开展专科建设，成为国内少有的横跨中医、西医的三大国家级培训基地之一。麻醉学科也成为具有鲜明中西医结合特色的学科。2015 年开展了日间手术病区，这个病区整合了手术室、复苏室、普通病房形成一体化的医疗单元，既为患者提供了一站式的、优质的、便捷的服务，同时大大降低了住院费用，减轻患者经济负担。

（15）医学实验室质量与能力得到现场评审认可——检验科。我院成为国内通过认可现场评审项目数量最多（154 项），华南地区唯一一家通过骨髓细胞学检验现场评审，中医系统唯一一所通过现场评审"血液流变、AT3、细胞化学染色、淋巴亚群、血红蛋白 A2"等检测项目的医院，具备参与国际或区域间双边、多边合作交流的实验室平台。

2 整合资源提升效能，打造专科拳头产品

我们医院不满足于专科建设的现状，我院的专科有很多，有国家中医药管理局行业最高级别的一系列专科，有省部级的重点专科，专科数量覆盖医院专科数量的约 92%。另外一些新设立的、历史不是很长的专科，我们也把它们纳入到医院专科的建设中。除此之外，我们希望进一步做强专科，在整合资源、提升效能方面以中心建设为出发点，建设了若干个中心，分别成立了急诊中心、骨伤中心、肿瘤中心、妇儿中心、脑病中心、康复中心等 6 个中心。

如我们的妇儿中心，整合了妇科、生殖医学科、产科、儿科、新生儿科、儿科监护等科室。另外，我们也成为全国首批中医诊疗模式创新试点单位。同时，我们正在筹建一个康复护理中心，我们利用北楼腾出旧病房以后，进行了装修改造，用中医的技术和康复医学有机结合，开展以急性期康复、护理为主，辅以中医特色的养生保健服务，这也是一种创新的模式。

3 中医药强省建设专项工作

在中医药强省的专项建设工作中，广东省在全国比较早提出了建设中医药强省计划，在全省优势病种突破项目里面，一共 12 个项目，我们医院拿了 6 个，占 50%。

在中医药强省重点专科的建设方面，我们拿了 8 个项目，风湿、呼吸、脑病、儿科、针灸、皮肤、眼科、治未病。我们有 40 位专家成为广东省首批、第二批的名中医师承的指导老师；在医院中医药制剂建设项目中，我院获得了 3 个项目立项。

我们医院也被确定为中医类别专科医师和师资的培养项目单位。

4 中医药优势

4.1 开拓岭南中医膏方业务，推广岭南中医膏方文化

膏方在江浙地区是做得非常好的。由于体质、气候、饮食习惯的原因，膏方在广东的发展不怎么样，反而喝凉茶很时髦，喝汤也大受欢迎，这就是岭南的特点。

2009 年我们把膏方从江浙引进来，不断探索深受广大群众欢迎的岭南中医膏方业务，专门成立了岭南膏方专项研究基金。

广东省的特点是什么？气候潮湿，体质虚不受补。我院从 2009 年开始一直到现在，一直做膏方文化，做膏方学术。为严格保质保量，必须是正高职称并受过培训合格的主任中医师才能开膏方。

经过 7 年的摸索，岭南膏方逐渐完善。第一，我们的膏方不是简单的脂膏，它到了广东，要和广东省的特点结合起来。我们从组方理论、方法、选药等方面实现本土化。

我们把它打造成为岭南膏方，让膏方更适合于岭南人的体质特点。第二，膏方是中药制剂膏丹丸散的一种剂型，为岭南四时膏方理念的形成奠定了基础。第三，岭南膏方和专科直接对接，调养和治病有机结合。另外，市面上的膏方大多都是交给企业加工，而我院的膏方一直是自己做的，我们从传统膏方的煎煮方法开始，探索形成了自己的原创制作方法。为此，广东省干部保健局专门向我院订制了一批膏方提供给干部保健使用。

另外，我们在 2003 年"非典"期间，利用经典回归临床的优势，成功救治 73 例被确诊为非典型肺炎的病人，实现了"三零"佳绩（零死亡率、零院内感染、零后遗症）。

4.2　经典回归临床

1984 年，我院在全国首创开设中医经典专属病区，将《伤寒论》《金匮要略》《温病条辨》等经方广泛使用于临床。教育部、国家中医药管理局领导和专家先后多次到医院考察，对"经典回归临床"的医疗、教学、科研模式给予高度评价。

4.3　"经方班"成为享誉海内外继续教育品牌项目

经方班也非常有特色，我们医院主办的经方班享誉海内外。我们原来是在医院里面办，慢慢地办成了全国经方班，再办成国际经方班，已经成为继续教育品牌的名片。

4.4　医院制剂中心规模居全省前列

我们的医院制剂中心因为建设用地的原因，拆除过旧的制剂中心。新中心从规划、设计、装修、验收、投产，一次通过。要建一个制剂中心很难，和建一个药厂没有区别，投入大，效益不好，风险很高，且现在国家对这方面的政策支持力度不大，所以很多医院选择忍痛割爱，不建了。

我们深刻认识，到保持中医药的特色优势，医院的制剂是不可或缺的。不管医改怎么改，在这方面始终要坚持。我院制剂有近 200 个制剂，承担多项国家级、省级重点科研项目的临床前新药制剂工艺及质量标准研究任务，为医疗、教学、科研等服务，发挥着非常重要的作用。

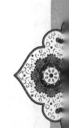

5　科　技　研　究

5.1　总体情况

医院始终坚持"科技兴院"理念，注重岭南医学的传承、创新研究，以及各级学科、名老中医学术传承、学术流派传承、科研实验室等平台建设，并且取得了显著成果。拥有包括国家中医药管理局的三级实验室、广东省教育厅的重点实验室、广州中医药大学的邓铁涛研究所、广州中医药大学的岭南医学研究中心在内的多个平台。

岭南医学这个概念在 20 世纪 80 年代由邓铁涛教授最早提出，我院在岭南医学研究方面具有悠久的历史，做了大量的探索工作。我们目前拥有岭南医学流派研究所、经典临床研究所，以及 16 个全国名老中医药专家传承工作室，2 个全国第一批的中医学术流派传承工作室（全省一共 3 个），即罗氏妇科流派传承工作室、靳三针疗法流派传承工作室。

另外，我们还有一批在研项目，省部级以上的项目有 160 多项，获得省部级奖励有 50 多项。建院 50 多年来，获得国家科技进步二等奖 4 项、三等奖 1 项，省部级的科技进步一等奖 3 项、二等奖 1 项，可以说科研成果数量和水平在全省中医医疗机构里名列前茅。其中，邓铁涛教授牵头的脾虚症重症肌无力的机理研究，获得国家科技进步二等奖；袁浩教授牵头的中西医结合治疗骨股头坏死的研究，获得国家科技进步二等奖；王建华教授牵头的脾虚症的系列研究，获得国家科技进步二等奖；回归临床的经方现代应用的临床与基础研究（与北京中医药大学合作），也获得国家科技进步二等奖。

5.2　药物临床试验机构稳步推进项目研究

我们现在拥有包括心血管专业在内的 12 个国家药物临床试验机构的认证专业。我院在全国较早开展国际多中心的临床研究，也是参与国际项目最多的医院之一。每年开展临床研究项目 40 多项，包括国际多中心临床试验、新药临床观察、药品上市后再评价研究、医疗器械临床验证。在承担国际多中心临床研究等高水平项目方面在国内中医医院同行中保持领头羊地位，取得较好的学术影响力和经济效益。

5.3　第一临床医学院

积极构建以创新为主导的教学、医疗和科研"三位一体"的新型管理体制和运行机制。我们拥有 3 个办公室、13 个教研室，已形成多层次、多方位、立体化的专业办学格局。

管理的学生超过 4 000 人，每年承担的课堂教学任务超过 13 000 多学时，在全校排第一。

我们拥有国家重点学科 8 个，国家中医药管理局重点学科 8 个。因为申报指标限制的原因，我们重点学科申报数量只能原地踏步走。

在新一轮国家重点学科带头人遴选中，国家重点学科中临床重点学科除了个别学科外，其他的临床重点学科的带头人全部在我院。

另外，我院还拥有 3 门国家级精品课程，9 门省级精品课程，2 个国家级优秀教学团队。

广东试点学院岭南医学院落户在我院，也就是说从教学、医疗、科研这个系列，凡是岭南牌子的全部在我院。

我们的教学板块正在开展具有岭南特色的教学，建设岭南教学团队，编写岭南特色教材，举办铁涛创新实验班特色教学。

研究生培养覆盖了博士后、博士、硕士等层次，涵盖了中医学、中药学、中西医结合所有的二级学科。

6　中医药文化建设

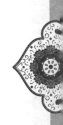

中医药文化方面的建设，我想很多医院都做得非常好，我们也是借医院管理和医院评审的机会，在医院核心观念、行为规范、环境行为上做了一些工作。医院以"把医院打造成为既是治病救人的场所，又是继承和创新、展示和传播中医药文化的阵地"为目标开展中医药文化建设工作，形成医院核心价值观念、行为规范、环境形象三大核心体系。让感恩文化融入医院的主流文化，成为医院职工凝心聚力的一股力量。

我们医院占地面积不大，在这种情况下我们专门腾出两个区域建设医院的中心景观，杏林一期和二期建设占地 8 000 多平方米，把中医的文化、医院的感人故事集中在这里展示。我们医院在这个地方展示以名老中医和弟子为主题的中医世家传承系列内容，展示名医辈出的深厚底蕴和医院的传统文化。

另外，我们医院在"以病人为中心"的基础上，增加"以医院职工为核心"的理念，真正体现了以人为本的宗旨。

在建院 50 周年之际，我院奖励了一批为医院建设发展做出贡献的专家，授予他们"杰出中医院人"的称号。为了铭记历代的中医人为我院发展做出的贡献，在杏林苑里的文化墙，把这批老专家的名字永远地镌刻在那里，把我们的几位大师以雕刻的形式展示出来。

我们医院在科普宣传上面也做了大量的工作，每年发表超过 600 篇科普文章。我们很感谢中医药报对文化传承的支持，感谢中医药报驻广州记者站挂靠在我们医院。

最后我想借这个机会，感谢各位领导和各位专家一直以来对我们的关心、厚爱和支持。我们希望在全国各兄弟单位的支持下，在主管部门的指导和帮助下，把我们医院建设成为国内一流、国际知名、具有鲜明岭南中医药特色的大型现代化综合性中医院。谢谢！

本文原载"院长在线—院长游学第五站·广州中医药大学第一附属医院站"的演讲，2016 - 04 - 09，有删改.

以创新为动力，实施有效"教改"，
提高中医药人才培养质量

陈茂珍　冼绍祥　方熙茹　黄志标

中医药高等教育历经 50 年，为社会输送了一大批高级中医药人才。随着教育体制改革的深入及教育产业化、学生扩招等，现有的中医学教育模式显然已不适应目前教育发展的需要。中医药学高等教育在专长培养、能力培养、素质教育等方面存在很多不足，如重理论轻实践，重知识传授、轻操作技能和科研能力的训练，教学方法和学生所学知识单一，缺乏适应能力和创新能力等。教育管理者们已深感中医药高等教育不能永远停留在基础、临床、实习三段模式上。因此我们在教育教学实践中努力探索，不断创新，实施有效的"教改"，目的就是提高中医药人才培养质量。

1　建立本科生临床导师制

我院从 2002 年开始实施本科生临床导师制，其目的是在临床毕业实习中培养学生良好的医德医风和中医辨证思维，使学生具备独力分析和解决问题的能力，帮助他们树立正确的人生观和崇高的职业道德，进一步引导他们将理论知识与临床实践紧密结合，不断加强临床操作技能，全面提高学生的综合素质。通过师生的零距离接触，达到教学相长的目的。

我们首先在广州中医药大学第一附属医院本科实习生中推行本科生临床导师制，借鉴研究生及长学制学生配备临床导师的做法，成立了教学管理小组，对本制度具体实施、调控、落实和检查。我们建立了内、外、妇、儿、骨科、针灸、五官科等各临床学科的本科生临床导师指导小组。本科生临床导师由各科室推荐高年资中级职称以上人员组成。研究生导师只有在所招收研究生不多的情况下才纳入本科生临床导师组。导师与学生间采取双向选择和调配相结合的模式。各学科指导小组又分若干个小组，每组由导师及协助导师各 1 人担任，直接负责指导工作。对导师划分出具体职责，并制定相应的检查措施，实行"一届一聘一年"制，即每届毕业实习生均需聘任临床导师。

广州中医药大学第一附属医院经过连续 5 年本科生临床导师制的实践，师生调研及评议反馈信息显示：第一，认为本科生临床导师制的实施有利于提高学生实习水平的占89%，学生的"三基"技能、中医临床思维及思想素质（含医德医风）有了一定的提高。第二，学生对导师指导评估的优良率达到 72%，其中优秀率为 44%。特别是本科教学水平评估期间，各导师组对学生进行了多次临床技能训练，学生的中医临床思维、临床技能操作水平均有较大提高。说明在实习期间给本科生配备临床导师，定期进行中医临床思维、中医基础理论和技能的训练，是提高临床毕业实习质量的有效补充，是规范临床实习管理、提高学生临床技能和中医药临床教学质量的可行之路。

2 创新中医教育技术，采用多模式教学方法

中医药高等教育的最终目标是培养具有创造能力的医学人才，强调丰富学生的知识结构，提高其动手能力和社会竞争能力。其人才培养模式不仅仅是继承和发扬，还应有所创新，那就要转变传统的教育思想、观念、内容、方法和传统的人才培养模式，建构一种创新性的课堂教学模式。结合实际创建一种具有灵活性、多元化的教育教学模式。

20世纪90年代初我们开展了电化教育试验课程，开发了CAI教学课件和网络教学，至今已有4门课程获广东省教育厅电教试验优秀课程奖；6门课程的多媒体CAI课件获教育部电化教育协会全国网络课程与多媒体CAI优秀软件奖和广东省多媒体优秀软件奖。我们还设立了2门网络课程，推动了中医学教育教学技术的创新。

中医药高等教育重在实践，没有临床实践的教学是培养不出高质量医学人才的。广州中医药大学第一附属医院在长期的临床教学中一直保持课程教学穿插课间见习理论与实践相结合的形式，保证教学实习和为期1年的毕业实习，这一培养措施使该院毕业生临床动手能力相对较强，并可以从每年各院校招收的临床研究生中比较出来。由于扩招后实践场地和师资都相对不足，为此该院提出从中医专业方向分化入手，充分发挥重点学科、重点专科的优势和特色，通过调查研究和论证，从2005年开始在原中医骨伤科学和五官科学两个方向分化的基础上，增加了中医妇科学和中医肿瘤学培养方向，让学生有多种学科的选择，建立适合学生个性化的学习环境，以达到个性化的知识结构，为社会培养专科医学人才，增加学生的就业竞争能力。通过专业的多方向分化，把原来的大班教学分为若干小班教学，有利于教学模式的改革。

多模式教学一经确定，首先建立分化后的科学、全面、合理的课程体系，模式中要突出专业方向特色，充分发挥学（专）科优势和教学潜能，注重培养学生专业知识和技能水平，形成以课堂教学、临床实践、专家座谈或博士论坛、案例教学形式，以学生为主体、教师为主导的多层面的教学模式。

新的教学模式充分注重理论与实践、继承与创新的紧密结合，这种多模式教学减少了课堂理论教学，大大增加了临床实践机会，各方向班每周至少安排2个上午（8学时）的见习时间，到相应的门诊和病房实践。骨伤和妇科专业方向还安排影像学见习，到病房见习组参加交班、查房等全过程的医疗活动。开设专家座谈或博士论坛的目的是让学生零距离地接触专家教授，了解专业的发展方向，培养自我塑造能力与专业素养。案例教学选用典型病例，采取师生之间互动的形式，给学生一个模拟实践的机会，有效地培养其临床思维，锻炼学生查找和整理临床资料的能力。新模式教学注重理论与实践的紧密结合，强调师生间的交流与沟通，运用学讨式、互动式教学方法，打破教材框架。

通过多年的尝试，从调查结果显示出学生充分肯定了新教学模式的效果，体现在：①教学方法新颖灵活，专长突出，方向明确，很好地调动了学生的学习积极性；②学生多方面的能力得到较大提高，包括自学能力、分析问题能力以及文献资料查找能力；③紧密结合临床实践，有利于临床思维的形成，巩固了专业知识；④比较直观，易于对理

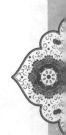

论知识的理解接受，能激发学生主动参与教学的意识，一定程度上提高了自学能力和知识运用能力，这些效果是传统教学模式所达不到的；⑤学生满意率高；⑥增加学生就业机会，为基层培养专科人才，有利于基层医院的专科发展和建设；⑦在增加相关教研室、科室的教学工作量和工作压力的同时也促进了教学相长。

虽然实施多模式教学还有一些实际问题，存在一定的困难，如后期教学投入大、成本高，但它有助于我们进一步深化高等教育中医专业临床教学改革，优化高等中医药教育的教学内容、教学模式，强化中医临床思维和辨证施治能力、创新能力和实践能力的培养，不失为一种有效的教学模式。

3 健全教学评估体系，全面开展教学质量监控

广州中医药大学第一附属医院从 1987 年开始开展课堂教学评估，初始阶段仅仅是每个学期的教学观摩，随堂进行教学水平的评价。这种观摩形式的教学评估一直坚持下来且不断地深入和发展，建立健全了教学评估体系，以期更全面、更客观地评价教学水平与质量。

3.1 建立本科教学督导制

在课堂教学观摩和临床教学中展开教师同行评估和学生评估，同时教学督导员参与教学督导评估。从 2002 年起建立了本科教学督导制，制定了一系列规范、科学的教学质量监控制度和课程教学质量评价实施细则，成立了课堂教学和临床教学督导小组，遴选副高职以上的教师和教学管理人员为教学督导员，采取 2 年一聘制度。教学督导专家分别对课堂和临床教学进行督导，采用随机、半随机和限定督导 3 种形式，集中（教学观摩安排）和分散（平时）相结合，适时对个别教师进行 2 次督导。

3.2 建立学生信息员制度

我院一直注重学生评估在教学评价中的作用，因为在教学评估中学生是一个大的群体，他们是师生教学活动中的教学主体，是直接得益者，对教学效果最有发言权，一般不受人为因素所左右。早期学生参与评估是在组织教学观摩时，其随机性大，同一班级中只求每小班、小组都有代表，相对固定。近几年建立了学生信息队伍，每班均按相应比例成立学生信息员，人数占该班学生总数的 20%。学生信息员负责广泛收集学生对教学安排、教学过程和教学管理的意见和建议，参与课堂教学质量评价，除在教学观摩时对授课教师评估外，也承担平时课后对课程教师授课情况的评估工作，充分发挥学生参与教学评估的积极主动性。

3.3 创建临床教学质量评估

我院首创毕业实习质量评估，并经过十几年的摸索和坚持，已逐步完善。每年对应届实习教学工作进行一次评估检查，以临床科室主任为主、管理人员参与的评估组对有带教任务的各临床科室进行量化评估，教师对学生评估，学生对带教老师评估，同时开展问卷调查。

2002 年建立教学督导制后，临床教学督导专家也对临床教学活动开展督导评估，

并采取"四结合"措施：专家评价、同行评价、学生评价和教师自评相结合；定性与定量评价相结合；随机评价与定时评价相结合；终结性评价与形成性评价相结合。重视"抓两头，放中间"，进一步加强毕业实习带教工作，改善临床教学的不足之处，从而提高临床教学质量。

3.4　发展课堂教学质量评估

课堂教学质量评估包括两个方面：①每个学期组织教学观摩，每门课程在1学年中均需进行1场观摩，授课教师由教研室指定，也可教师本人自荐，一般在专职教学队伍中产生，以中青年教师为主。以往是让所有听课教师参与评估，后来规定每个教研室只有一位主任参与评估，若主任未能来则让指定的代表教师参评，作为临时评估组，以此限定评估人数和相对固定评估人员。2002年起引入了督导专家的评估，学生评估由随机代表评估到学生信息员评估。观摩授课教师的评估成绩来自三方面：教师同行评估占30%、督导专家评估占30%、学生评估占40%。②督导专家学期中的分散评估即平时评估。以上评估结果均由教学管理部门及时反馈给教研室和教师本人，以达到评估—反馈—改进的效果。

3.5　建立教研室建设评估制度

教研室是高等院校教学和科研的基层组织单位，教研室建设好与不好直接影响到教学工作的开展及完成。我院经过2年的摸索制定了"教研室建设评价方案"，建立了一年一评的评估制度，全面推行教研室建设评估。以求做到"以评促建，以评促改，评建结合"，加大投入，不断加强教研室建设，完善学院二级管理制度，促进教师资源的管理和利用，设法保证教学条件和环境达到较佳状态。

我院把教学评估贯穿于教学活动的始终，其作用在于调动积极因素，激励向上，有比较才有竞争。通过评估找出差距，促其改进，加强建设，提高教学水平和教学质量。通过教学评估促进教研室建设和课程、学科建设，把好教学质量关。

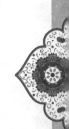

4　改革临床考核方式，实行教考分离

从1999级本科实习生起，临床教学采取理论考核与技能考核相结合、出科考核与毕业考核相结合的考核方法，在临床出科考核中建立"出科考核试题库"和"出科考核成绩库"，全面实行教考分离。考试采取综合笔试和实践技能考试相结合，出科前集中抽题进行理论考核，所有临床科室都建立了出科考核试题库。通过严格临床实习考核，进一步提高了学生学习的主动性，提高临床教学质量。临床教学实行毕业实习学分制，只有取得实习大纲规定的所有学分并获得"实习合格证明"，才能毕业。

我院自成立至现在已有20多年，始终坚持不懈地为中医药高等教育探索付出努力，通过坚持、改革、创新、实践、总结，积累了教学及教学管理方面的经验，各项教学指标如获奖教学成果、中标教学课题、优秀课程、精品课程、教材建设等不断上升。随着中医药高等教育的发展我们仍必须继续努力，求实进取，培养更多的中医药事业高质量人才。

广州中医药大学第一临床医学院
改革中医临床教学体系

冼绍祥　方熙茹　陈茂珍　郭文海　张　勇

高等教育招生规模扩大后，如何坚持医学精英教育理念，保证临床教学质量十分关键。广州中医药大学第一临床医学院从 2001 年开始启动中医临床教学体系改革，并于 2004 年承担广东省新世纪教改课题，围绕"铸造一流师资、建设一流专业和课程、培养一流中医临床人才"的教改目标，树立"重经典，重实践，重特色"的教改思路，依托优质教学资源，充分发挥重点学科引领教学的功能，以重点学科为龙头，以经典教学为重点，以重点专科为基础，以课程建设为主线，以全面素质为目标，以教学质量为目的，进一步加强中医临床教学系统性、全面性、科学性建设，着力强化学生中医临床辨证施治能力、创新和实践能力，解决中医学专业人才培养中如何突出中医特色的问题，为中医临床教学体系改革和创新做了有益探索。

1　创建多层次、全方位的中医临床教学新体系

以重点学科为龙头，带动专业内涵建设。该学院有 4 个国家临床重点学科——中医内科学、中医妇科学、中医骨伤科学、中医临床基础，在全国同行中处领先地位。实行"前期趋同，后期分化"的中医学人才培养模式，实施"夯实基础、拓宽口径、全面素质、创新教育、注重临床、提升能力"的中医学专业改革方案，在通识教育基础上，突出学生个性需求和兴趣培养，第八学期分化中医骨伤科学、妇科学、肿瘤学及经典临床方向。采取小班教学、名师讲坛的教学模式，坚持精英教育理念。

以经典教学为重点，夯实学生理论基础。1984 年始，率先将伤寒论、温病学、金匮要略回归临床，建立独立病区，在临床中诠释经典、发展经典，在全国同行中产生了积极而深远的影响。2001 年后，经典教学在多年经典课程回归临床的基础上进行大胆创新改革；2007 年，中医学专业后期分化经典与临床方向班。在教学中，利用自有的临床实践基地，以专科病区和门诊为教学平台，建立理论教学、临床实践、科学研究"三位一体"的中医临床经典课程教学模式，创新教学方法，实施"启发式"教学，主编案例式教材，开展实验课教学，夯实学生理论基础。

以重点专科为基础，强化临床实践教学。构建前后连贯的"五层次"临床实践教学体系。以该学院 7 个国家重点专科为基础，制定中医专科诊疗规范，将学生临床实践能力培养贯穿整个教学过程，强化"课内实践、课外实践、专业实践、综合实践"，建立"早期接触临床、临床见习、临床模拟教学、教学实习、临床实习"的"五层次"临床实践教学体系，使理论教学与临床实践相互衔接、循序渐进。

冼绍祥教授主编的《临床诊疗技术操作常规》与《临床技能操作规范》，有效规范了教师带教及学生临床诊疗操作。

加强临床基地的规范建设与科学管理，临床教学制度及经验与教学基地共享，统一标准，提高临床带教水平，确保临床实践教学要求。

以课程建设为主线，开展课程体系改革。建立公共课、基础课、专业课、素质课、实践课五个层面，每一层面由数量不等的课程组合而成。在课程体系改革中，注重减少必修课，增加选修课；增加课程间联系，减少重复；减少课堂讲授，增加讨论及实践；减少统一要求，增加个性发展。

结合培养目标、人才需求及教学特色，灵活设置相互联系的方向班课程群，较好拓展知识范围，体现特色性、科学性、实用性。如骨伤科学方向设置了中医骨病学、中医筋伤学、骨伤科影像诊断学、骨伤科生物力学、骨伤科局部解剖学五门课程。

创建多元化临床课程教学模式和方法。以"理论与临床、讲授与自学讨论、学生主体与教师主导相结合"为实施原则，将传统的单一模式教学转为多元化模式教学，以课堂基础教学、案例教学、临床见习、专家座谈等为实施形式，增加研究性、创新性及床边教学比例，着眼于"多临床，反复临床"，加强学生中医临床思维和临床能力培养。

以全面素质为目标，构建创新培养体系。建立社会实践平台，开展形式多样的素质教育活动，建成一批示范性的社会实践活动基地，我院"生命缘"青年志愿者协会已成为"立足我院、放射全校、服务大众"的大型学生社团，收获了良好的社会效应；建立科研创新平台，依托科研实验室、教学实验中心、创新实践基地、科技学术社团等硬件环境及科研创新激励机制、创新氛围等软件环境构建中医专业科技创新素质培养体系，开展规模化、系统化、规范化的学生课外学术科技和社会实践活动。

以教学质量为核心，完善管理保障体系。打造创新型育人平台。实施师培工程，建立常规化的师培制度，坚持十多年"老专家示范教学、中青年教师观摩"，互促互学；"重点培养、普遍提高"，重点抓好骨干教师和学科带头人培养，全面提高教师素质。

建立有效管理制度。长期以来实行完全意义的"院（附属医院）院（临床医学院）合一"的管理体制，为教学提供了制度性保障和良好运作环境。

制定贯穿临床教学全程各环节的管理质量标准及评价体系。组建教学督导专家及学生信息员小组；制定临床教学观摩、毕业实习评估制度、教研室建设评估制度和相应的指标体系；改革考核方式，研发临床教学管理系统和出科理论考试系统，实现过程性与终结性评价相结合，专家督导、同行与学生评估相结合，实现管理网络化和评估实时化。

建立教学激励机制，将教学纳入临床科室目标评估，评估结果与科室奖金挂钩，促使科室及教师提高教学责任意识。

2 成果创新点与价值

中医临床教学体系多层次、全方位。依托学院雄厚的国家临床重点学科、重点专科实力，充分发挥重点学科引领教学的功能，突出学科优势强化中医临床教学建设，带动专业、课程建设，实现临床课主干课程精品化。构建集"专业建设、课程内容、实践教学、科研创新"等方面于一体的中医临床教学体系，率先实施本科生临床导师制，建立"五层次"临床实践和开放式课外科研实践体系，强化学生综合能力培养。

中医临床课教学模式多元化、灵活化。临床课教学中采取案例教学、网络教学、专家座谈、名师指导等多元化教学模式，充分体现专业方向特色，灵活运用启发式、案例式、研究式、体验式、以问题为中心（PBL）的多元化教学方法。

临床教学质量保障体系立体化、信息化。创造性地将教学观摩、示范和督导引入临床实践教学；改革临床实习考核方式；临床教学激励机制科学，有实效性；研发了临床教学管理和出科考试系统，教学管理实现信息化、网络化。

3 成果应用情况

进一步提升中医学专业建设水平。我院中医学专业 2007 年成为教育部第一类特色专业建设点，2008 年成为国家理科基础科学研究和教学人才培养基地。

中医学专业后期方向班实行小班教学，学生学习积极性、专业能力明显提升。

增强中医经典教学的示范辐射作用。中医经典课程教学坚持在临床中诠释经典、发展经典，利用临床实践教学基地，对国内中医药院校中医经典教学起到示范和辐射作用，在全国同行中领先。

建设了一批特色鲜明的精品课程和中医特色课程。该学院专业临床课中建成国家级精品课程的有"中医妇科学""伤寒论""温病学"3 门，广东省精品课程 7 门，成为在全国同类院校中拥有国家级、省级精品课程最多的临床医学院。所有精品课程都建立网站并挂网运行，促进资源共享。

中医学专业后期方向班设置了中医特色课程，凸显中医药优势。

有力促进了教材建设和教学研究。学院教师共主编教材 35 部，作为副主编参与编写的教材 16 部。专业方向班课程教材建设也卓有成效，多部方向课程教材已正式出版。

该学院主编的临床课教材在教学中广泛应用，多部规划教材被全国多个高等中医院校采用，并获好评，明显提高了学院在国内同类院校中的学术地位。

自 2002 年以来，学院教师共开展临床教学系列教改研究 70 多项，公开发表相关教学论文 109 篇，其中课题组开展 23 项课题研究，发表教学论文 31 篇。

形成了实力雄厚的教师队伍。涌现了国务院学位委员会中医药学科评议组成员 2 名，国家重点学科带头人 4 人，全国模范教师、教育系统巾帼建功标兵各 1 人次，全国首届杰出女中医师奖 2 人，卫生部有突出贡献中青年专家、教育部全国高校优秀骨干教师、全国卫生系统先进工作者、全国优秀中医院院长各 1 人次，广东省教学名师 2 名及一大批获各级表彰的优秀教师。2008 年，中医临床基础课程教学团队成为国家教学团队建设单位。所有教学名师及优秀教师都能为本科生授课，保证临床课教学质量。

人才培养质量明显提高。学生基础理论与临床技能水平提高明显。

2008 年学院中医学专业学生组队代表学校参加广东省医学院校临床技能大赛获第二名，且在教育部本科教学水平评估专家组进行的基础知识与临床技能测试中取得优异成绩。学生的科研水平、创新意识、综合素质有了质的飞跃。

近两届大学生"挑战杯"课外学术科技作品竞赛，学院取得全国奖 3 项、省级奖 21 项的优异成绩。

创新中西医结合人才培养模式

冼绍祥　樊粤光　方熙茹　朱　敏　吴浩祥

自 2004 年开始，广州中医药大学第一临床医学院开始招收中西医临床医学专业本科生。针对中西医临床医学专业如何顺应社会经济文化和医疗卫生事业发展的需求，以及当前存在的基础与临床衔接、厚基础和强能力的问题，该院积极探索与实践，其教学成果"中西医临床医学专业'创新＋实践'人才培养模式的改革与探索"已广泛运用于专业教学，为社会输送了一大批高素质的复合型中医药人才。

1　更新理念，构建科学合理的人才培养模式

1.1　创建"四个教育平台、六大模块"课程体系

在课程体系改革中，该院创建了四个教育平台（大学生通识教育平台、专业教育平台、临床提高专业教育平台、个性化发展教育平台）、六大课程模块（通识课＋中、西医学基础课＋专业课＋实践课＋专业提高课＋个性化教育课程），其中，中、西医学基础课，中西医结合临床课程，实践课 3 个模块为核心课程模块，并将临床提高课列入必修课。

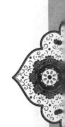

注重"两个基础、一个临床"的专业培养模式，在促进中、西医两种课程体系结合互补、融会贯通方面进行了较大的改革，实现中、西医临床课程一体化，缩短学生消化中、西医两种知识结合的时间，同时在课程中明晰各病种中西医各自优势；采取中医院、西医院轮转形式，在第十学期开展临床提高课，既缓解由于就业和考研对正常的临床实习秩序的冲击，保证学生毕业实习质量，又使学生能更好地理论联系临床，熟悉中西医综合治疗的优选方案，提高专业技能与水平。

1.2　构建以学生为本的自主实用学习模式

创新性开展"自选式"学习模式改革，由学生根据个人发展目标及学习兴趣灵活地选择临床提高课或科研提高课（临床提高课依托学院强有力的重点学科、重点专科建设实力开设骨科、妇科、肿瘤以及中医经典四个方向，而科研提高课主要依托国家级中医实验室），强调学生的主体地位，发展了学生的个性，较好地拓展了学生的知识范围，体现特色性、自主性、实用性。

充分体现专业特色，实施"理论与实践相结合、讲授与自学讨论相结合、学生主体与教师主导相结合"的多元化教学模式改革，增加研究性、创新性教学比例，强化学生自学能力、创新能力和独立分析、解决问题能力的培养。

2 创建"六大模块""三层交互"的专业实践教学体系

注重以临床引领人才培养，突出创新与实践，创建了"六大模块""三层交互式"的实践教学体系，将学生的实践创新能力培养贯穿全程。"六大模块"包括见习、实验教学、临床技能训练、社会实践、科研训练以及毕业实习。"三层交互"是指临床准入、强化及提高三个层次互相交汇。正是通过这三个层次交互与六个模块有机结合起来，形成科学的、富有特色的中西医临床专业实践教学体系。从低年级开始进行见习、临床技能培训、科研培训以及社会实践等模块的培训。

坚持"早临床、多临床、反复临床"，临床课调整见习与讲课比例，保证核心课程的床旁见习学时；中西医临床技能操作训练贯穿全过程，开设必修课"临床技能操作课"和"临床预备课"，分阶段递进式推进；在毕业实习前，将通过临床准入培训，包括基本操作技能、医患沟通等内容培训，培训考核合格后方能进入临床实习，把好实习入口关；在毕业实习过程中，增加"诊疗思维训练"和"医患沟通"等临床教学内容，实施临床高级选修实习，培养学生的创新能力。

3 创立全方位、立体化、渗透式的综合素质养成体系

突破"教学就是课堂教学"的线性教学观念，围绕人才培养目标，突出"创新与实践"，高度重视学生综合素质的培养，强调"融合、渗透与熏陶"，创立全方位、立体化、渗透式的综合素质养成体系，重点培养学生思想道德、交际与沟通、科研创新、学习素质等能力，提升学生综合素质竞争力。如根据培养目标及周期，制订阶段培养计划，在人才培养方案中设立相应的实践教学及综合素质教育学分；依托科研实验室、教学实验中心等硬件环境及科研创新激励机制等软件环境，开展多层次、系统化的学生课外学术科技活动，构建开放式学生科技创新素质培养体系；建立多渠道的能力培养资源网络，在校外建立了多个社会实践基地，在实践中创造性地解决问题。经过9年的改革及实践，该院"中西医临床医学专业'创新+实践'人才培养模式的改革与探索"项目取得了良好的效果。目前，本专业拥有2个国家级教学团队、2个广东省优秀教学团队、2门国家级精品课程，主编中西医临床医学专业临床课系列教材11册；学生基础理论与临床技能水平高，综合素质强，深受用人单位好评，毕业生连续4年平均就业率为96%。

本文原载《中国中医药报》，2013-03-06（1003）.

"两步合一"培养现代中医师

樊粤光　冼绍祥　何　伟

在国家医学教育及医改政策指引下，在广东省中医药局支持下，广州中医院大学第一临床医学院为适应医学人才国际化、标准化培养的现实需要，将中医住院医师规范化培训与中医专科医师培训工作融为一体，探索现代中医师培养模式，初见成效。《中医专科医师培训考核指标体系构建与研究》获 2012 年度广州中医药大学教学成果二等奖。

1　"两步合一"，保持中医特色

我院从 1996 年开始启动并试行中医住院医师规范化培训工作，2001 年正式实施。至 2012 年 8 月，医院已培养合格中医住院医师数百名。中医专科医师培训工作启动于 2009 年 5 月 14 日，医务处继续教育科提交《关于我院自行成立专科医师培训基地的请示》；5 月 25 日我院院务会通过并批示成立全国中医院首个中医专科医师培训基地。9 月，我院成立中医住院医师中医专科医师培训基地工作委员会及办公室，相继成立了中医专科医师培训基地考核专家组、指导教师组，为中医专科医师培训工作顺利开展提供组织机构保障。9 月 10 日，广东省中医药局《关于同意广州中医药大学第一附属医院成立中医专科医师培训基地的复函》批复同意，我院先行先试建立中医专科医师培训基地。2010 年 6 月，我院建立了 9 个中医普通专科和 17 个中医亚专科医师培训基地。在全国中医院同类单位中，率先将中医专科医师培训制度引入中医住院医师规范化培养过程中，探索"两步合一"中医临床人才培养模式。

"两步合一"是将中医住院医师规范化培训与中医专科医师培训两个培训步骤统一在中医专科医师培训基地平台上，中医住院医师规范化培训是临床能力培养的过程，中医专科医师培训是临床专业能力培养的结果，两者是过程与结果的关系，指向中医师医学继续教育及其专业能力培养目标。对于本科毕业生起点的人员采取"3 + 3 模式"（3 年中医住院医师规范化培训 + 3 年中医专科医师培训）；对于临床医学硕士生起点人员，采取"3 模式"（1 年中医住院医师规范化培训和 2 年中医专科医师培训）；对于临床医学博士起点人员，采取"2 模式"（1 年中医住院医师规范化培训和 1 年中医专科医师培训）。整体上称之为"6 + 3 + 2 模式"。

中医住院医师规范化培训/中医专科医师培训在适应现代医学教育发展与变革的同时，必须明确中医学及中医临床人才姓"中"不姓"西"，可以中西医结合，但绝不可以中医全盘西化。保持中医学的特色，是中医临床人才培养的基准线和行业底线。

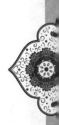

2　建立相关制度

制定符合中医专科人才培养的相关制度：《广州中医药大学第一附属医院中医专科医师培训工作实施方案（试行）》《中医专科医师培训工作基地考核与管理办法（试行）》《广州中医药大学第一附属医院中医专科医师跟师出诊工作方案》等。

3　制定中医专科医师培训标准

参考原卫生部制定的专科医师培训标准，结合中医院自身特点，突出中医特色，制定《中医专科医师考核大纲》《中医专科医师培训标准》《中医专科医师培训基地细则》和中医专科医师培训基地情况表，保障我院中医专科医师培训工作科学化、规范化。

4　指导教师负责，力求"一专多能"

指导教师负责制，是指培训中医专科医师的教师首先要接受相关培训。其次，应具备相关资格：普通专科指导教师应具备主治医师及以上职称资格；指导教师组组长应具备副高以上职称；亚专科指导教师应具备副高以上职称资格。最后，对不同层次的培训对象，采取不同的指导方式。普通专科培训采取指导教师团队培训模式；亚专科培训采取专人指导和团队培训相结合模式；构建培训导师梯队和培训团队。

5　培养"一专多能"中医专科人才

做好顶层设计，确立"宽口径，精专科"培训目标。设计了每个专科必须轮转的学科及需要掌握的学习内容，在轮科学习过程中预留一定的机动时间，适当增加相关学科的轮科学习，促进培训医师成为"一专多能"的中医专科人才。

6　突出中医特色

培训大纲彰显中医特色，遵循中医人才培养模式，强化"诵经典、跟名师、重临床"。医院邀请《伤寒学》《金匮要略》《温病学》专家，进行中医经典理论在临床中应用的系列讲座，激发了培训医师"诵经典"的热情。培训内容强化中医药理论学习，掌握中医辨病辨证思维及诊治疾病的方法，强调传统膏、丹、丸、散、针、推、拔罐在临床上的运用，树立"能中不西"的理念。同时，要求培训医师知识结构全面，须掌握现代医学基本理论、基本知识、基本技能及各专科的疾病特点，及时追踪现代医学新进展，了解学科新动态，掌握现代医学指南、诊断标准，成为"现代中医"。

跟师培训，跟名医出诊，走近岭南名医。医院安排培训医师跟随名医出诊，让他们接触名中医，感受名中医深厚的医学功底、丰富而高超的诊治经验，在跟诊过程中学习名老中医的医德医术，做到名医真实案例收集与编写，保存活态的中医药知识与中医药文化。通过名中医言传身教，培训医师了解和掌握名中医的临床辨证思路，治疗用药特色，亦让他们有更多的机会接触疑难疾病，逐渐提高他们辨证思维与诊治疾病的能力，为其提供良好的成长空间和锻炼平台。

7 信息管理，规范考核

我院建立中医住院医师/中医专科医师培训工作信息管理平台，对管理人员、指导教师、培训医师的互评和反馈系统等进行实时监控。培训过程中，培训医师应及时将轮科学习中书写的病案、病种及在临床中已完成的各种操作导入系统，使培训过程具有更高的真实性、公正性、客观性，减少重复工作，降低管理成本，提高管理效率，提升管理水平。精心组织考核，建立培训医师个人档案，规范档案管理。

8 培训成效初显

2010—2013 年，为我院中医专科医师培养储备人才，我院已向社会招收并培养 4 批中医专科医师培训学员 137 名；2012 年、2013 年有两批共 21 名中医专科培训医师结业。

9 发挥委培作用

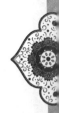

深圳市医学继续教育中心、甘肃省卫生厅均与我院签署"中医住院医师规范化培训委托培训项目协议书"，要求我院接收培训学员。广州市白云区第一人民医院、广州市白云区红十字会医院、东莞市长安医院、海南省中医院亦相继派出中医师数名到我院进行为期 1~2 年的中医住院医师规范化培训。

本文原载《中国中医药报》，2013-08-22（003），有删改.

加强科研管理，强化重点学科建设

王晓燕 冼绍祥 黄可儿

随着我国各项医疗卫生事业改革的全面开展，医院正面临着日益严峻的挑战。如何强化自身优势，在激烈的竞争中立足，成为亟待解决的问题。学科建设是医院建设的重要组成部分，尤以重点学科建设为核心，而医院的科研管理、学科的科研水平是制约着重点学科发展的重要因素。目前我院共拥有四个国家级重点学科，强而有力的科研资源和管理，正是促使各个重点学科日益发展壮大的有力杠杆。

1 强化科技人才队伍建设

学科的发展，人才是关键。学科的竞争，主要是人才的竞争。[1]强化科技人才队伍建设，主要体现在两方面：一是要重视学科带头人在学科建设中所发挥的决定性作用，这是一个学科能持续、稳定发展的关键，学科带头人的学术水平往往决定了本学科在一定时期内的学术地位。因此，他们不仅需要有牢固的专业基本功，还要时刻关注该学科国内外的最新发展动态，掌握该学科的前沿知识。此外，还要有勇于开拓的精神，要能根据现代科学发展的趋势，提出本学科发展的科研思路，明确发展目标。二是要重视中青年学术骨干的培养，形成学术梯队，杜绝"断层"现象。要走可持续发展的道路，必须要有坚实的后备力量，要发挥中青年学术骨干易于接受新知识、新理论，年轻富有激情的优点，采取老专家的传帮带的方式，使他们尽快成长起来。鼓励专业技术人员考取高层次学历，多为年青学者创造外出进修的机会，让他们掌握本学科发展的脉搏。

2 瞄准学科前沿，明确科研发展方向

重点学科在其发展过程中会逐渐形成明确的科研方向。科研方向的确立，除了瞄准世界先进水平，结合学科发展最新动态外，还要从自身出发，结合既往研究的工作基础和科研特色，在一定的时间内集中精力攻克某一方面难题，才能使研究向纵深方向发展，形成学科发展的优势和特色。如我院中医内科学自1989年被评为国家级重点学科后，充分发挥本学科优势，继承和发扬并重，以提高内科重大疑难疾病中医药防治水平为目的，确立了中医脾胃病、中医血证、中医心病、中医肌病为本学科的主要科研方向。对脾胃虚实证、胃癌癌前病变、胃肠功能性疾病、心脑血管疾病、血液病、神经肌肉病等重大疑难疾病的辨证论治水平有了较大的提高，产生了一批具有国内或国际先进水平的原创性成果。邓铁涛教授主持的课题"脾虚型重症肌无力的临床和实验研究"获得1992年国家科技进步奖二等奖；王建华教授主持的课题"脾虚证辨证论治的系列研究"获得2000年国家科技进步奖二等奖，本学科是主要参与单位。事实证明，只有明确科研方向，紧紧抓住自身优势，才能带动学科向纵深发展。

3 加强组织协作，抓好重点课题申报

重点学科要做强做大，不仅要充分发挥自身优势，还要讲求各方面的团结协作。高水平的课题的申报直接关系到学科发展的未来，关系到能否出高水平的成果，关系到能否走在相关知识领域的前沿，既是学科水平的体现，也是学科进一步发展的契机。因此，在课题申报方面，强调以申报国家级和部门重大、重点攻关项目为目标，加强院内各科室之间的协助关系，充分利用重点学科的人才资源、设备资源和原有的科研优势，协调各方面的关系，使资源得到优化配置[2]。

我院拥有四个国家级重点学科，在科研方面不断努力，积极申报各级课题，尤其是国家级课题，各自形成了本学科的主要研究方向。截至2008年，中医内科学共承担国家级科研项目19项，其中国家"十一五"科技支撑计划3项，承担省部级科研项目60项；中医临床基础重点学科承担国际合作项目1项，国家级科研项目10项，其中国家自然科学基金重点项目2项，科技部"十一五"支撑计划项目2项，承担省部级科研项目23项；中医骨伤科学重点学科承担国家级项目5项，承担省部级科研项目18项；中医妇科学重点学科承担国家级项目5项，其中科技部"十一五"支撑计划项目2项，承担省部级科研项目42项。重点学科凭借着人才和学术资源优势，使各相关科室紧密联系在一起，成为我院科研发展的中坚力量。除了加强院内协作外，也可考虑进行院外的科研合作，利用外院的科技资源和研究基础，弥补我们的薄弱环节，促进重点学科的发展。

注重课题实施过程，保证重点课题高质量完成课题申报后，科研管理部门要及时将工作重心转移到课题实施上，协助课题组人员高质量按时完成课题[3]。

我院针对各类各级课题，以检查实施进度和质量为出发点，年终开展校级、厅局级课题院内专家自查，省部级、国家级课题聘请院外专家检查，及时发现和解决课题实施过程中存在的问题，并将检查结果纳入年终科室目标管理考核，对当年科研成绩突出的科室给予奖励。对于国家科技支撑计划、"973计划"等重大项目，则定期进行课题中期检查，严格按照上级机关检查的程序进行，及时发现问题，查漏补缺。只有狠抓课题完成质量，才能确保出高水准的成果，促进学科水平不断向前迈进。

高效、严格的科研管理对重点学科建设有强大的促进作用，重点学科作为医院建设的中坚力量，又大大地推进了医院科研水平的提高，两者相辅相成，互相促进。只有将科研管理与医院重点学科建设很好地结合在一起，树立品牌效应，才能更快更好地发挥出医院的优势，做大做强。

本文原载《中国中医药现代远程教育》，2010，8（11）：19－20.

[参考文献]

[1] 梁立武，刘庆安，王发强. 加强科研管理 促进医院重点学科建设 [J]. 中国医院管理，2000，20（8）：56－57.

[2] 何钦成. 重点学科建设在大型医院"科技兴院"战略中的地位与作用 [J]. 中华医学科研管理杂志，2000，13（1）：47－49.

[3] 崔永生. 新时期如何加强医院科研管理 [J]. 中国现代医生，2008，46（28）：102－103.

从指标体系探讨学科、专科建设
对医院建设的核心推动作用

黄可儿　冼绍祥

医科大学的临床医学院，往往是医疗、教育、科研三位一体的综合性三甲医院，承载着教书育人、治病救人、开展前沿科学研究的综合功能。在医疗工作方面，保证医疗质量和医疗安全、提高医疗技术是医院工作的核心主体；而教书育人，尤其是培养高水平人才，开拓科学研究领域，解决临床疑难问题，开展新的医疗技术，则分别是重点学科和重点专科建设的工作重点。而对于一所现代化的综合性大医院而言，重点学科和重点专科建设无疑是医院发展和腾飞的巨大推动力。

笔者试从指标体系探讨学科、专科建设对医院建设的核心推动作用。[1,2]

1　重点学科建设项目指标体系

在目前《国家中医药管理局中医药重点学科建设项目遴选指标体系》中，包括了一级指标、二级指标、评价要素、评价标准等要素。其中一级指标包括学术水平、学科队伍、人才培养、教育科学研究、条件建设、管理水平6项，每1项一级指标包含2～3个二级指标。指标考核实行量化百分制，各个考核指标设置的权重分别论述如下。

1.1　学科水平（22分）

包括学科研究和学术影响两个二级指标。①学科研究的评价要素包括：明确而稳定的研究方向，内涵及外延的界定，开展规范化研究，开展本学科的文献整理与研究，开展理论研究和运用新技术。②学术影响的评价要素包括：一是学术地位包括是不是国家中医临床研究基地、重点研究室、重点实验室、国家中医药管理局专科（专病）建设单位、国家级优势与特色专业建设点、国家实验教学示范中心、省级以上专业学术委员会副主委以上的单位。二是对推动中医药学术进步及实际应用的贡献，即取得的研究成果直接或间接服务于教学、科研、临床工作、中药生产，有突出贡献。三是与国内外相应机构的学术合作情况。

1.2　学科队伍（15分）

包括学科带头人和学术团队两个二级指标。学科带头人的评价要素包括：专业技术职务、学历、研究生导师资格和学术团体任职，学术水平，管理能力。学术团队的评价要素包括：学术带头人、后备学科带头人、学科人员年龄、专业技术职务、学历、学缘结构。

1.3　人才培养（16分）

包括高层次人才培养和教学建设两个二级指标。（1）高层次人才培养：包括建设制度；人才培养层次和梯队，培养方式；学位点建设的成效。（2）教学建设：①开展教育教学研究与课程体系改革。②分层、分类制定教学大纲，编写教材和教参、讲义；开展教学质量工程（精品课程，教学团队，特色专业，实验教学示范中心等）建设。③教学内容与方法有所创新。

1.4 科学研究（15 分）

包括研究项目（承担项目级别、获得的研究经费），成果与转化（成果与专利发明、研究成果产生的绩效、发表论文与著作）两个二级指标。

1.5 条件建设（18 分）

包括基地建设、公共辅助体系、经费筹措 3 个二级指标。

1.6 管理水平（14 分）

包括运行管理建设目标和任务明确，制定和落实学科建设经费管理制度，组织管理（管理组织机构健全，学科带头人责、权、利明确，领导重视，不同组织层面管理制度健全）两个二级指标。

2 国家重点专科建设项目指标体系

在国家重点专科建设项目的考核指标中，同样包括了一级指标、二级指标、评价要素、评价标准等要素。其中一级指标包括基础条件、医疗技术队伍、医疗服务能力与水平、医疗质量状况、科研与教学 5 个方面，每个一级指标包含 4～5 个二级指标。指标考核实行量化千分制，各个考核指标设置的权重分别为：①基础条件（发展环境、专科规模、支撑条件、科室管理）占 100 分。②医疗技队伍（整体实力、学科带头人、学科骨干、医师队伍、护理队伍、人才培养）占 200 分。③医疗服务能力与水平（总体水平、亚专科建设、技术特色、诊治能力、创新能力、辐射能力）占 400 分。④医疗质量状况（质量概况、病区质量、门诊质量）占 200 分。⑤科研与教学（学术影响、专科方向、科研项目、科研成果、学生教育、继续教育、规范化医师培训）占 100 分。其中，对于科研与教学的能力有明确的界定，包括学术影响（学术委员会任职、学术刊物任职、主办学术会议）、专科方向（有 2～3 个稳定、明确的临床研究方向，且与临床工作密切相关，研究内容系统、具体）、科研项目级别、科研成果（获奖、论文）、学生教育、继续教育、规范化医师培训等考核指标。对于学科带头人以及学科骨干的学术地位、教学科研水平、临床能力等也都有明确的界定。

3 讨　论

通过比较以上两个指标体系可以看出，重点学科建设的内容侧重于学术水平、科学研究、人才培养；重点专科建设内容侧重于医疗服务能力与水平、医疗技术队伍。虽然侧重点有所不同，但是它们有共同的广阔基础，在长期稳定的学术研究方向、学术影响

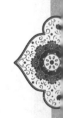

力、学术队伍建设、人才培养、科学研究等方面的要求都是相同的。因此，我们应该倡导重点学科与重点专科的一体化建设，并集中力量抓好如下重点工作。

3.1 坚持稳定、明确的研究方向

不管是学科建设还是专科建设，稳定、明确的研究方向都是事业可持续发展的根本前提。术业有专攻，艺精于专，有所为，有所不为。学科研究方向侧重于基础理论研究，专科方向侧重于应用技术研究，互相渗透、融合、促进，坚持日久必定能够有所作为。

3.2 倡导开展规范化研究

学科、专科建设都十分关注学术影响力，学术影响力又包括学术地位、对推动中医药学术进步及临床实际应用的贡献、与国内外相应机构的学术合作所赢得的声誉。这一切的基础，都源于技术能力的稳定、可控制、可重复、可推广。因此，在进行学科、专科建设的过程中，我们要把进行规范化研究的理念贯彻到开展新技术研究的全过程。

3.3 不断创新，推进新技术的建设

创新是学术发展的源头，合理运用新技术、开展理论研究以及在临床研究中创新医疗技术，都是学科专科提高学术地位、抢占学术制高点的重要途径。

3.4 把开展科学研究、培养高级人才贯穿于学科、专科建设的全过程

开展科学研究并不是凭空臆造、空穴来风，而是在实践的过程中发现问题、提出问题、解决问题，得出科学的结论。培养人才则是通过实践工作，在不断实践、挫折、思考、解决困难、获得结论的反复轮回中，全面提高学术队伍的整体素质。

以上四个方面有机结合，必定能够为医院整体实力的提升提供助力，为建设高水平现代化的综合性中医院注入恒久的动力。

本文原载《中药管理杂志》，2010，18（12）：1 083 – 1 084，有删改.

[参考文献]
［1］张斌，李哲，劳宁，等. 医院学科建设的探索与实践［J］. 中国卫生质量管理，2009，16（3）：88 – 91.
［2］王群英，刘伟. 加强重点专科建设促进医院科研发展［J］. 社区医学杂志，2008，6（3）：63 – 64.